肛門基本術式の実際

―痔核・痔瘻・裂肛―

岩垂純一 著

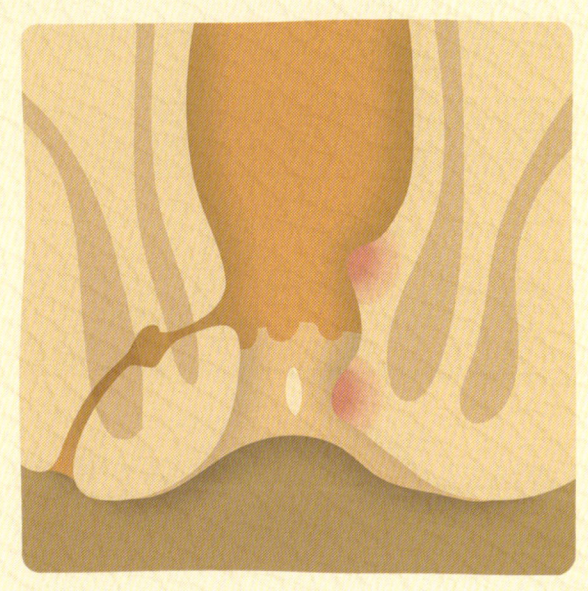

金原出版株式会社

序　文

　肛門手術は，アッペ，ヘモ，ヘルニアと総称されるように外科の初歩的な手術のひとつとされている。

　しかし，日々の排便にかかわり微妙な知覚の場である肛門の手術は，ともすれば術後に痛みを伴いがちであり，かつ難治創や肛門狭窄などのさまざまな合併症を生じ，術前よりさらに患者を苦しめる結果となりかねない，ある意味，厄介な手術と言える。

　また，肛門手術は単に病変を切除すればよいというのではなく，機能温存，形成面の配慮までもが必要となる。病変の程度，括約筋の強弱，肛門の深さなど，ひとつとして同じ肛門はないため，症例ごとに微妙な加減が必要となる。

　そして，肛門手術は術式自体が極めて単純であるため，その手術に際しては，独自の工夫，按配が大きな要素を占める。実際，同じ術式で手術をしても，術者が異なれば，その出来上がりや患者の満足度は大きく異なってしまう。

　学会においては，新しい術式，治療法が次々と登場し，注目されがちであるが，新たに肛門手術にかかわる外科医にとって，まずマスターすべきは基本術式であって，然るのちに新しい術式，治療法を試みるべきである。

　本書は基本術式として，痔核では結紮切除術，痔瘻では切開開放術，裂肛ではLSISとSSGを取り上げ，筆者の今までの経験から得た術式への工夫，こだわり，ノウハウを，肛門手術に対する考え方も含めて実践的に記述するよう心がけた。

　これから新たに肛門手術にかかわる外科医や，改めて自らの手技を確認したい人にとって，肛門手術の基本を習得するのに少しでも役立てば幸いである。

2014年3月

岩垂純一

CONTENTS

肛門手術の基本・考え方 ... 1
- Ⅰ 肛門部の解剖 ... 2
- Ⅱ 肛門部と，その手術の特異性 ... 2
- Ⅲ 臀部の絆創膏の牽引 ... 4
- Ⅳ-1 肛門手術創 ... 4
- Ⅳ-2 なだらかな手術創を ... 5
- Ⅳ-3 良好なドレナージ創の作成 ... 6
- Ⅴ 肛門手術を目指す若い先生方へ ... 7

第1章 痔核の手術 LE ... 9

Ⅰ 痔核手術における必要最小限の知識 ... 10

1 痔核病変とは ... 10
- 1）痔核は余分なクッション ... 10
- 2）内痔核と外痔核，肛門管内外痔核と肛門管外外痔核 ... 11
- 3）主痔核と副痔核 ... 12
- 4）粘膜性痔核と血管性痔核 ... 12

2 痔核手術の考え方 ... 13
- 1）痔核手術は肛門手術の基本 ... 13
- 2）必要最小限の手術を心がける ... 13
- 3）丁寧な手術を ... 14
- 4）全体的な調和を ... 14

3 基本術式は結紮切除術の半閉鎖術式 ... 15
- 1）半閉鎖術式を行う ... 15
- 2）開創器を使用せず，肛門管外での手術操作に慣れる ... 16
- 3）根部血管の結紮を前もって行わない ... 16

Ⅱ 結紮切除半閉鎖術式の実際 ... 17

1 手術の前にすること ... 18
- 1）指診による狭窄の有無の確認 ... 18
  - 狭窄の解除の方法 ... 19

2）有柄肛門鏡での診察 ·· 20
　　　　❶愁訴に一致する病変かの確認 ·· 20
　　　　❷痔核の観察，どの痔核から切除すべきかの決定 ····························· 20
　　　　　　痔核切除の順番 ··· 21

2 一つの主痔核切除操作 ·· 22
　1）皮膚切開の前に行うボスミン加生食水の注射 ·································· 22
　　　　　　バルーンアップは，なぜ行い，どのように行うか ····················· 23
　2）皮膚ドレナージ創の作成 ·· 24
　　　　　　皮膚ドレナージ創の重要性 ·· 24
　　　　❶皮膚切開 ·· 25
　　　　❷鋏による皮膚ドレナージ創の作成 ··· 27
　　　　　　鋏による皮膚ドレナージ創作成のコツ ·································· 27
　3）肛門上皮部の操作：外痔核への操作 ·· 28
　　　　　　痔核手術の際の術野の取り方のポイント ······························· 30
　　　　❶最初の肛門上皮への小切開と痔核剥離 ······································ 31
　　　　❷肛門管内外痔核の切除幅の狭めと痔核剥離 ································ 33
　　　　　　肛門上皮切離の際の鋏の方向 ··· 33
　　　　　　切除デザインの重要性 ··· 35
　4）歯状線を越えての操作：内痔核への操作 ······································ 36
　　　　❶粘膜切離と痔核剥離の関係 ·· 36
　　　　❷粘膜切離を行う際の注意点 ·· 37
　　　　❸痔核剥離を行う際の注意点 ·· 41
　　　　　　理想的な痔核の切除創面 ·· 45
　　　　❹どこまで痔核切除幅の狭めと痔核剥離を行うか ··························· 46
　　　　　　痔核の切離，剥離を鋏にて一気に行う方法 ······························ 47
　5）根部結紮 ·· 48
　6）粘膜下の痔核切除と止血 ·· 49
　　　　❶余剰粘膜端の切除 ·· 49
　　　　❷皮下，肛門上皮下の残存痔核の切除 ·· 50
　　　　❸出血部の止血 ··· 51
　　　　　　手術時の止血のタイミング ·· 52
　　　　　　バイポーラルによる凝固止血のコツ ····································· 53
　7）肛門縁までの半閉鎖 ·· 54
　　　　❶連続縫合の第一針 ·· 54
　　　　❷連続縫合の実際 ·· 55
　　　　❸糸の牽引方向 ··· 56
　　　　　　縫合の際の様々な工夫 ·· 57

    ❹連続縫合の結紮と皮膚ドレナージ創の確認 ……………………………… 58
  8）痔核切除 …………………………………………………………………………………… 58

3 他の主痔核の手術操作 …………………………………………………………… 59
  1）ひとつの痔核切除が終了するごとに視診にてチェックを …………………… 59
  2）前方の痔核に注意 ……………………………………………………………………… 60
  3）切除するのは3カ所が理想 ………………………………………………………… 61
  4）隣り合わせた痔核の処理に注意 …………………………………………………… 62

4 副痔核の切除 ………………………………………………………………………… 63
  1）副痔核か，内痔核単独か，外痔核単独か，内外痔核かによって処理法を変える … 63
  2）副痔核への痔核粘膜下切除を主とした結紮切除術 …………………………… 64

5 創の点検：ドレナージが十分か，牽引するテープを完全に緩めてから確認を …………………………………………………………………… 65
    切除創のトリミングの必要性 ……………………………………………… 66

6 終了 ……………………………………………………………………………………… 67

Ⅲ こんな時，どうするか ……………………………………………………… 68

1 痔核が大きすぎ全周にわたるようだ …………………………………………… 68

2 痔核が残存してしまった …………………………………………………………… 69
  1）創と創の間に存在する場合 ………………………………………………………… 69
  2）切除創に隣接して存在する場合 …………………………………………………… 70

3 切除後に狭窄がある ………………………………………………………………… 71
  1）手術により生じた狭窄 ……………………………………………………………… 71
    ❶根部結紮部位の狭窄 ……………………………………………………… 71
    ❷肛門上皮部の狭窄 ………………………………………………………… 72
    ❸皮膚部の狭窄 ……………………………………………………………… 73
  2）術前より存在する狭窄 ……………………………………………………………… 74
    ❶ LSIS ………………………………………………………………………… 74
    ❷ open myotomy …………………………………………………………… 74

4 出血が止まらない …………………………………………………………………… 75
  1）半閉鎖した部位の下からの出血 …………………………………………………… 75
  2）根部結紮した部位や，それより奥の粘膜下に血腫を形成してしまった … 75
  3）どうしても止血が困難な場合 ……………………………………………………… 75

5 裂肛，痔瘻の合併病変を伴う …………………………………………………… 76
  1）切除すべき痔核に痔瘻が合併している場合 …………………………………… 76
  2）切除すべき痔核に裂肛が合併している場合 …………………………………… 76

第2章 痔瘻の手術

I 痔瘻手術に必要な知識

1 痔瘻を構成するもの：痔瘻は入り口がある膿の管
2 痔瘻の種類
  痔瘻の原発口と原発巣
3 痔瘻を治すに必要な条件：原発口，原発巣の除去
4 手術に必要な痔瘻の診断
  1）二次口からの触診
  2）示指による指診
  3）示指と拇指による双指診
    恥骨直腸筋は如何に触診するか
    ゾンデを用いた痔瘻の診断

II 痔瘻手術の考え方：基本は切開開放術
  シートン法は痔瘻の基本術式となるか

III 痔瘻の術式の実際

1 低位筋間痔瘻の手術：切開開放術
    低位筋間痔瘻の切開開放術の括約筋への侵襲
  1）術式の実際
    ❶原発口，瘻管走行の大まかな確認
    ❷二次口からの瘻管の開放
      二次口が塞がっている場合
      正しい切開開放術
    ❸原発口の確認
      原発口の確認のコツ
    ❹原発口からの瘻管の切開開放
      原発口からの瘻管を如何に見出し瘻管切離していくか
      原発口からの瘻管切離のコツ
      手術時における低位筋間痔瘻の原発口と原発巣
    ❺原発口の切除
      原発口周囲の切除はなぜ必要か
    ❻ドレナージ創の作成

　　　　ドレナージ創作成の重要性 ·· 105
　２）肛門後方に位置する痔瘻：補助切開を加えてドレナージ創を作成する方法 ········ 106
　　❶ドレナージ創の形：補助切開を加えて台形に ·· 106
　　　　ドレナージ創は正中に位置しないように作成する ································· 108
　　❷ドレナージ創の段差，瘢痕部の処理 ·· 109
　　❸最終的なチェック ··· 111
　　❹創の再建 ·· 112
　　　　連続縫合の実際 ·· 113
　３）肛門前方，側方に位置する痔瘻：創縮小術 ·· 114
　　❶創の再建：創縁固定 ·· 114
　　❷二次口周囲のドレナージ創の作成 ·· 115
　　　　二次口は存在するが原発口が不明，瘻管走行も不明の場合はどうするか ····· 116

2 高位筋間痔瘻の手術 ·· 117
　　　　内括約筋切開は歯状線を越えてはならない ·· 118
　１）術式の実際 ··· 119
　　❶指診にての瘻管走行，原発口の確認 ··· 119
　　❷原発口部の切開，皮膚ドレナージの作成 ··· 120
　　❸原発巣の確認，処理 ·· 121
　　❹上行する瘻管の処理 ·· 123
　　❺ドレナージ創の作成 ·· 125

3 坐骨直腸窩痔瘻の手術 ·· 128
　　　　坐骨直腸窩痔瘻の原発巣 ··· 130
　　　　便失禁をきたさないためには肛門後方の肛門管と直腸膨大部との境は
　　　　紙一枚の厚さでも良いので残す ·· 131
　１）術式の実際 ··· 132
　　❶原発口，原発巣の位置の確認 ·· 132
　　❷原発口の同定と原発口からの内括約筋切開 ·· 133
　　　　原発口の処理の重要性 ··· 133
　　　　坐骨直腸窩痔瘻の原発巣への到達法 ·· 140
　　❸原発巣の確認と原発巣を目指しての切開 ··· 141
　　　　原発巣を如何に見出すか：原発巣の触診 ·· 141
　　❹原発巣への到達 ·· 143
　　❺原発巣の開放 ··· 144
　　❻二次口からの処置 ··· 146
　　❼ドレナージ創の作成 ·· 148
　　❽創の再建 ·· 151

4 骨盤直腸窩痔瘻 ·· 153

第3章 裂肛の手術 LSIS, SSG　　155

I 裂肛手術に必要な知識，裂肛病変とは　　156
1 裂肛とは　　156
2 裂肛の種類　　157
3 裂肛の急性期と慢性期　　158
1）急性期　　158
2）慢性期　　158
- 裂肛が悪化する機序　　159
- 虚血性の潰瘍が裂肛との考え　　159

II 裂肛の手術方法　　160
1 術式　　160
1）LSIS；lateral subcutaneous internal sphincterotomy　　160
- LSIS の種類　　161

2）SSG；sliding skin graft　　162
- 術式選択は再発の有無を考慮して　　163

III LSIS　　163
1 メス挿入部位の決定　　164
- メスを挿入する部位　　164

2 開創器の挿入　　165
- 開創器の開大　　165

3 浸潤麻酔　　166
4 メスの挿入　　167
1）どの部位から　　167
2）どの高さまでメスを入れるか　　168
- 内括約筋の解剖　　168

5 内括約筋の切開　　169
- 1カ所の LSIS で拡張が不十分だった場合　　171

6 切開後の圧迫止血　　172
7 合併病変の処理　　173

IV SSG ... 174

1 開創器の挿入 ... 175
2 潰瘍周辺の切除：周りのポリープや skin tag の処理 ... 176
3 括約筋切開 ... 177
1）どの位置で括約筋切開するか ... 177
2）どこまで，どの深さで括約筋切開するか ... 177

4 粘膜皮膚縫合 ... 178
1）縫い代はどの程度にするか ... 178
2）縫合に使用する糸 ... 179
3）縫合は何カ所にするのが理想か ... 179
　　糸使用の実際 ... 180
4）縫合の際の注意事項 ... 181

5 皮膚弁移動の仕方 ... 182
1）皮膚弁作成の位置 ... 182
2）減張切開の深さ ... 183
3）どのように減張切開するか ... 184
4）皮膚弁移動後の皮膚欠損部位のドレナージが重要 ... 186
　　SSGの，もう一つの方法 ... 187

6 最後の処置 ... 188
1）肛門後方のSSGで十分な拡張が得られない場合 ... 188
2）皮膚弁左右の内外痔核の存在 ... 189
3）肛門前方に内外痔核が存在する場合 ... 190

肛門手術の基本・考え方

Ⅰ 肛門部の解剖

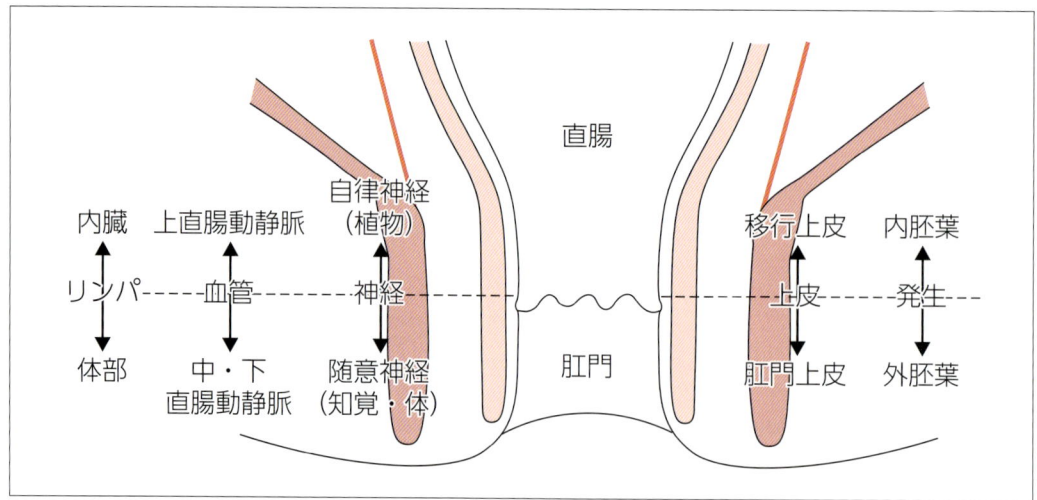

便の通り道である直腸，肛門部は解剖学的には歯状線により分けられている。

つまり，歯状線より上部は直腸であり，下部は肛門である。

したがって，歯状線を境として発生ならびに上皮，神経，血管，リンパなどが異なっていることになる。

Ⅱ 肛門部と，その手術の特異性

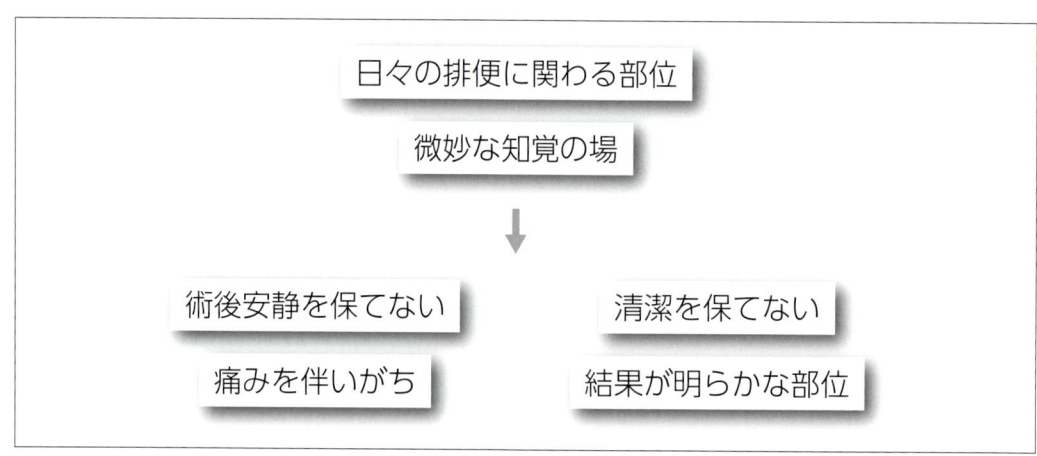

肛門部は，日々の排便にかかわる部位である。

また，便意を感じる微妙な知覚の場であって，特に歯状線近傍はガス，下痢便，固形便かの判別をするトリガーゾーンとして知られている。

そのような肛門部の手術は，排便の際のいきみ，排便による負担などによって術後に安静を保てないばかりか，汚物により清潔を保てず，痛みを伴いがちとなる。

また，外科医の基本的な手術として，アッペ・ヘモ・ヘルニアと総称されるが，手術部位が術後に隠れてしまう他の部位と異なり，肛門部は患者自身が確認し得る部位であり，かつ日々の排便の際に否応なく疼痛の有無や創部腫脹の有無などで手術の出来，不出来を評価させられる部位と言える。

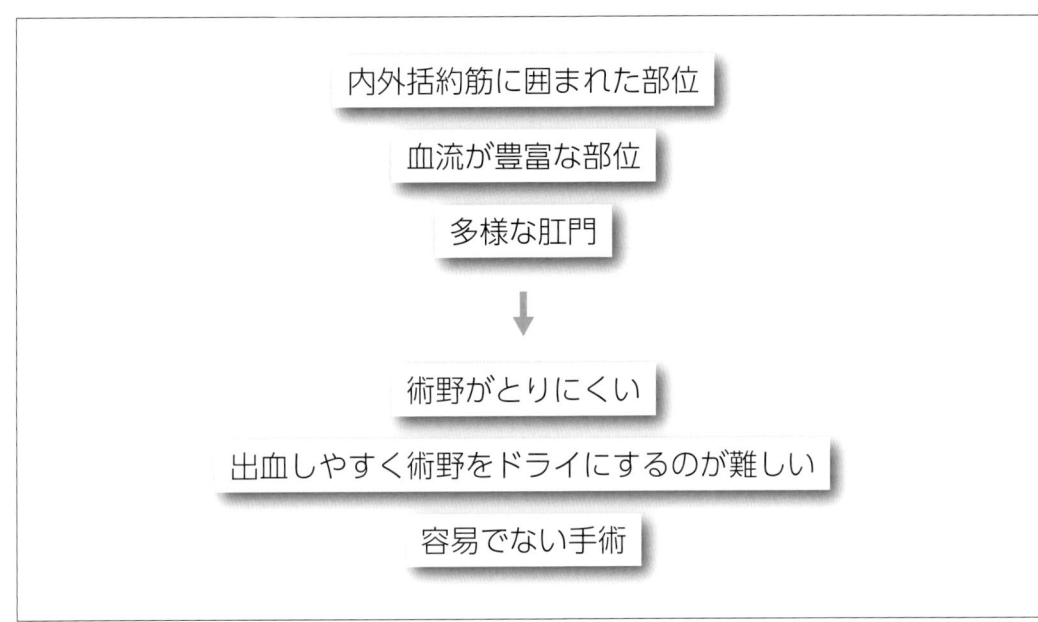

　また，肛門部は神経支配の異なる内外括約筋により囲まれ，血流が豊富な部位であり，括約筋の強さ，肛門の深さなど，一つとして同じ肛門はない。

　手術に際しては，術野がとりにくく，出血しやすく，術野，病変の多彩さから，容易ではない手術と言える。

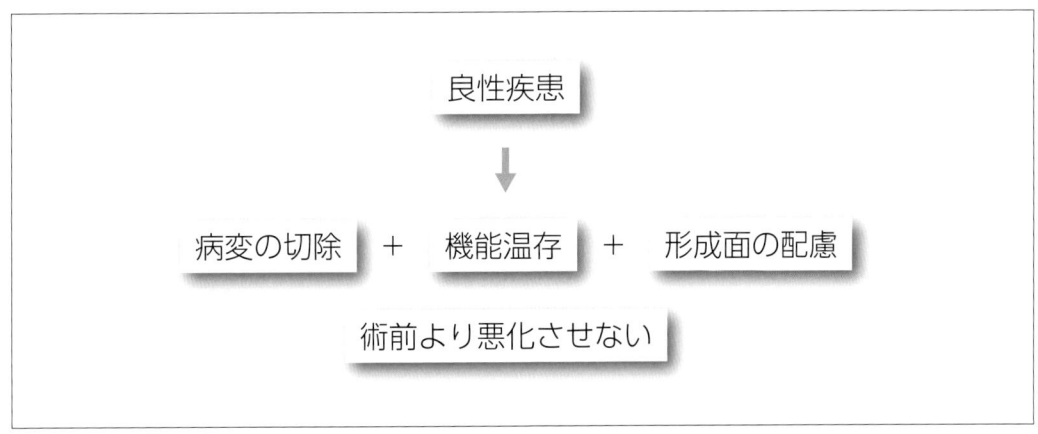

　また，良性疾患である肛門部の手術は，単に病変を切除すれば良いのではなく，術後の機能温存，形成面への配慮が必要となる。痔核手術で例えるなら，ただ単に痔核切除を徹底的に行うのではなく，痔核は肛門を閉鎖するのに役立っているクッション部分と言う一面もある点を考慮し，術後に固い肛門となるような侵襲は避けなくてはならない。

　また，痔瘻手術にしても，根治だけを目的として術後に括約筋不全状態を生じてはならない。

　良性疾患である肛門病変の手術は，病変を切除し得たとしても，機能面，形成面で術前より悪化させ患者を苦しめてはならない。

Ⅲ 臀部の絆創膏の牽引

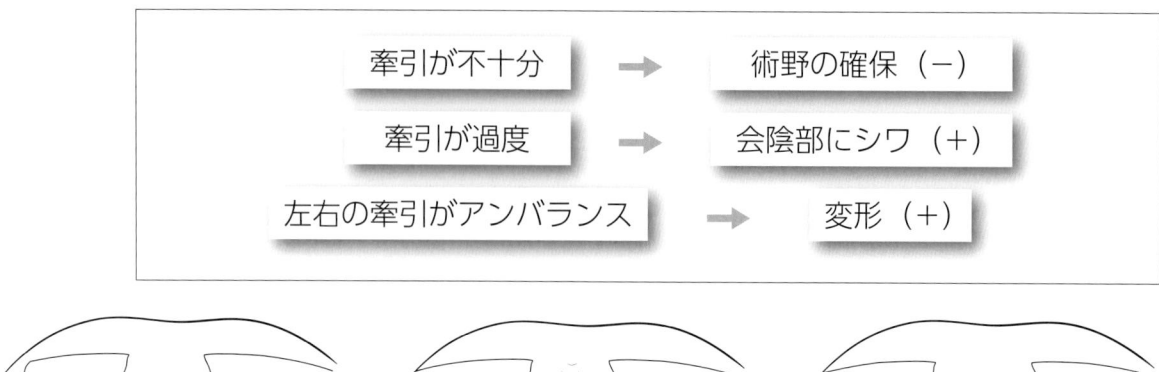

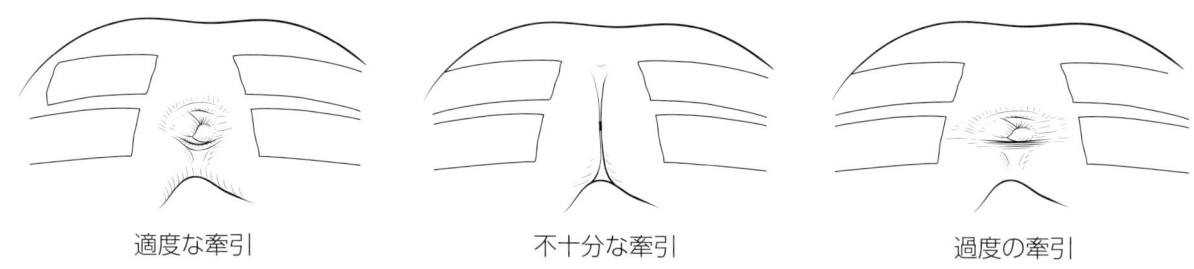

適度な牽引　　　不十分な牽引　　　過度の牽引

- 麻酔は低位麻酔で行う。
- 頭を下げ，肛門部を挙上し，屈曲させた，ジャックナイフ体位で行う。ジャックナイフ体位は，臀部が最高位となり静脈血のうっ血が少なく，誇張された痔核の膨隆が少ない。また，通常の手術と同様に術者，助手が向かい合って手術することが可能である。
- 幅の広い絆創膏で術野を確保する。絆創膏を左右坐骨結節から，その下縁が臀溝に一致するように貼り，外側やや頭方に牽引することで術野を得る。
- 牽引が不十分だと術野は確保できず，過度の牽引は会陰部にシワを生じるため好ましくない。また，左右の牽引がアンバランスだと変形をきたし，良い術野がとれない。

Ⅳ-1 肛門手術創

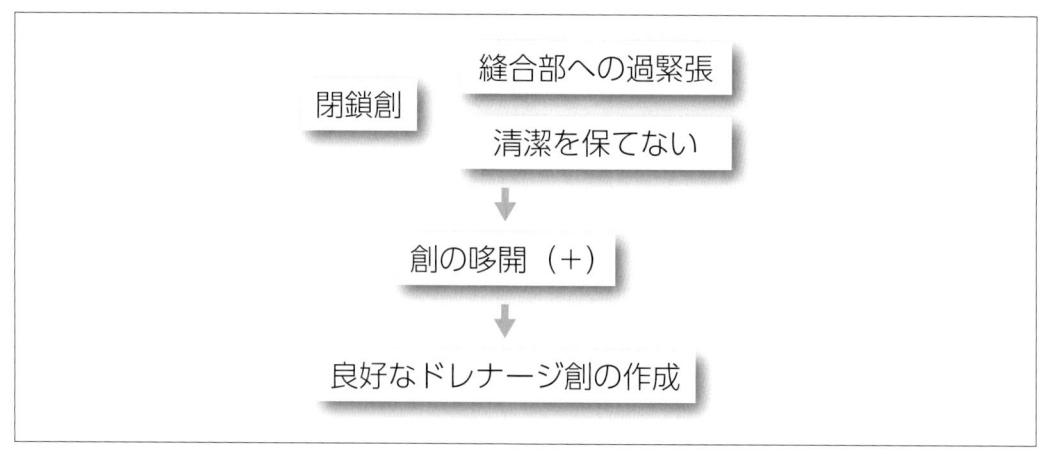

- 肛門手術創は閉鎖しても，ともすれば創の哆開をきたしてしまう。
- 不随意筋である内括約筋による肛門管収縮や，硬便や下痢便による縫合部への負担，ならびに術後運動，労作時の縫合部への負担，また汚物の通過する部位であるために，創部の汚染を生じる。
- したがって，閉鎖創としても術後に哆開してもよいように良好なドレナージ創の作成を心がける。

IV-2 なだらかな手術創を

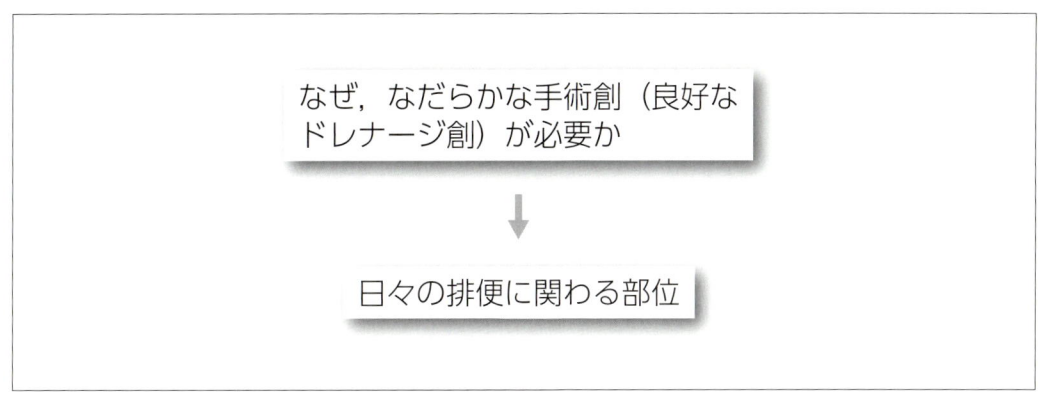

- ドレナージ不足だと汚物が滞る。汚物が溜まると炎症が生じ，疼痛が生じる。疼痛により内括約筋の痙攣が生じ，ますますドレナージ不足となる。
- 創縁に炎症性浮腫が生じる→ますます汚物が滞る→その刺激で疼痛が強くなる
- 結果として難治性肉芽創が生じる。瘢痕化し，狭窄をきたす。

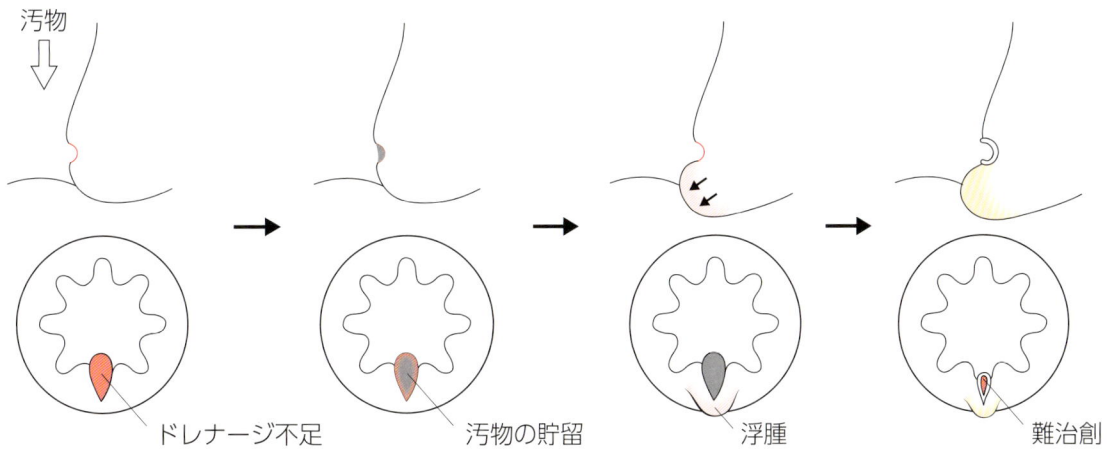

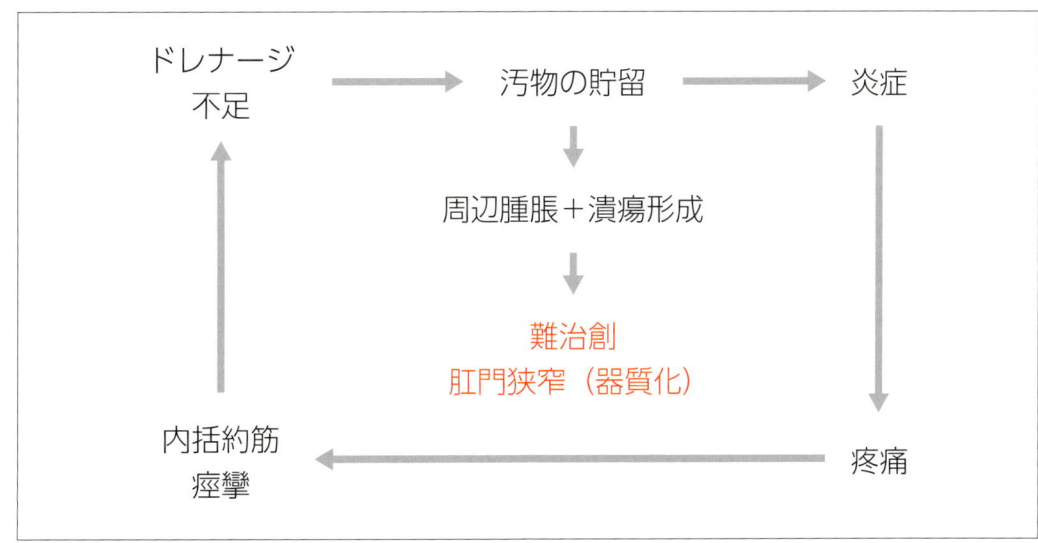

Ⅳ-3 良好なドレナージ創の作成

1)

外に行くに従い大きくなる創 → from inside outwards に治る創 → 治癒

　良好なドレナージ創とは，外に行くに従い大きくなる創である。そうすると，from inside outwards つまり肛門管内の創が肛門管外の創より早く治る。

2)

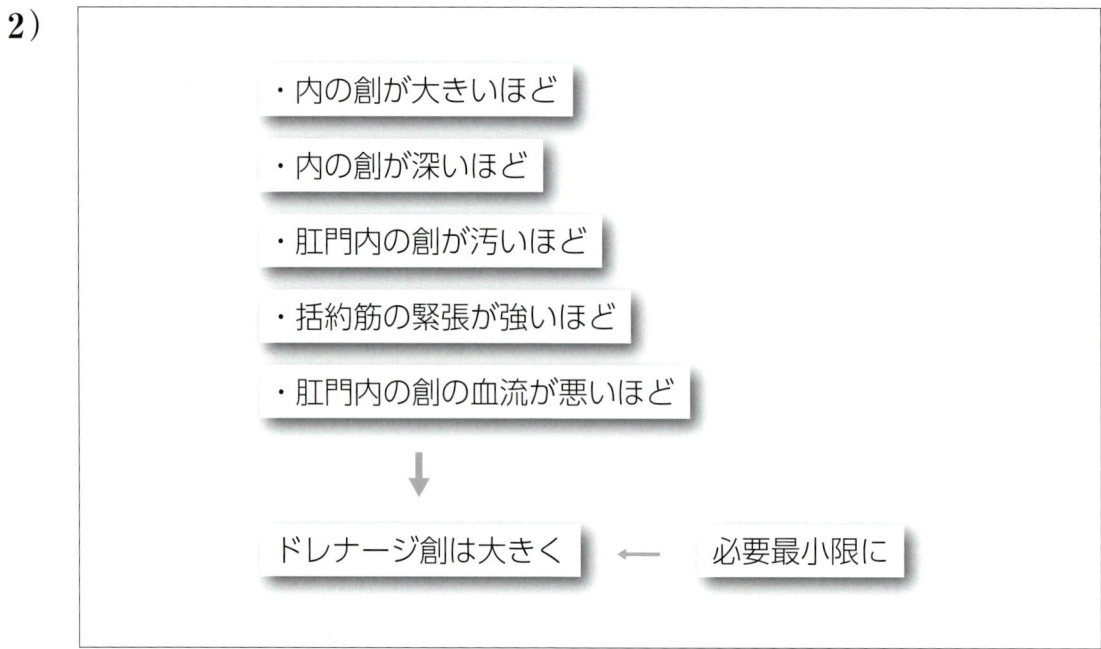

　肛門管内の創が大きく，深く，汚く，血流が悪いほど，そして括約筋の緊張が強いほど，ドレナージ創は大きく作成する。

3）

ドレナージ創の辺縁病変（＋）

↓

術後悪化，腫脹

↓

ドレナージ不良

辺縁病変は切除，トリミングを

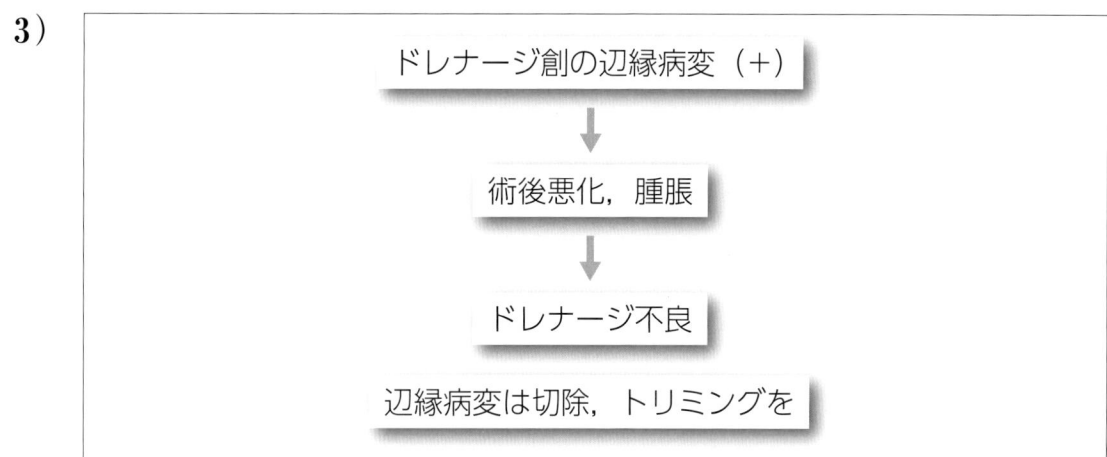

また，ドレナージ創の辺縁に病変があると，術後に腫脹してドレナージ不足をきたすため，前もっての切除・トリミングが必要となる。

V 肛門手術を目指す若い先生方へ

・基本術式をマスターする

↓

・様々な状況での応用が効く

・新しい術式でのトラブルに対応し得る

・理想的な肛門手術を

確実に　機能を損なわないように

痛くなく　早く　きれいに

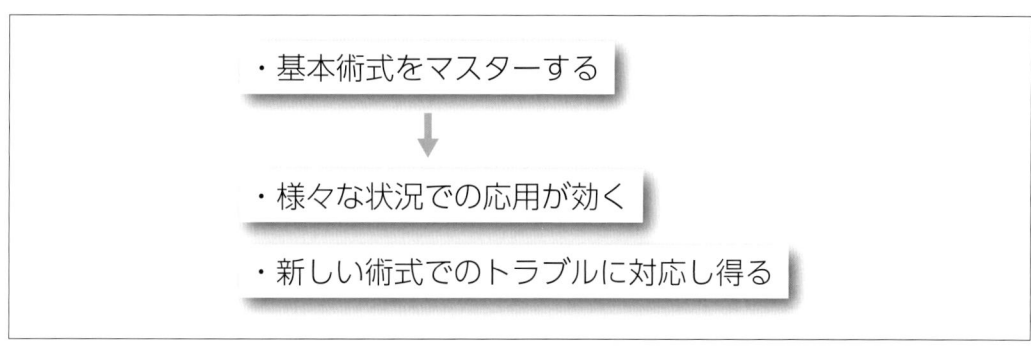

肛門手術を目指す若い先生方にとって必要でマスターすべきは基本術式である。

基本術式は様々な状況で応用がきくだけでなく，新しい術式を試みた際に生じる様々なトラブルに対応し得る。

肛門手術においては，評価の定まっていない新しい術式，治療法が次々と登場している。しかしながら，最新の治療には優れた点が存在することはたしかであり，新しい治療法を理解し，良いところがあれば積極的に取り入れていく姿勢も大事だが，肛門手術の原則は変わりようがない。

まずは基本術式を修練し，肛門手術の基本を学ぶことが一番大切である。

理想的な肛門手術，つまり確実に，肛門機能を損なわないように，痛くなく，早く，きれいに，を目指していくべきである。

第1章

痔核の手術 LE

I 痔核手術における必要最小限の知識

1 痔核病変とは

1）痔核は余分なクッション

痔核は肛門の隙間を埋める部分, anal cushion が大きくなり症状を現すようになったもの。

つまり, 肛門を閉鎖するのに役立つ動静脈血管, 平滑筋, 結合織からなる粘膜下部分の支持組織が減弱したり, 千切れて粘膜下部分が増大し, 出血や脱出するようになった状態。

手術の適応となるのは, 痔核の脱出が日常生活に支障をきたし根治を希望する場合と, 出血が他の治療法で治まらない場合に限られる。

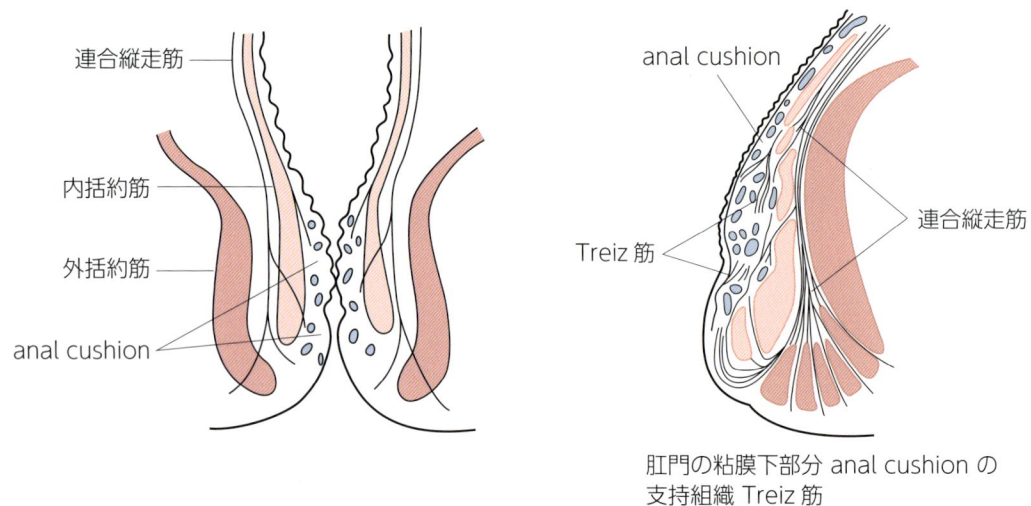

肛門の粘膜下部分 anal cushion の支持組織 Treiz 筋

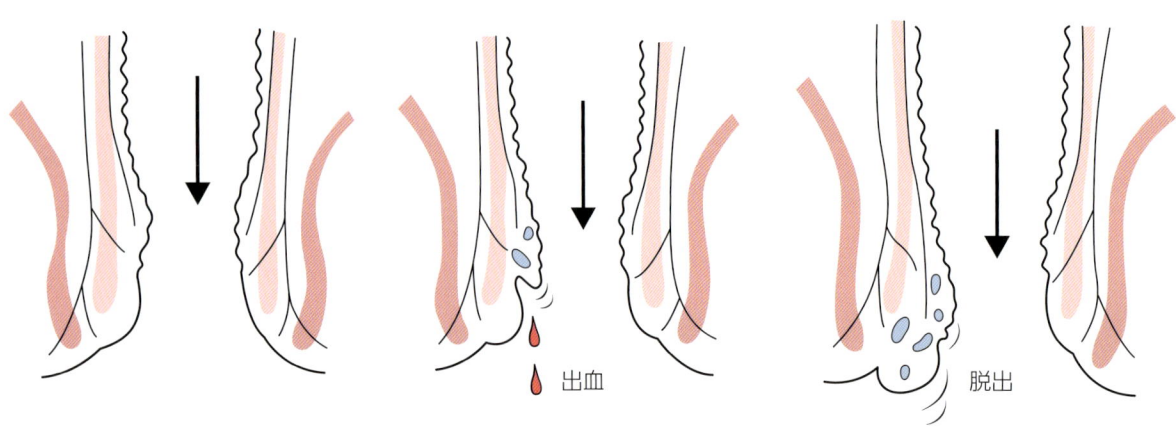

動静脈血管, 平滑筋, 結合織からなる粘膜下部分が増大し, 出血や脱出するようになった状態

2）内痔核と外痔核，肛門管内外痔核と肛門管外外痔核

　手術適応となる脱出する痔核は，歯状線より口側の直腸粘膜に覆われた内痔核と，肛門管内の肛門上皮で覆われた肛門管内外痔核，そして皮膚で覆われた肛門管外外痔核により構成される。

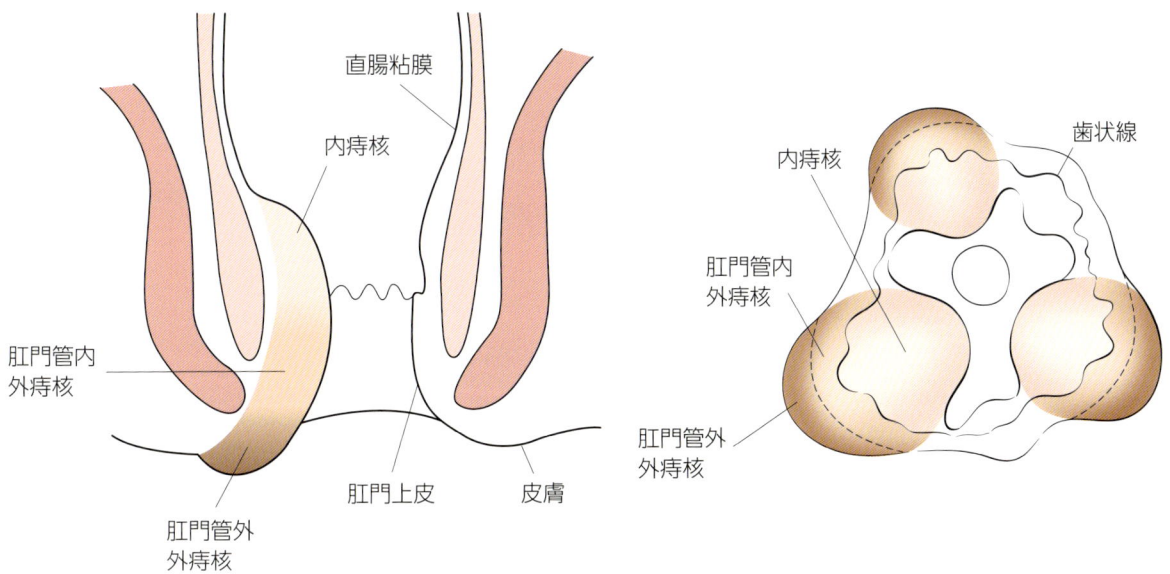

3）主痔核と副痔核

　全周性に連続して存在するように見える痔核も，大きな痔核部分つまり主痔核と中，小の痔核部分つまり副痔核により構成される。

　主痔核の多くは時計方向で3，7，11時に，副痔核の多くは2，5，6時に存在する。

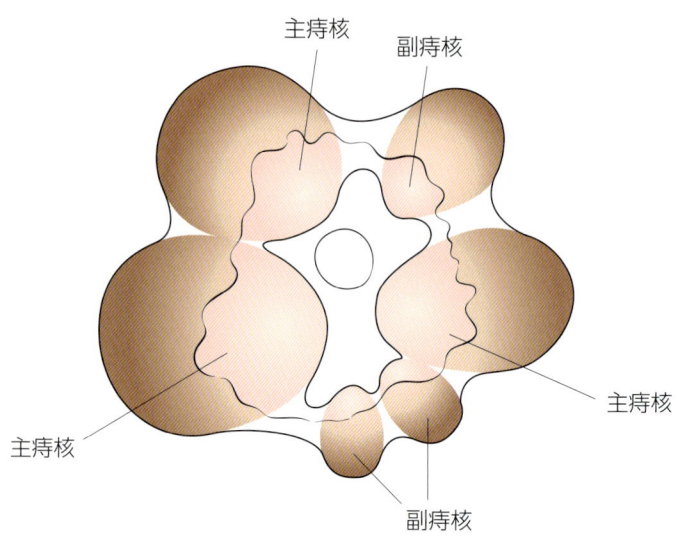

全周性に連続して存在するように見える痔核も，
主痔核と副痔核により構成される。

4）粘膜性痔核と血管性痔核

　痔核は粘膜の脱出を主とし粘液の漏出を主症状とする粘膜性痔核と，血管塊を主とし出血を主症状とする血管性痔核に分ける場合もある。

　粘膜性痔核は，正常粘膜もしくは一部に発赤を有する正常粘膜の膨らみとして視診できる。

　血管性痔核は，表面に蛇行する血管の怒張を有する膨らみとして視診し得る。

　臨床上は，両者が混在している場合が多い。

2 痔核手術の考え方

> **痔核手術の考え方**
> 1. 痔核手術は肛門手術の基本
> 2. 必要最小限の手術を心がける
> 3. 丁寧な手術を
> 4. 全体的な調和を

1）痔核手術は肛門手術の基本

痔核は肛門疾患の中で最も頻度が高く，また手術となる例数も一番多い。

術式自体は痔核を切除するだけであり，一見，単純に感じられる。

しかし，肛門部は一つとして同じものはなく，肛門の奥深さや括約筋の強さの度合，外痔核，内痔核の位置，大きさなど，一例一例が異なり，各症例ごとに様々な配慮が必要となるため，実際は難しい。

痔核の手術には肛門疾患の手術の基本が全て含まれており，痔核手術に熟達することが肛門疾患の手術をマスターすることにつながる。

2）必要最小限の手術を心がける

痔核は良性疾患であり，元来，生理的，正常な肛門の閉鎖に重要な役割を果たしている部分が，たまたま，支持組織の減弱により増大し，出血，脱出などの症状が生じるようになったに過ぎない。

したがって，良性疾患である痔核の手術に際しては必要最小限の過不足のない手術を心がける。

根治性だけを目的とし，いかなる小さな病変も完全に切除しようと試みるのは過侵襲となり，術後に硬い肛門を生じ不定愁訴の原因となったり，肛門狭窄などの合併症をきたしたりする。

術後の肛門機能を考えると，ある程度はゆとりのある肛門が良いわけで，切除してしまった組織は二度と元へは戻らないことを心に留めつつ，術者の自己満足で徹底的に手術するのは避けるべきである。

手術を行うことで，後障害を生じ，かえって患者を苦しめてはならない。

3）丁寧な手術を

　乱暴な手術操作は術後に創周囲の腫脹や血腫を形成し，術後疼痛の元となる。
　また，せっかく痔核切除創を縫合閉鎖しても縫合不全をきたし，難治創の原因となる。
　乱暴な手術操作はskin tagの形成，縫合不全，難治創を生じ，術後疼痛の元になると考え，可能な限り丁寧に手術を行うようにする。
　手術に慣れると，ともすれば手術時間を短くすることに関心が行き，手術に丁寧さがなくなるので，慣れるに従い注意する。

4）全体的な調和を

　痔核は1カ所でなく複数存在するため，手術を行っている1カ所の痔核だけに留意するのでなく，全体的な調和を考えて手術を行う。
　数カ所ある痔核の初めの痔核のみ幅広く大きく切除してしまうと，他部位の痔核切除を同様に行った場合，隣の切除創との間の粘膜がなくなってしまい，全体的には過度の侵襲となってしまう。
　つまり痔核をすべて同程度に切除するのでなく，大きな痔核，脱出しやすい痔核は深い部位まで追及して十分に切除するようにし，小さな痔核は少ない切除範囲にとどめるようにするなど，全体的な調和や過不足のない切除に常に気を配りながら手術する。

3 基本術式は結紮切除術の半閉鎖術式

　痔核の手術術式として，以前は痔核帯を環状に全周性に切除後，粘膜皮膚縫合を行うWhitehead手術が行われていたが，後障害の発生の多さ，術式の繁雑さから行われなくなり，1980年以降は痔核の根部動脈を結紮後，痔核組織を放射状に切除する結紮切除術（ligation and excision：LE）が痔核の基本手術術式として行われている。結紮切除術は，種々なバリエーションがあるが，本項では半閉鎖術式を基本とする。

1）半閉鎖術式を行う

　結紮切除術は痔核切除創を開放のままとするか（開放術式），半閉鎖するか（半閉鎖術式）によって分かれる。
　開放術式は切除した創をそのままとする基本術式である。
　しかし，開放創のため止血操作を完全かつ十分に行う必要が生じる。
　一方，半閉鎖術式は縫合する操作だけ煩雑であり，また単に創を縫合閉鎖するだけでは縫合不全や術後肛門狭窄を生じてしまうため，後に縫合することを考慮した切除デザインを考えながら行う必要がある。
　しかし，縫合することは粘膜端からの止血が完全に行えて，かつ術後の早期疼痛は少なく，創治癒も早いなどのメリットが多い。
　以上の点で，新たに痔核の手術に慣れようとするなら半閉鎖術式に習熟するよう心がける。

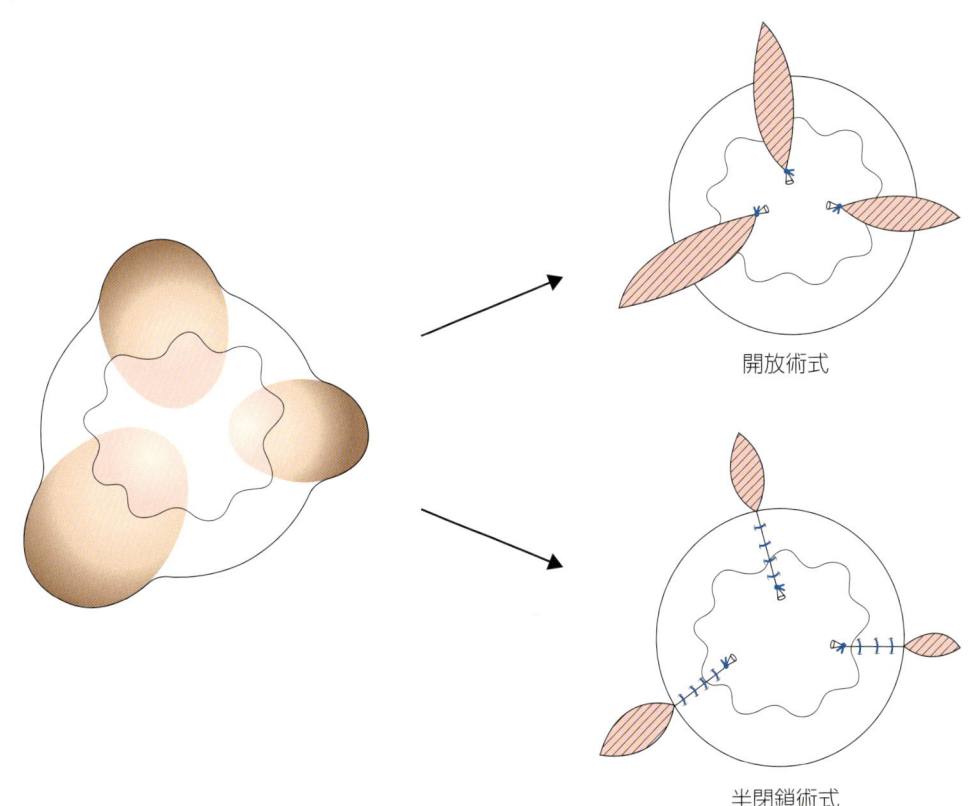

開放術式

半閉鎖術式

2）開創器を使用せず，肛門管外での手術操作に慣れる

　開創器の使用は，肛門上皮部の切除過多を防ぐのに効果がある。

　しかし，開創器を使用すると肛門を不自然な形とし，また肛門管内に術野が引き込まれるため歯状線より口側，つまり高位結紮を目指しての内痔核の切除幅の狭め，剥離などの手術操作を難しくする。

　手術に慣れないうちは，開創器を用いずに痔核部分を牽引しつつ肛門管外で操作を行うのを基本とする。

3）根部血管の結紮を前もって行わない

　過度の術中出血を防ぐことを目的として根部血管の結紮を前もって行う方法もある。

　しかし，前もって結紮しても出血にさほどの差はなく，また根部血管を探して血管を結紮するのは容易ではなく時間もかかる。

　基本術式としては，前もっての根部血管結紮は行わない。

Ⅱ 結紮切除半閉鎖術式の実際

> **手順**
>
> 1. 手術の前にすること
>   1) 指診による狭窄の有無の確認
>   2) 有柄肛門鏡での診察
> 2. 一つの主痔核切除操作
>   1) ボスミン加生食水の注射
>   2) 皮膚ドレナージ創の作成
>   3) 肛門上皮部の操作
>   4) 歯状線を越えての操作
>   5) 根部結紮
>   6) 粘膜下の痔核切除と止血
>   7) 肛門縁までの半閉鎖
>   8) 痔核切除
> 3. 他の主痔核の手術操作
> 4. 副痔核の切除
> 5. 創の点検
> 6. 終了

1 手術の前にすること

1）指診による狭窄の有無の確認

指診で肛門狭窄の有無を確認する。
右示指，次いで中指を挿入して指診を行い，肛門の広さを確認する。
麻酔下に軽く二指が入るのが，普通の広さである。
二指が入らず狭さを感じる場合，狭窄（＋）として，この時点でstretchingを行うか，痔核切除の操作が済んだ時点でLSIS（第3章裂肛，p163参照），もしくはopen myotomyを予定する。

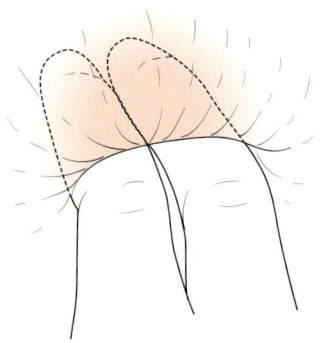

右示指，次いで中指を挿入して指診を行い，肛門の広さを確認する。

狭窄の解除の方法

stretching：用手肛門拡張

　指を用いて肛門を拡張する手技である。
　まず左右示指を挿入し，左右に軽く拡張する。次いで左右中指を挿入し，計4本の指で肛門を拡張する。
　肛門管の拡張の度合いは，4本の指をわずかに拡張させることで輪状に硬く収縮する内括約筋を確認する。
　そして，その収縮が一段階消失する程度の力の入れ具合で肛門の拡張を続ける。
　女性は左右方向に，男性は坐骨結節間隔が狭いので前後方向に4〜5分間，拡張を行う。
　急激に乱暴に行うと組織間の出血，筋の断裂をきたし，術後に再び狭窄を生じたり，括約筋の機能低下をきたし，soiling などの minor incontinence の原因となる。
　痔核切除後には縫合部の leak や後出血の原因となるため行えないので，痔核切除前に行う。

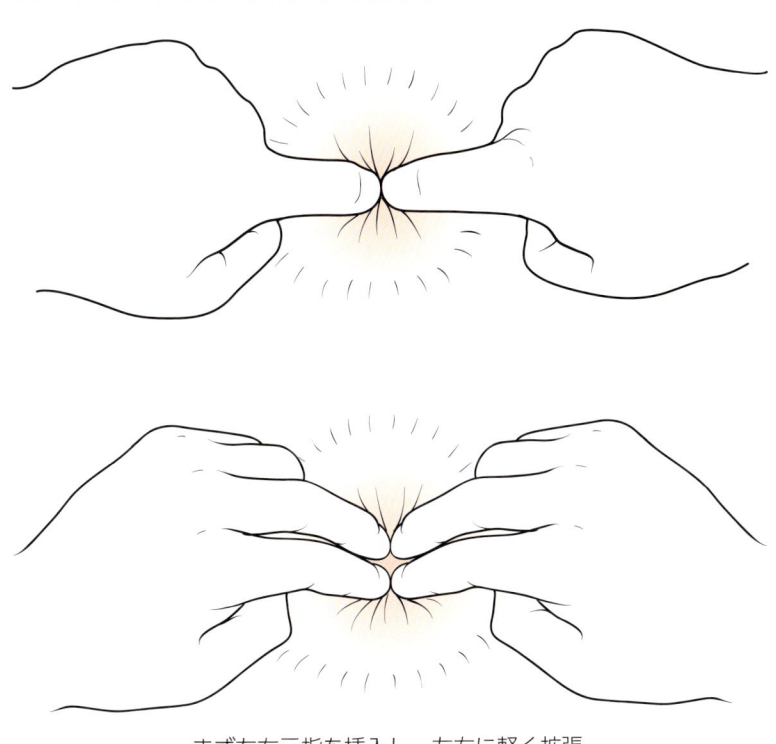

まず左右示指を挿入し，左右に軽く拡張する。次いで左右中指を挿入し，計4本の指で肛門を拡張する。

2）有柄肛門鏡での診察

❶愁訴に一致する病変かの確認

　患者の愁訴に一致する病変かの最終確認をする。
　脱出症状では，患者と医師側とで意味するものが異なる場合があり，脱出を，ともすれば医師側は内外痔核の脱出と考えがちだが，時に患者は肛門管外の外痔核や，わずかな皮膚の突起を指している場合もある。
　そのような場合，例え病変としての痔核を手術しても患者の満足を得ることはできない。
　患者の訴える脱出が，痔核病変か否かを最終的に確認する。

❷痔核の観察，どの痔核から切除すべきかの決定

　有柄肛門鏡で切除すべき痔核の観察を行う。
　まず何カ所に痔核が存在するかを観察する。
　慣れないうちは大きな痔核をペアン鉗子で把持し，外側に牽引して確認しても良い。
　次いで有柄肛門鏡で圧排するようにして痔核脱出の度合いを確認する。
　以上から主痔核，つまり必要最低限，切除しなくてはならない痔核を決定する。
　そしてどの痔核から処理するか，痔核の大きさから順番を決める。
　診察の際に留意すべきは，迷っていて，いつまでも観察していては時間の無駄ということである。
　最低限，切除すべき痔核を見出し，切除に取りかかるようにする。

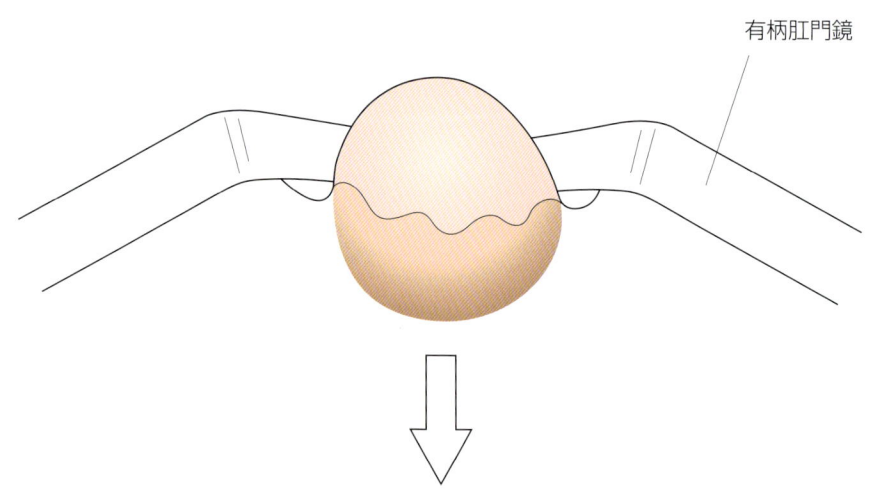

有柄肛門鏡を用いて痔核の大きさ・脱出の程度を確認する。

痔核切除の順番

痔核切除は最も大きい痔核から行う。

仮に大きな痔核で切除しすぎても，後回しにした痔核が小さければ，侵襲の少ない他の方法，例えば結紮で処理したり，最悪の場合は残存させたりできる。

とにかく肛門手術全般に言えるが，面倒なもの，わずらわしいもの，大きなものから先に始末する。

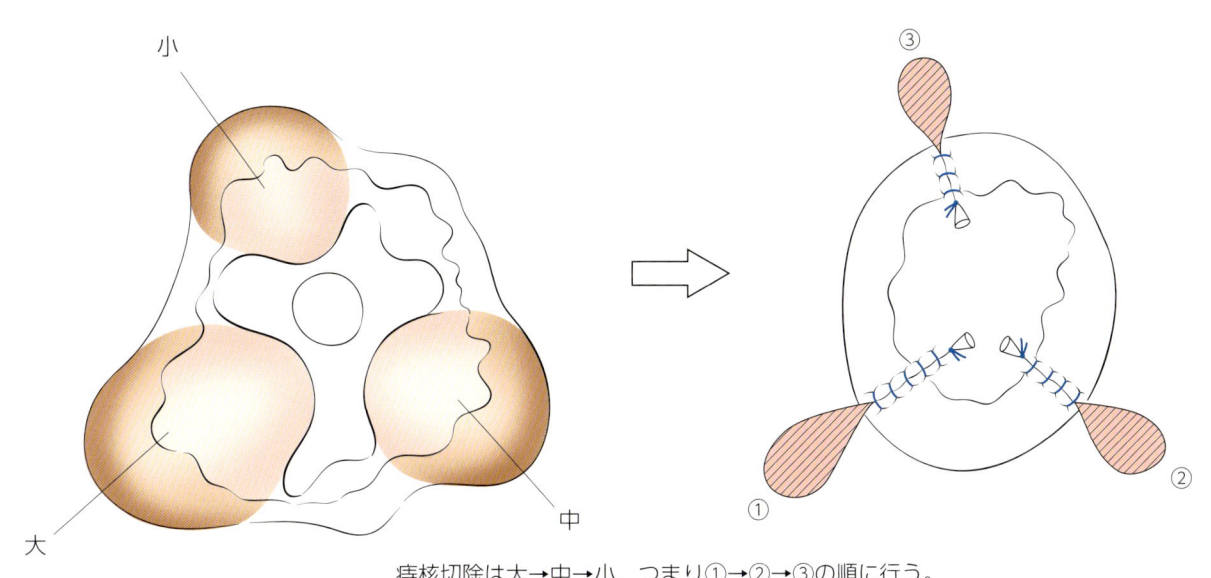

痔核切除は大→中→小，つまり①→②→③の順に行う。

2 一つの主痔核切除操作

一つ一つの痔核の切除にうつる。

1）皮膚切開の前に行うボスミン加生食水の注射

皮膚切開を加える前に痔核皮下，肛門管外・管内の外痔核までのボスミン加生食水の注入（バルーンアップ）を行う。

切除すべき一つの痔核がなるべく自然の位置にあるように，そして肛門管内，外がすべて見えるように有柄肛門鏡にて術野を確保し，助手に保持させる。

肛囲皮膚下に，後に切除すべき外痔核部分，つまり肛門管外だけでなく肛門管内の外痔核にまで行き渡るようにボスミン加生食水（もしくは便宜上 0.5％キシロカイン E）を浸潤させる。

普通は，全体量で 10〜15 cc 程度の注射を行う。

バルーンアップは，なぜ行い，どのように行うか

- 手術適応となる痔核部の肛門周囲は平坦でない。

  痔核，ならびに，その周囲の皮下にボスミン加生食水を注入，浸潤させ，肛門周囲の凸凹の窪みの部分を腫大，浮上させ平坦とする。そうすればドレナージ作成の皮膚切開をスムーズに，容易に行え，かつ深く切込みを加えないで済む。

  また，内外痔核部への浸潤により内外痔核の剥離切除も容易となり，出血も減少する効果がある。

- 肛門管外の外痔核だけでなく肛門管内の外痔核部分も浸潤させ肥大させることで，手術時は縮小していても怒責時に膨らむ部位の外痔核を明らかとし，取り残しのないようにし得る。

- したがって，バルーンアップの際は，肛門管外・管内外痔核部分が十分に腫脹するように行う。

  針をどこに刺すかがポイントとなるが，肛門管外外痔核の真ん中あたりに注射すると，肛門管外・管内外痔核が十分にバルーンアップされる。

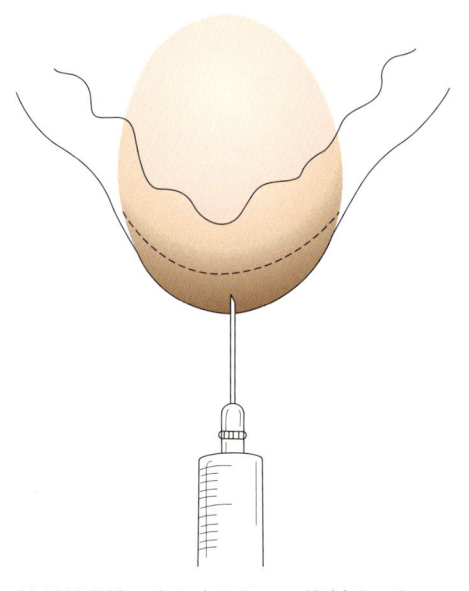

肛門管外外痔核の真ん中あたりに注射すると，肛門管外・管内外痔核が十分にバルーンアップされる。

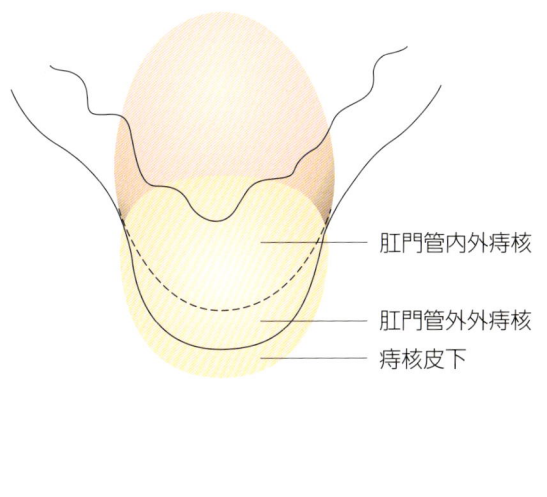

痔核皮下，肛門管外・管内の外痔核までのボスミン加生食水の注入（バルーンアップ）

2）皮膚ドレナージ創の作成

皮膚ドレナージ創の作成は，メスにて皮膚切開を行い，その皮膚を鋏で剥がすようにして行う。

皮膚ドレナージ創の重要性

ドレナージ創の大きさは重要である。肛門管内の創に比して管外の創，ドレナージ創が小さいと，管外の創が先に治癒し，ドレナージ不良となり，管内に難治創を形成してしまう。

肛門管外の皮膚部分の治癒は早く，肛門管内の創の治癒は遅いということに留意して，慣れないうちは大きめに行う。

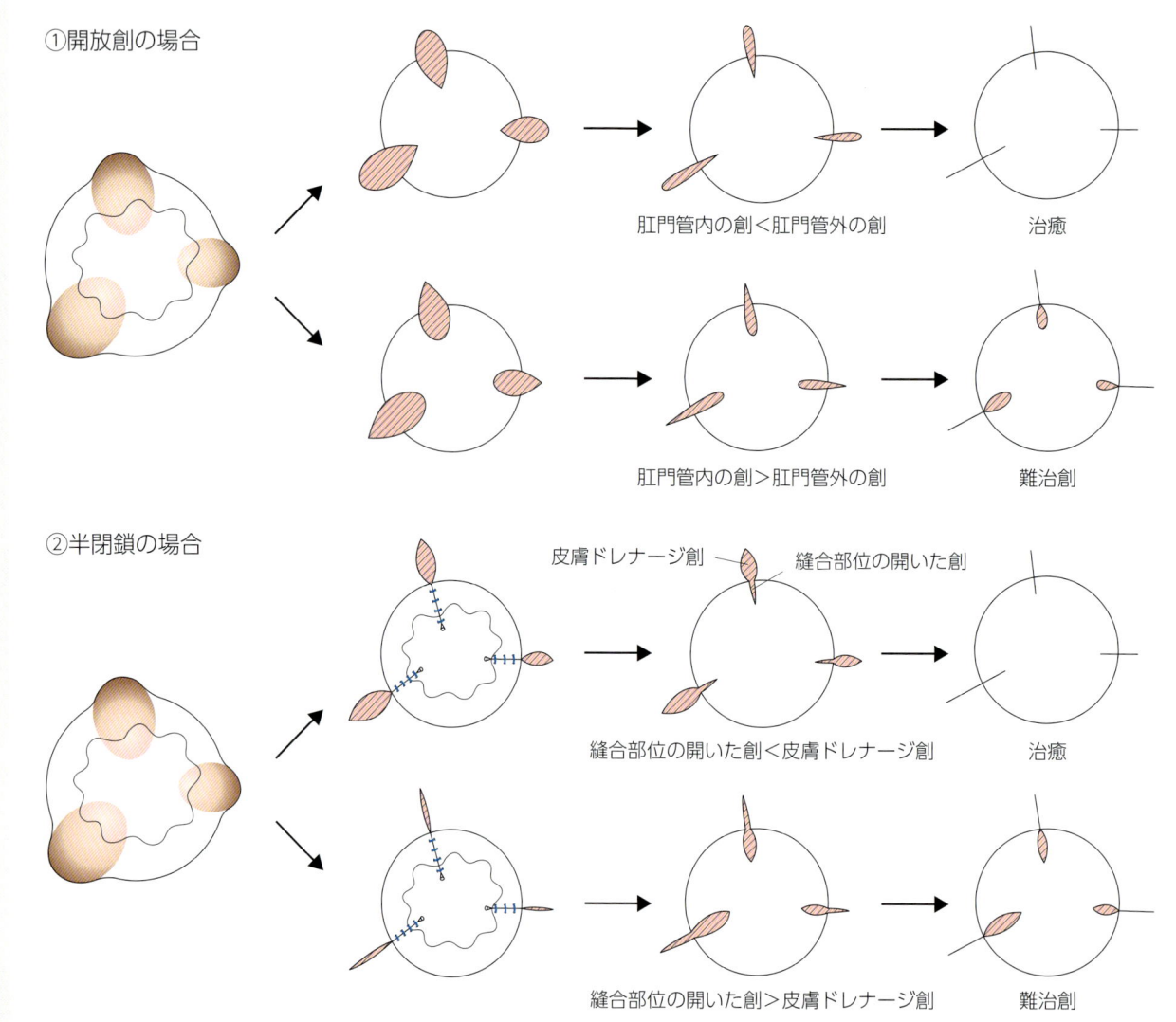

結紮切除半閉鎖では半閉鎖しても縫合部は一期的な治癒をするわけでなく，わずかに開いた創となり，その後治癒していく。その際に肛門管外の創が管内の創より小さいと，管外の創が先に治癒し，難治創を形成する。

❶皮膚切開

ⅰ．皮膚切開をどのような形とするか

　ドレナージを十分に効かせたい場合，つまり切除する痔核が大きかったり括約筋が強度であったり深い肛門であったりする場合と，そうでない場合とでは異なる。
　ドレナージを効かせたい場合は涙滴状とし，そうでない場合は楔状とする。

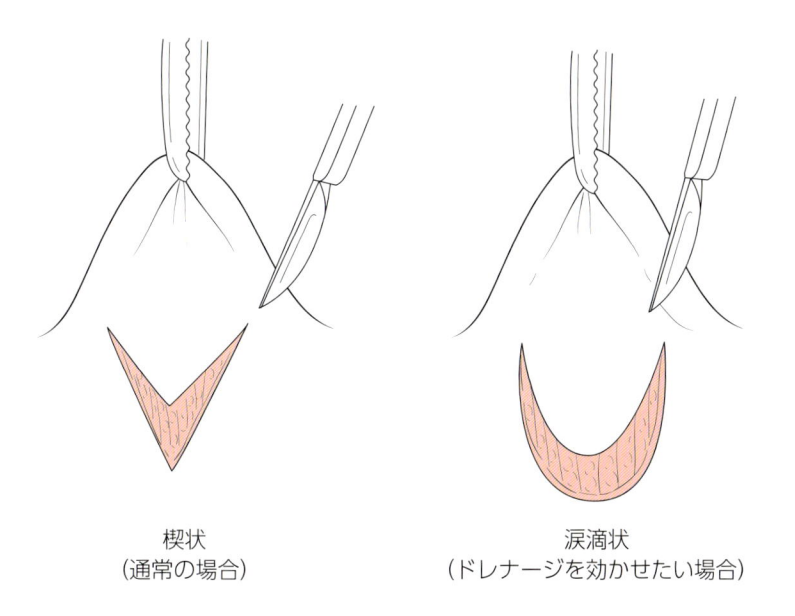

楔状
（通常の場合）

涙滴状
（ドレナージを効かせたい場合）

ii．皮膚切開の深さは

　皮膚切開の深さは可及的に浅く角質のみ切開するつもりで行う。
　深過ぎると術後の治癒も遅れるし，硬い瘢痕形成を生じてしまう。

iii．遠位側はどこまで

　皮膚切開の遠位側は連合縦走筋付着部より，やや外側とする。つまり実際は，外痔核の存在する部位より，やや外側，肛門管外外痔核（皮膚の部分の外痔核）と皮膚との境である。バルーンアップして盛り上がった部分と正常皮膚との境あたりとなる。

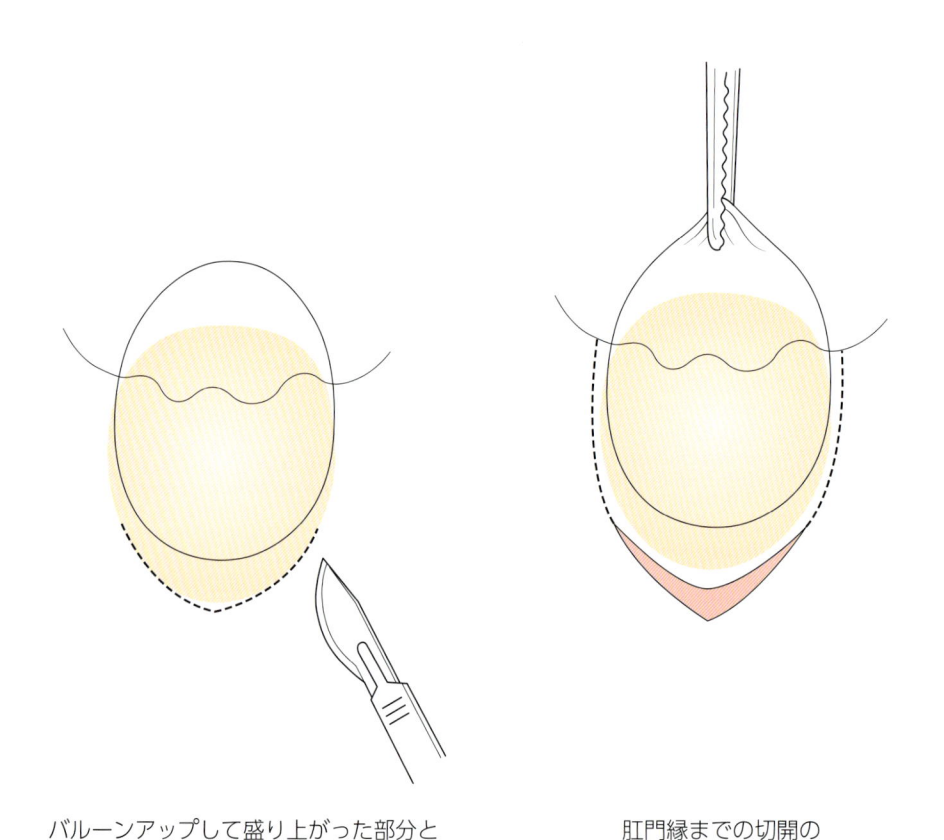

バルーンアップして盛り上がった部分と正常皮膚の境に皮膚切開を加える。

肛門縁までの切開の延長はしない。

iv．近位側は

　近位側は，肛門縁まで切開の延長はしない。メスによる皮膚切開は，あくまで遠位側としての位置決めで行う。ドレナージ創の作成は，次項の鋏による切除で行う。

❷鋏による皮膚ドレナージ創の作成

皮膚切開部の先端をペアン鉗子で把持牽引しつつ，鋏で皮膚を左右より切離するようにしてドレナージ創を作成する。

鋏にて余剰部分を皮膚切開先端から一気に左右端をまとめて切離する。切離幅，つまりドレナージ創の幅は，後に肛門縁まで縫合することを考え，術後の皮膚レベルでの狭窄を生じさせないために痔核の幅よりやや狭めに作成する。

メスでの皮膚切開によるドレナージ創作成はあくまで仮であり，この鋏での切離で正確なドレナージ創を作成する。

鋏による皮膚ドレナージ創作成のコツ

鋏によるドレナージ創作成の際，切離する深さが重要となる。つまり深過ぎると術後の治癒が遅れ，硬い瘢痕を生じ，浅すぎるとドレナージ創の表面に外痔核が残存し創が汚くなる。

理想的な切離の深さ，つまり外痔核が十分に切除され，縦走筋が現れるくらいの深さとするために皮膚切開部の先端をペアン鉗子で把持し十分に牽引することで皮膚のたるみや肛門管外の外痔核を持ち上げる。これにより，切除が必要な余剰部分を明らかとする。そして，鋏の元が皮膚先端にあり，鋏の先端が肛門縁の高さにある深さで一気に切離する。

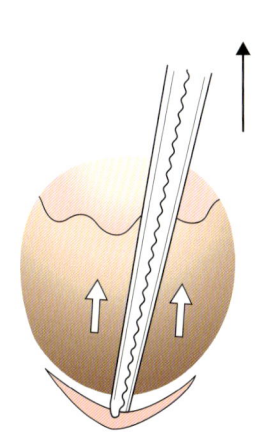

ペアン鉗子で把持牽引することで，皮膚のたるみや肛門管外の外痔核が持ち上がり，切除が必要な余剰部分が明らかとなる。

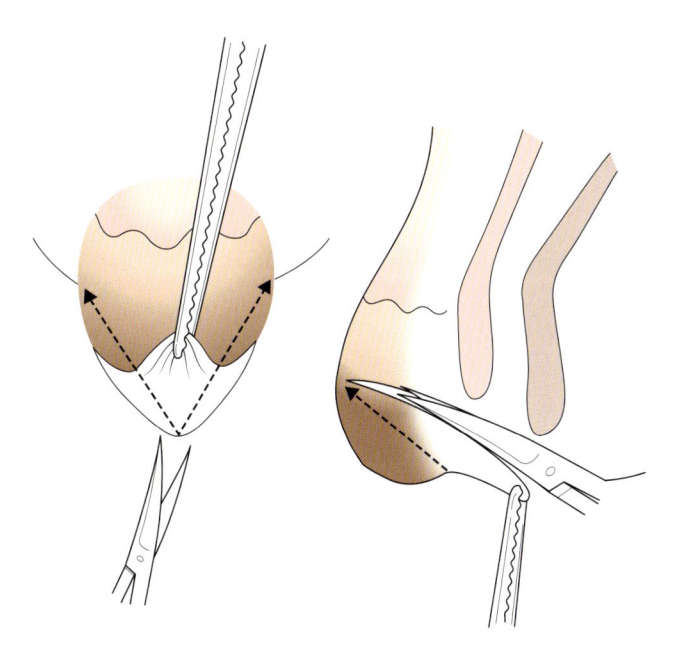

鋏の元が皮膚切開先端にあり鋏の先端が肛門縁の高さにある深さで切離する。

3）肛門上皮部の操作：外痔核への操作

　鋏による切離で形成されたドレナージ創には連合縦走筋や外痔核が露出しているが，その創の肛門縁部に鋏の先端にて切開を加え，内括約筋を現すようにして外痔核の剥離創を見出す。

　作成されたドレナージ創の肛門縁部の左右をペアン鉗子にて把持する。

　創縁は全層を単に把持すると剥離すべき層が不明瞭となる。したがって，よくわかるように真皮まで把持し，ペアン鉗子を外翻するようにして把持し，緩まない程度に助手に軽く持たせる。

　剥離した皮膚弁を把持したペアン鉗子を一旦外し，2本のペアン鉗子で皮膚弁の端を把持し直す。把持は，切除しなければならない痔核の大きさに合わせて行い，術中の十分な牽引に耐えられるようにしっかりと行う。

　術者は，左手に皮膚弁を把持した2本のペアン鉗子を持つ。

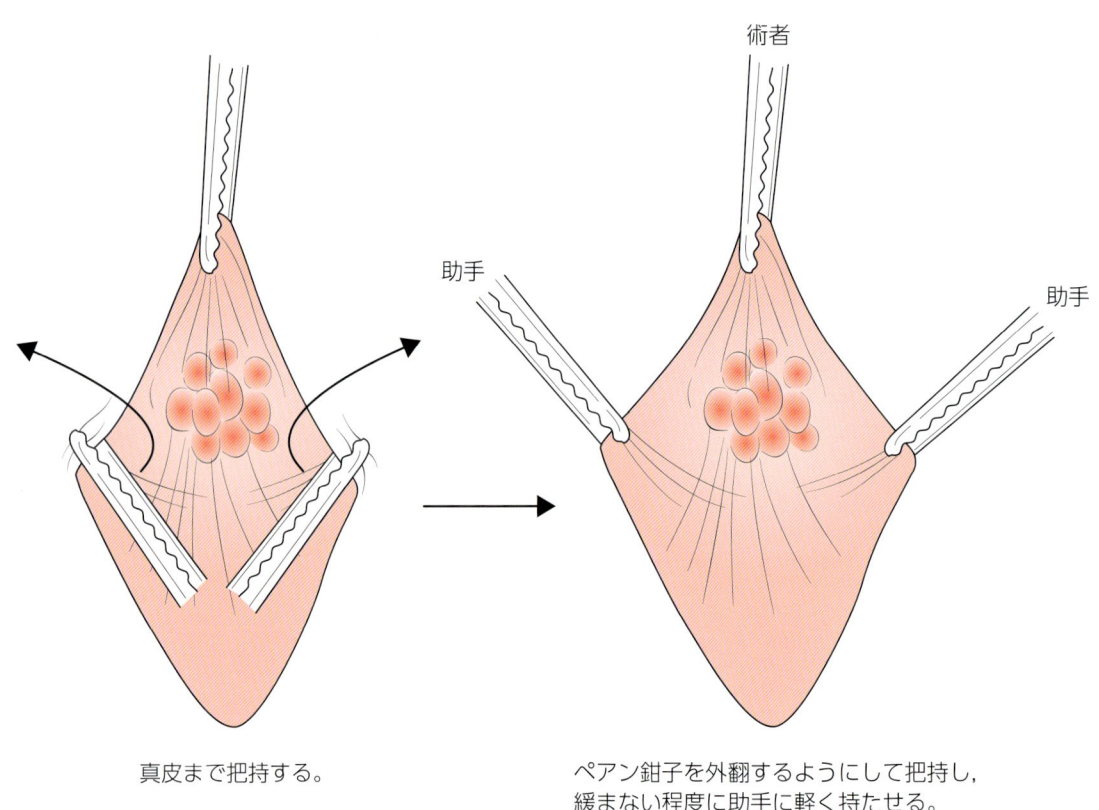

真皮まで把持する。　　　　　　ペアン鉗子を外翻するようにして把持し，緩まない程度に助手に軽く持たせる。

助手　　　　　　　助手

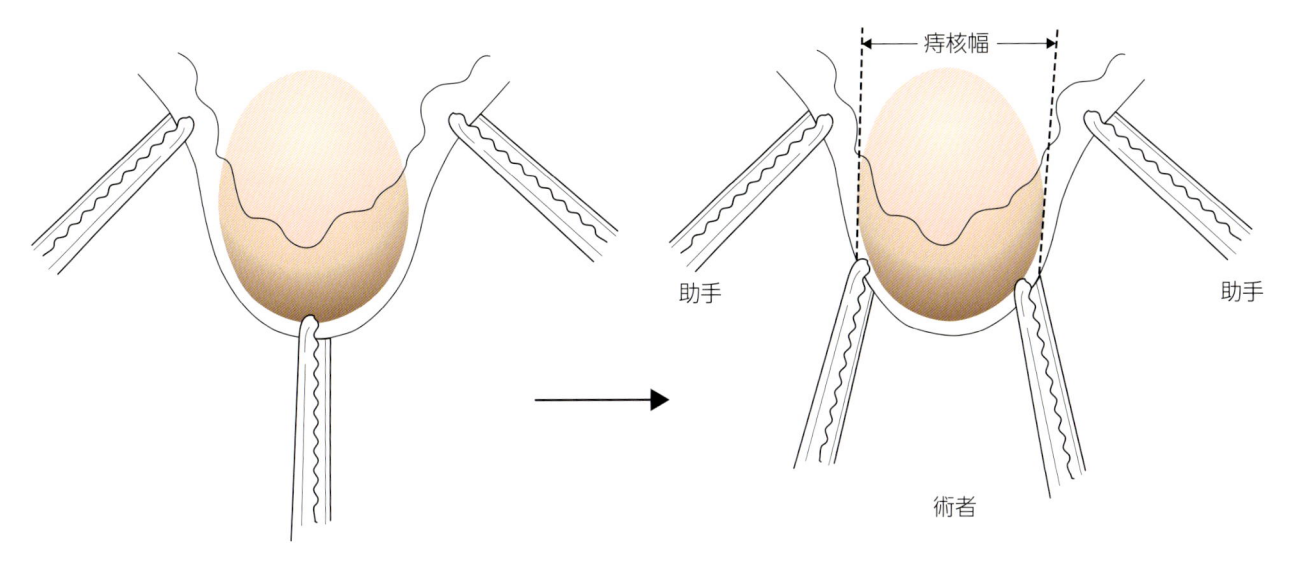

術者

痔核の幅に合わせて2本のペアン鉗子で把持し直す。

痔核手術の際の術野の取り方のポイント

- 術者は切除していく痔核部分を把持し，助手は粘膜端，皮膚端を把持するのが基本である．
  つまり術者は皮膚弁と切除すべき痔核部分を2本のペアン鉗子で把持する．
  助手は創縁を2本のペアン鉗子で把持する．
- 術者のペアン鉗子は十分に強く牽引する．
  それにより粘膜切離や痔核剥離操作の際に緊張した部位に軽く鋏を当てるだけで力を加えなくとも切離剥離が容易となる．
  また，十分，切離・剥離し得たか否かの手応えが容易に分かる．
- 助手の牽引の力加減は，あくまで軽く添えるように行う．
  強く牽引すると切離粘膜縁が伸びて薄くなり，後の縫合に手間がかかる．
- 術者が皮膚弁を持つペアン鉗子を外方に牽引した場合，助手も同様に外方に，術者が内方に牽引した場合は内方に牽引する．
  つまり痔核切除幅を狭める際には術者は外方に牽引するので助手も外方に，痔核剥離の際には術者は内方に牽引するので助手も内方に牽引する．
  そして助手の牽引は単に左右方向へ牽引するのではなく，術野を肛門管外に脱出させる方向で牽引する．

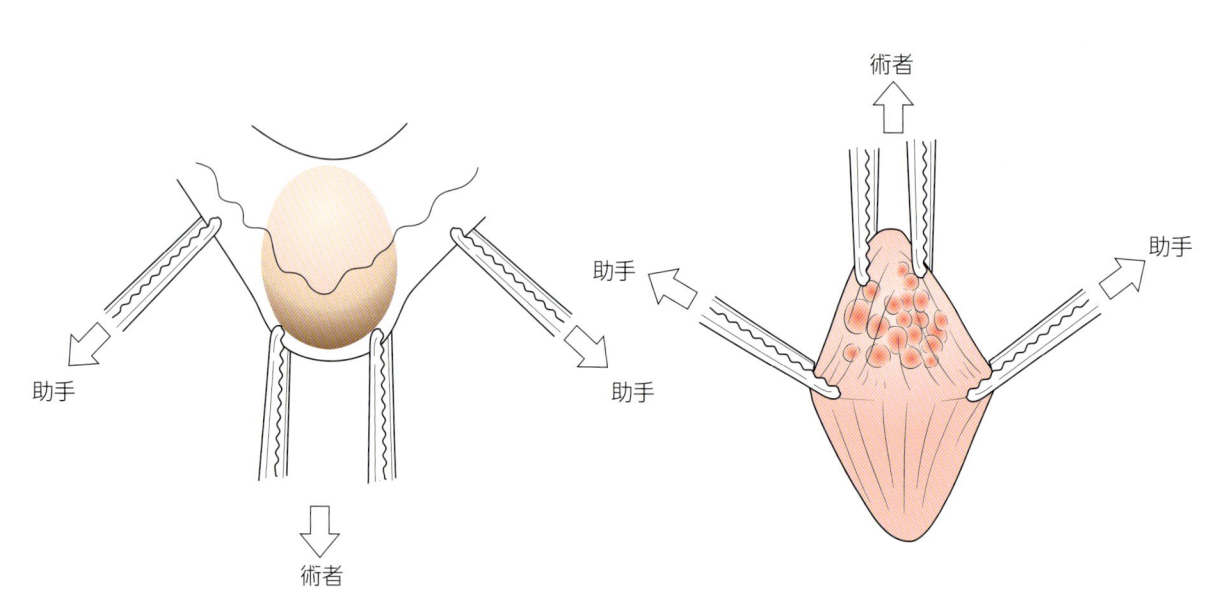

術者は痔核を把持したペアン鉗子を外側に牽引することで粘膜面の術野を得る．
その際，助手も外側に牽引する．

痔核を把持したペアン鉗子を内側に牽引することで剥離面の術野を得る．
その際，助手も内側に牽引する．

❶最初の肛門上皮への小切開と痔核剥離

　外側に牽引しつつ粘膜面を観察しながら痔核幅より狭めに作成されたドレナージ創の剥離面左右端の肛門縁内側の肛門上皮にメーヨー曲剪刀にて1cmほどの切離を加える。

　肛門上皮の切離に慣れないうちは，その下に存在する括約筋までも損傷するのでは…といった危惧を抱くが，術野は牽引されており，肛門上皮と括約筋の距離は十分にあり，その心配は必要ない。

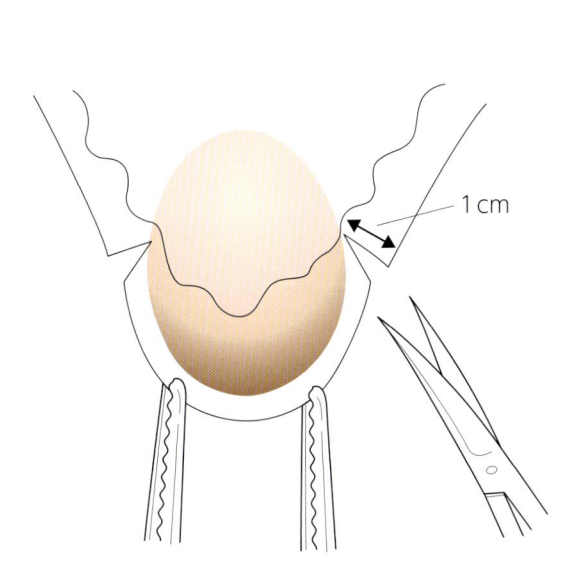

肛門上皮へ1cmほどの切離を加える。

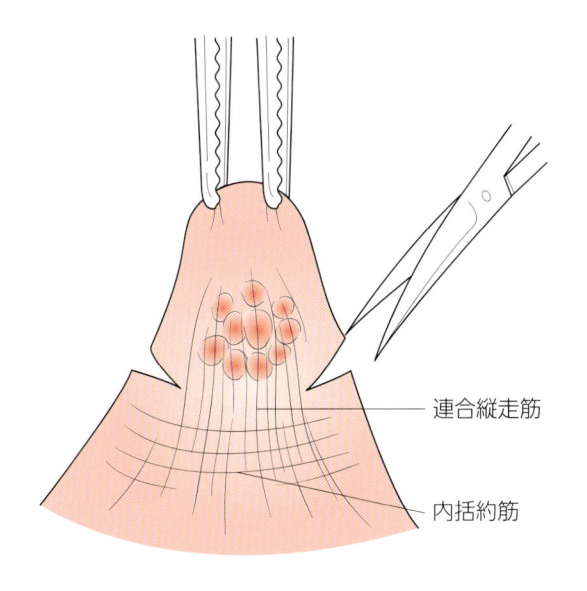

肛門上皮と括約筋の距離は十分にあり，括約筋損傷の心配はない。

連合縦走筋
内括約筋

肛門上皮の切離で外痔核組織下に輪状に走る内括約筋が明らかとなる。

つまり肛門上皮を切離することで縦走筋線維に包まれた外痔核組織と括約筋組織との間に，すき間が生じる。

そして，これを側方，横から見ることで括約筋と痔核組織との位置関係がはっきりと確認できる。

痔核組織と括約筋との位置関係がはっきりした時点で，横走する括約筋に接して縦に走る縦走筋線維を剪刀にて切離しつつ括約筋末端から痔核を剥離する。

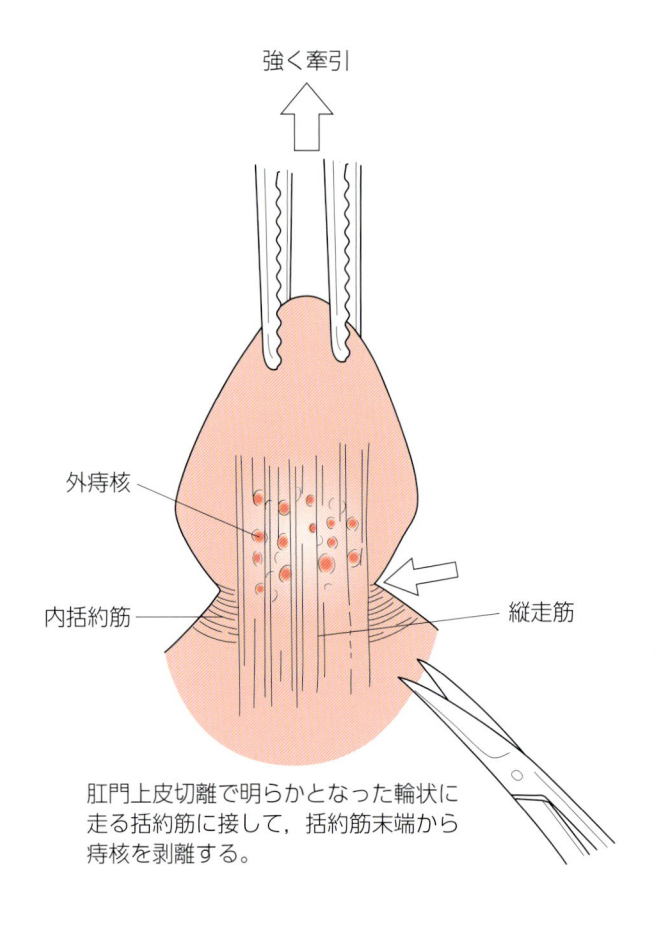

強く牽引

外痔核

内括約筋　　　縦走筋

肛門上皮切離で明らかとなった輪状に走る括約筋に接して，括約筋末端から痔核を剥離する。

❷肛門管内外痔核の切除幅の狭めと痔核剥離

　肛門管外の外痔核剥離が終了した時点で，肛門管内外痔核の左右の肛門上皮に切開を加え，切除幅の狭めを行う。
　特に肛門上皮は粘膜と異なり伸展性に乏しく，切除のしすぎは術後肛門狭窄につながるので注意が必要となる。

肛門上皮切離の際の鋏の方向

　肛門上皮切離のための鋏の方向が重要となる。
　ともすれば粘膜切離を根部に向かって行おうとすると，剪刀の先端方向は根部を頂点とした三角形の方向にしがちである。
　剪刀の先端方向を，根部を頂点とする三角形の方向にすることは両底辺部の粘膜の切除量が多すぎる結果となり，後の半閉鎖の際に狭窄を生じる結果となる。
　左右の粘膜切離の剪刀の方向は，三角形の左右両底辺部分を残すように，痔核組織に接して，それぞれが平行となるように行う。

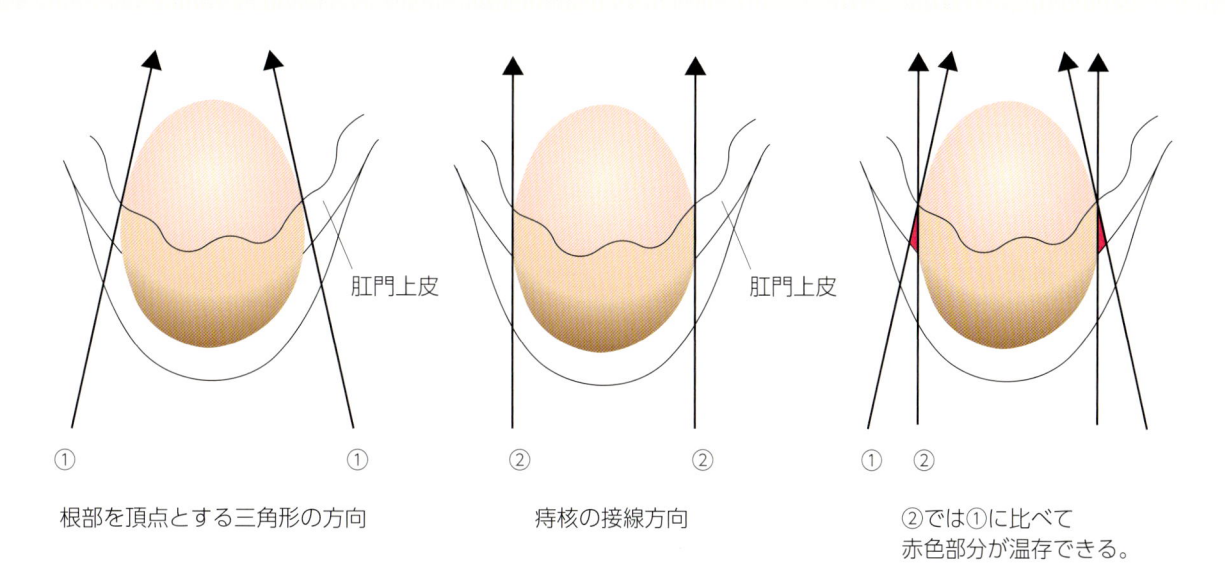

① 根部を頂点とする三角形の方向　　② 痔核の接線方向　　②では①に比べて赤色部分が温存できる。

痔核切除幅の狭めの方向は，痔核の中心方向に切り狭めていくが，
肛門上皮の切離方向はあくまでも痔核に接して並行に接線方向で行う。
底辺となる肛門上皮部を大きく切除しないよう注意する。

痔核が小さくすべてを切除し得る場合は，痔核を把持するペアン鉗子を切離する反対側に牽引しつつ痔核に接して，つまり痔核の接線方向で剪刀により切離していく。

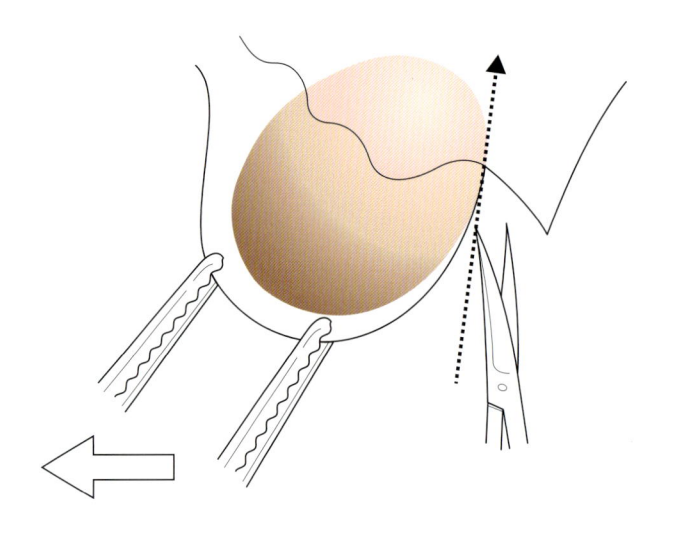

痔核を把持するペアン鉗子は，切離する反対側に牽引しつつ痔核の接線方向で切離していく

痔核が大きい場合は，後に縫合することを想定して，すべてを切除するのではなく痔核幅の7〜8割程度を切除するつもりで行う。

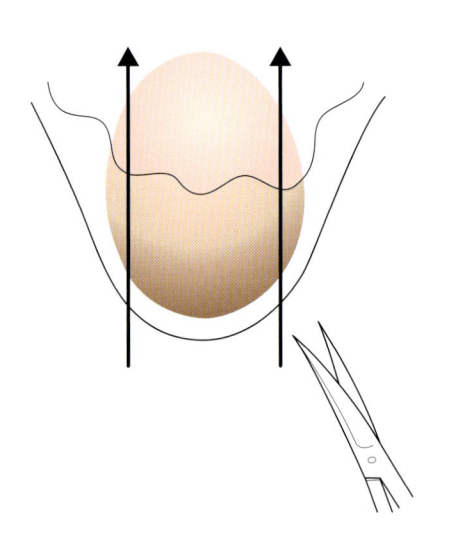

痔核が大きい場合は，痔核幅の7〜8割を切除するつもりで切離する。

切除デザインの重要性

　痔核は余剰な突出部分であり，その余剰部分のみを切除し，その創は緊張なく完全に縫合閉鎖されることが理想である。過度の切除，特に肛門上皮部の切除し過ぎは狭窄につながるため十分に注意する。どこまで切除するか，つまり切除のデザインであるが，"過ぎたるは及ばざるがごとし"で切除しすぎず余剰部分が残るようにする。7〜8割を切除するようにして，残った痔核は後で上皮下切除する。

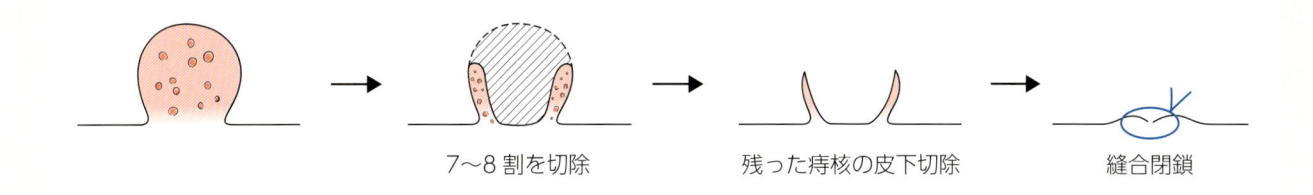

7〜8割を切除　→　残った痔核の皮下切除　→　縫合閉鎖

　再度の肛門上皮の切離により痔核組織と括約筋との位置関係がはっきりした時点において再び括約筋からの痔核の剥離を行う。
　肛門上皮の切離と痔核の剥離を繰り返し最終的に歯状線に至る。

4）歯状線を越えての操作：内痔核への操作

　肛門上皮部の操作に続いて，歯状線を越えての操作，つまり内痔核に対しての操作に移る。歯状線では痔核組織が支持組織（mucosal suspensory ligament）により固定されているため，剥離の際に抵抗を感じるが，そこを越えると，つまり内痔核に至ると剥離は容易となる。

　粘膜切離は痔核切除幅を狭めるように行うが，肛門上皮部つまり肛門管内外痔核部よりは伸展性のある粘膜部分の内痔核であるため，十分に切除し得る。後に半閉鎖するゆとりを残すことだけを考えて，後は痔核を残存させないように十分に切除する。

　内痔核を十分に口側，高位まで切除するためには，いくつかのポイントがある。

❶粘膜切離と痔核剥離の関係

　ともすれば粘膜切離より痔核剥離に重点を置きがちである。
　つまり痔核と括約筋の位置関係が不明瞭であるのにも関わらず剥離を優先し，出血をきたして手術を難しくすることが多い。
　剥離はあくまで粘膜切離という操作をして痔核組織と括約筋の位置関係が判明した時点で行うのであって，剥離が行われてから粘膜切離するわけでない。

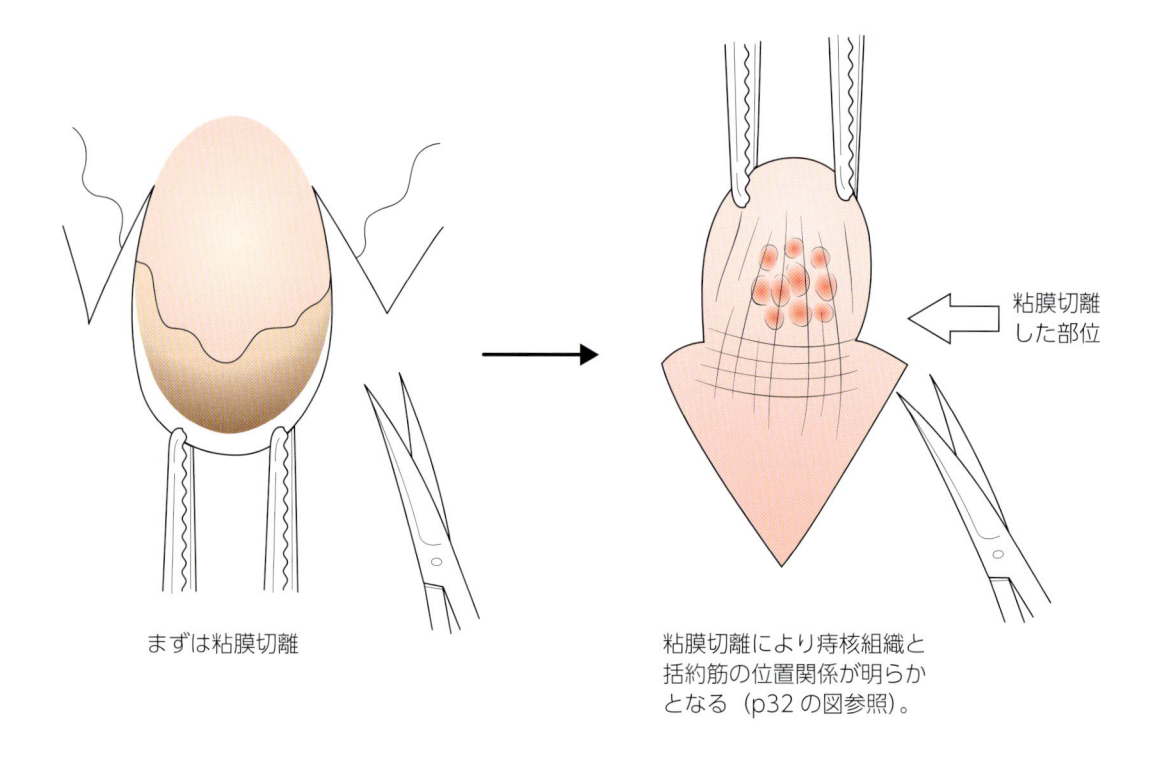

まずは粘膜切離

粘膜切離により痔核組織と括約筋の位置関係が明らかとなる（p32の図参照）。

粘膜切離した部位

❷粘膜切離を行う際の注意点

　痔核の根部とは根部動脈の存在する部位であるが，実際の手術では痔核の大きさの塊の中心を痔核根部とし，そこに向かうように粘膜を狭めていく。

ⅰ．粘膜端は左右同等となるように

　左右の粘膜切離は左右の粘膜端が後の縫合の際に均等の間隔で縫合できるよう左右が同じ長さとなるように行う。つまり粘膜端が同等であり，その頂点に痔核の根部が位置するように，あたかも痔核根部と左右粘膜端が二等辺三角形となるように行う。

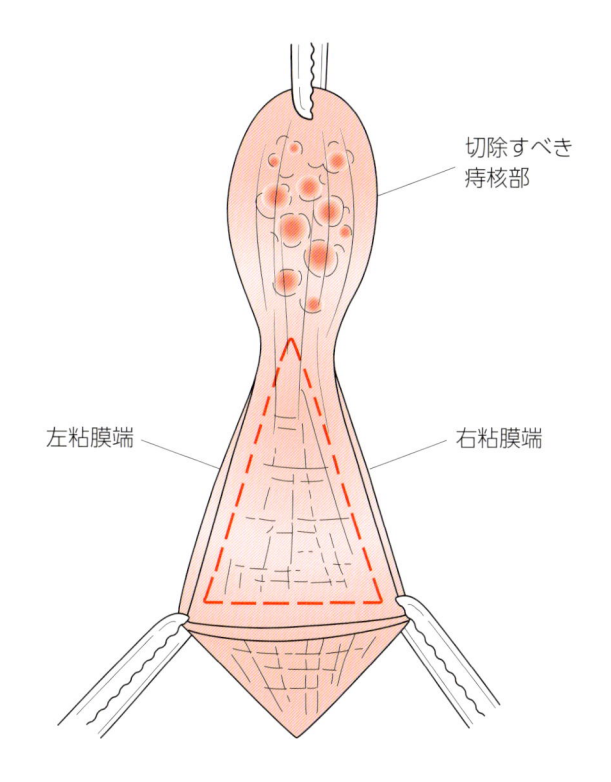

切除すべき痔核部と左右粘膜端が二等辺三角形になるように行う。

ii．粘膜切離の方向

　粘膜切離は痔核を牽引しながら行うため，口側の粘膜はテント状に引き上げられる。
　したがって，切離の方向は意識的にかなり根部に向かうようにしなければ，切離幅を狭めているつもりでむしろ広げて行くという結果になるので注意する。

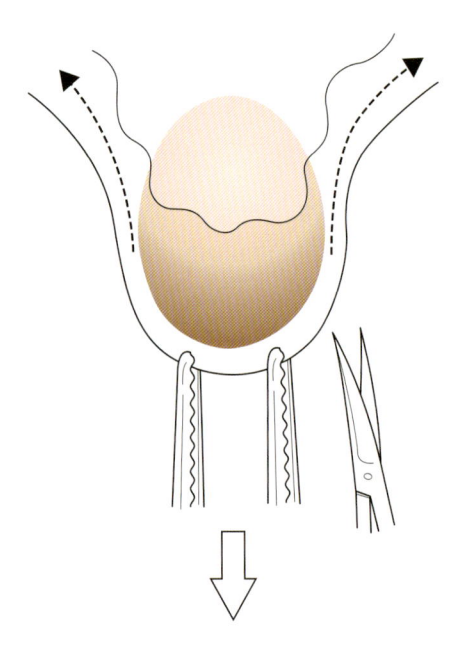

口側の粘膜はテント状に引き上げられるため，ともすれば狭めているつもりでも広げていってしまいがち。

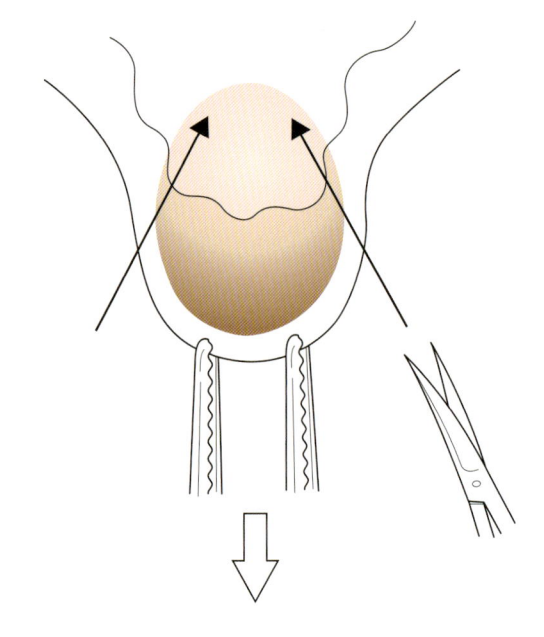

切離の方向は意識的にかなり根部に向かうようにしなければならない。

iii．痔核の接線方向での粘膜切離

　粘膜切離を行っていく際は切除のしすぎを予防するため痔核に接して接線方向に切離して行かねばならない。

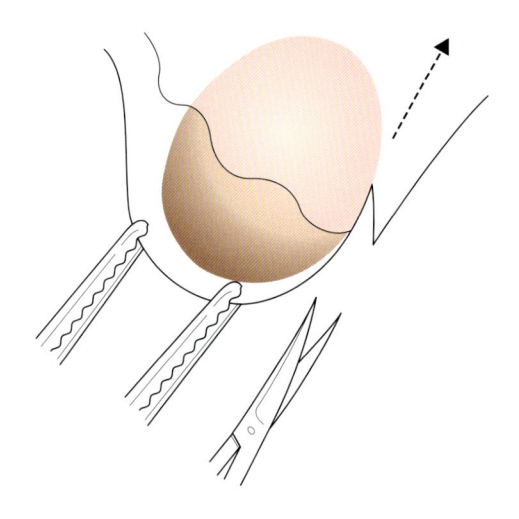

肛門上皮部と同様に痔核に対して接線方向で行っていく。

iv. 牽引を十分に

　痔核の接線方向に切離していくためには，切離されるべき粘膜部が緩んでいるのでなく牽引により緊張している状態が必要である．第一に，術者は粘膜切離する対側に，十分に牽引する．

　手術操作が根部に行くに従い，助手の把持するペアン鉗子の牽引では操作を加えるべき粘膜部にたるみが生じてきて牽引が不十分となる．

　そのような場合は，より深部の粘膜端を術者が把持し直し，助手に牽引をさせることで緊張状態を得る．

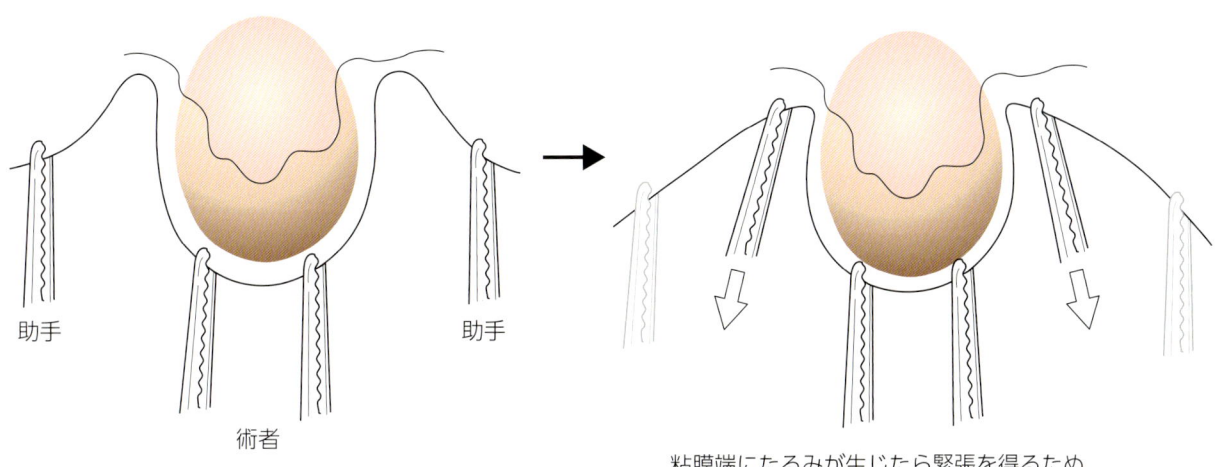

助手　　術者　　助手

粘膜端にたるみが生じたら緊張を得るため奥の粘膜端を把持し直す．

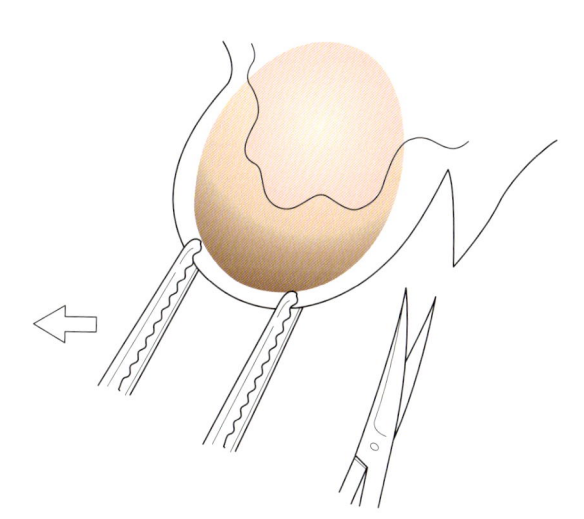

粘膜切離する対側に十分に牽引する

また，慣れてくると術者が痔核組織を把持するペアン鉗子を左もしくは右に牽引することで助手に持たせたペアン鉗子の牽引の不十分さを補うことが可能となる。

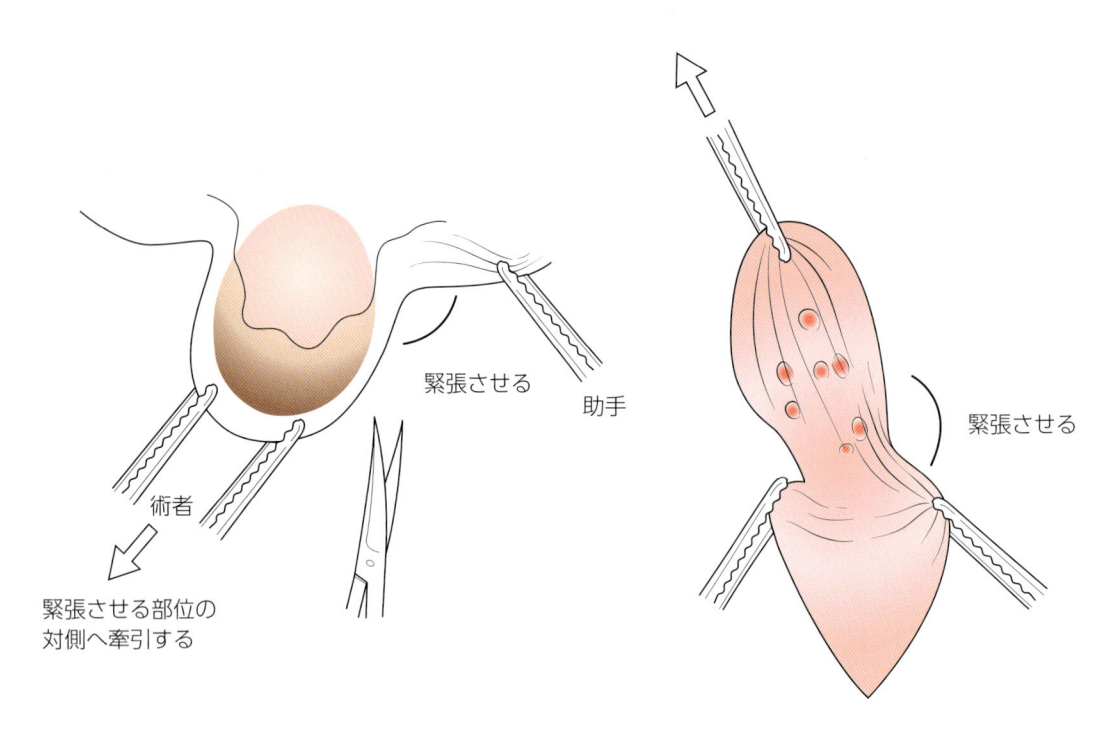

緊張させる
助手
術者
緊張させる部位の対側へ牽引する
緊張させる

術者が痔核組織を把持するペアン鉗子を左もしくは右に牽引することで，
助手に持たせたペアン鉗子の牽引の不十分さを補うことが可能となる。

　粘膜脱様に脱出痔核部が大きく，痔核を把持する鉗子を牽引しても十分に痔核を肛門管外へ脱出し得ない場合は，躊躇せず術者が痔核部分を直接ペアン鉗子で把持し，牽引する。その際の痔核把持は，小さく行うと粘膜を損傷し，出血をきたしたりするため，十分に大きく，縦方向に行う。

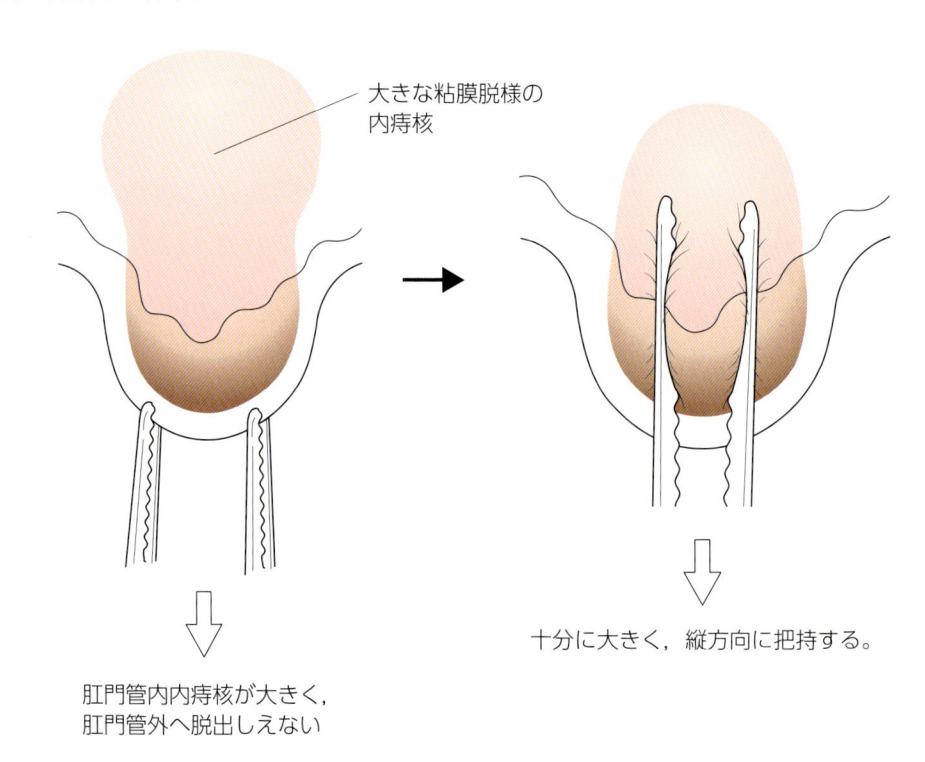

大きな粘膜脱様の内痔核

肛門管内内痔核が大きく，肛門管外へ脱出しえない

十分に大きく，縦方向に把持する。

❸痔核剥離を行う際の注意点

剥離の深さが適正でないと，つまり浅すぎると痔核組織に入り込み出血をきたす。逆に深すぎると括約筋を露出させたり損傷させてしまう。

ⅰ．十分な牽引

痔核剥離を行っていく際も剥離されるべき痔核部分が十分に牽引されていることが操作を容易とする。

そのためには，術者が痔核組織を把持したペアン鉗子を十分に牽引しつつ操作を行うよう心がける。

また，剥離が十分になされたかどうかの加減は，痔核組織を把持するペアン鉗子の牽引する際の抵抗の度合いで感知するよう心がける。

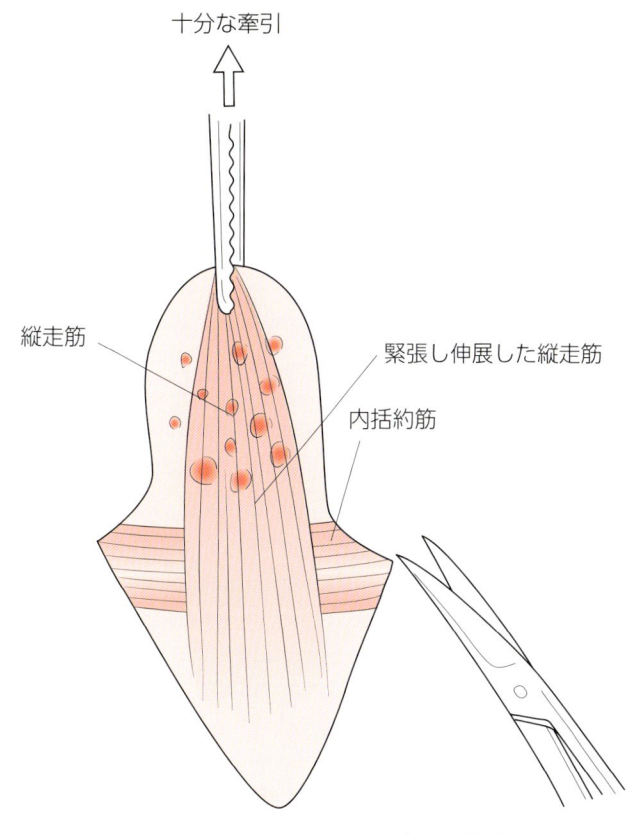

十分な牽引

縦走筋　　緊張し伸展した縦走筋
　　　　　内括約筋

十分に牽引することで縦走筋は緊張し伸展するため，剪刀の刃を軽く当てるように切離するだけで痔核剥離は容易に行える。

ⅱ．痔核剥離は端から行う

　粘膜切離することで縦に走る縦走筋線維と輪状に走る括約筋との間に隙間が生じる。その隙間から，つまり左右端から剥離を行う。

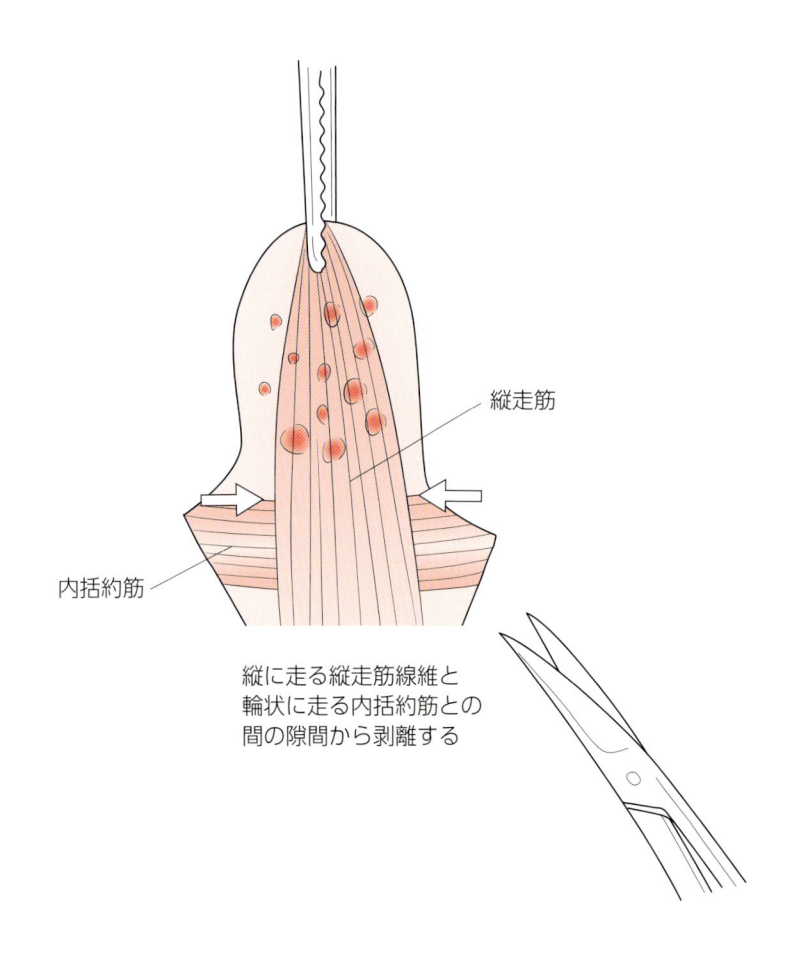

縦走筋

内括約筋

縦に走る縦走筋線維と
輪状に走る内括約筋との
間の隙間から剥離する

iii. 痔核剥離は縦走筋の切離で

　痔核剥離は括約筋から痔核を剥離しようとするのでなく，括約筋の内縁に沿って縦走筋を切離しつつ括約筋を下方に圧排する感じで行う。

　剥離が適正な深さで行われると，出血を生じることなく痔核組織が自然と括約筋から離れていく感じとなるので，その層を維持しつつ剥離を行う。

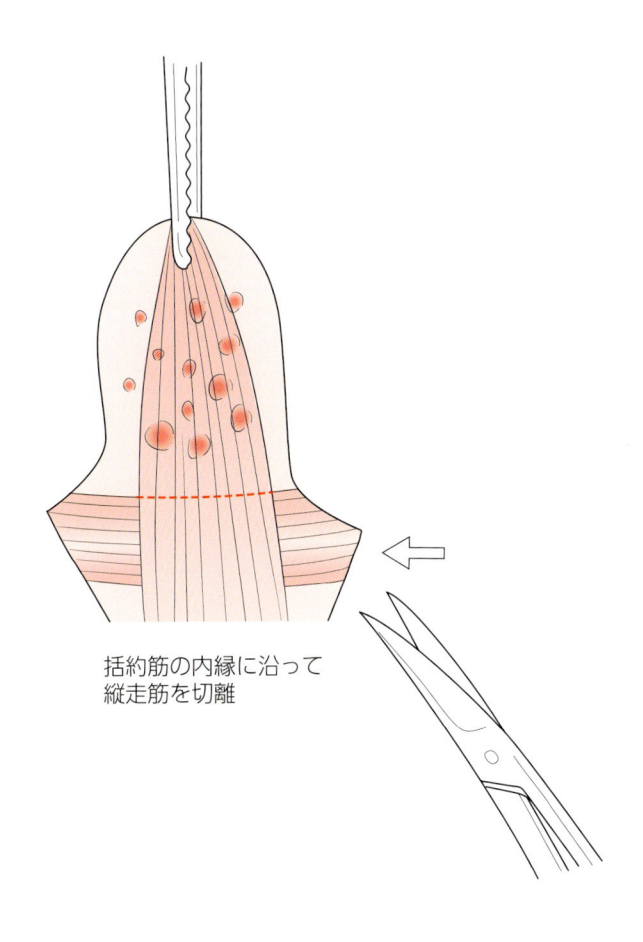

括約筋の内縁に沿って縦走筋を切離

iv. 高位における痔核剥離

　痔核剥離が高位に至ると痔核組織の内括約筋への癒着は強くなり，切除すべき痔核組織を牽引すると内括約筋はテント状に持ち上げられた状態となる。
　従って高位ではテント状に持ち上げられた括約筋のその頂点を剪刀で切離しつつ剥離するような感じで行う。

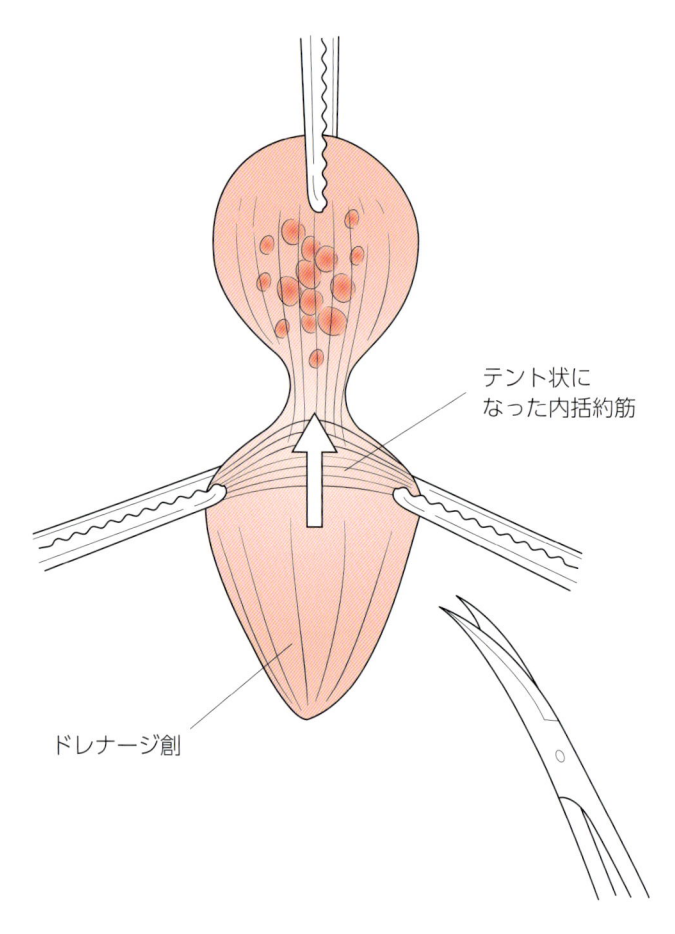

テント状になった内括約筋

ドレナージ創

テント状に持ち上がった内括約筋の頂点において
内括約筋を落とすようにして痔核を剥離する。

理想的な痔核の切除創面

　痔核は十分に切除され，かつ括約筋が完全に露出されずに連合縦走筋の線維により皮一枚覆われている状態が理想。

　括約筋が完全に露出されると創治癒は遅れ，かつ治っても瘢痕化し，硬い肛門となってしまう。

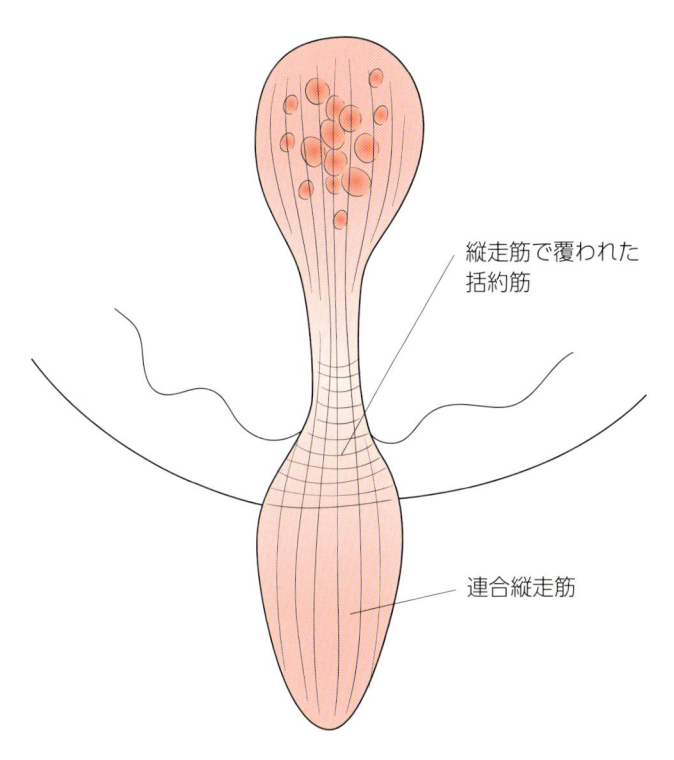

縦走筋で覆われた括約筋

連合縦走筋

連合縦走筋の線維により皮一枚で覆われているのが理想

❹どこまで痔核切除幅の狭めと痔核剥離を行うか

　粘膜切離と痔核の剥離を2～3回繰り返して，目的とする痔核組織を越える1cm位まで到達する。痔核組織は粘膜面から発赤を有するふくらみとして視診し得る。

　最終的には粘膜弁の幅が1cm位になるように切り狭められ，かつ術者が左手で把持した切除すべき痔核は抵抗なく十分に引き出し得る。

　つまり痔核の支持組織といえる部分が十分に切離され，左手で把持した痔核組織は牽引しなくとも脱出したままの状態となっている。

　また，粘膜切離が左右同距離ずつ行われた結果として左右切離粘膜端と切除すべき痔核とが二等辺三角形を形成し，かつ粘膜端は後の縫合の際に十分な縫合が可能となる余裕がある，たわんでいる状態が理想である。

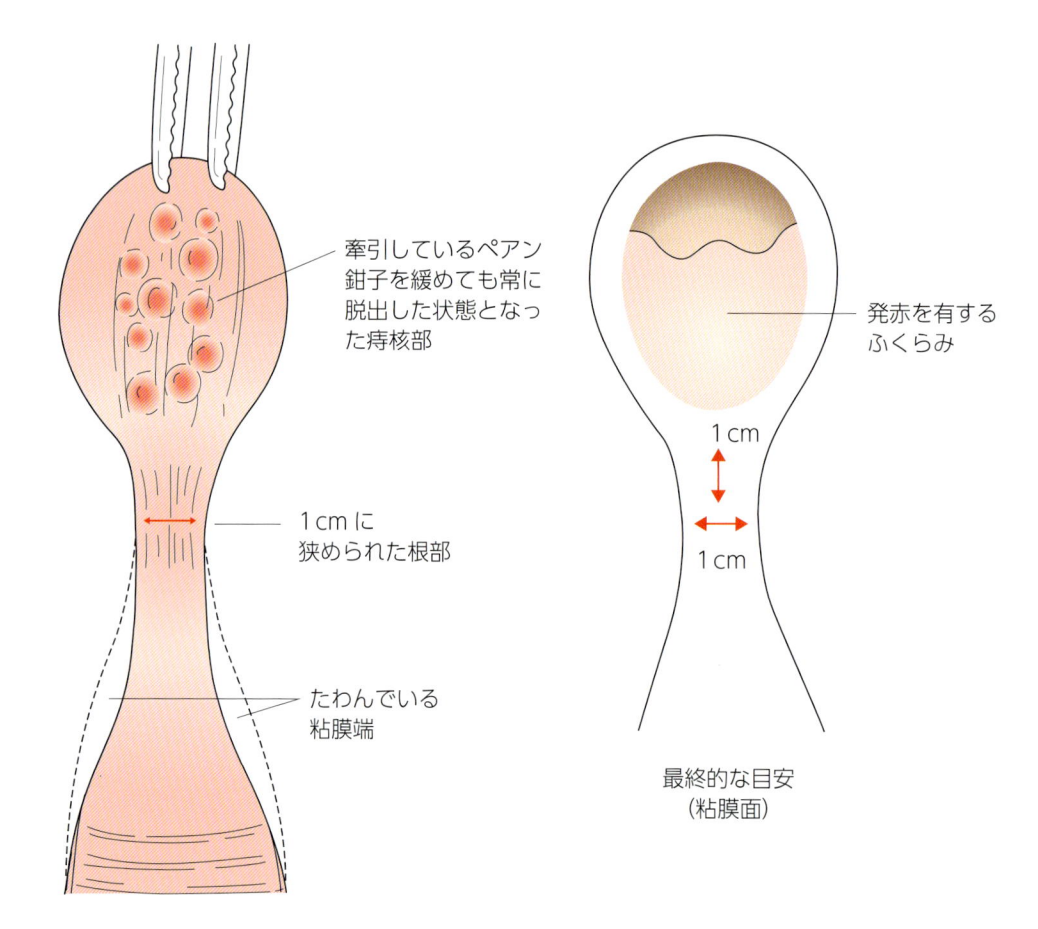

牽引しているペアン鉗子を緩めても常に脱出した状態となった痔核部

1cmに狭められた根部

たわんでいる粘膜端

最終的な痔核切除幅の狭めと痔核剥離の目安
（剥離面）

発赤を有するふくらみ

1cm
1cm

最終的な目安
（粘膜面）

痔核の切離，剥離を鋏にて一気に行う方法

　　ペアン鉗子で把持する痔核部分を牽引し，持ち上げて余剰の痔核部分を明らかとした上で，鋏で左右より挟むようにして一気に切離する方法がある。
　　左右からの粘膜切離，痔核剥離が口側まで十分に行われ，左右からの操作がかえって厄介となった時点で行う。

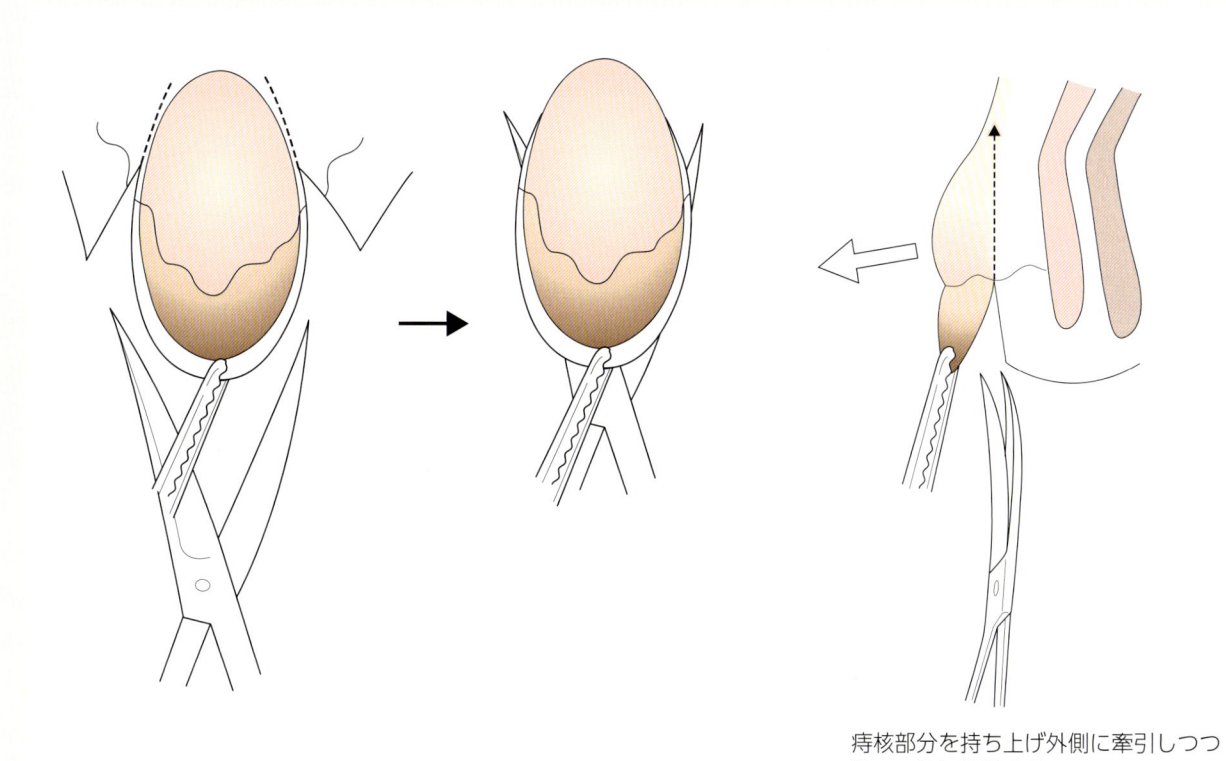

痔核部分を持ち上げ外側に牽引しつつ鋏で一気に切離する

5）根部結紮

切り狭められた粘膜弁に針付き 4-0 ポリグリコマー縫合糸を刺入し集束結紮を行う。

針の刺入は粘膜弁の頂点とする。

ともすれば高位結紮を目指して，より奥にかけてしまいがちであるが，奥にかけることは不自然であり，根部における狭窄を引き起こしかねない。

結紮も垂直に縛るようにし，欲張って高位で結紮することは避ける。

また，結紮は三度は繰り返して行うようにする。

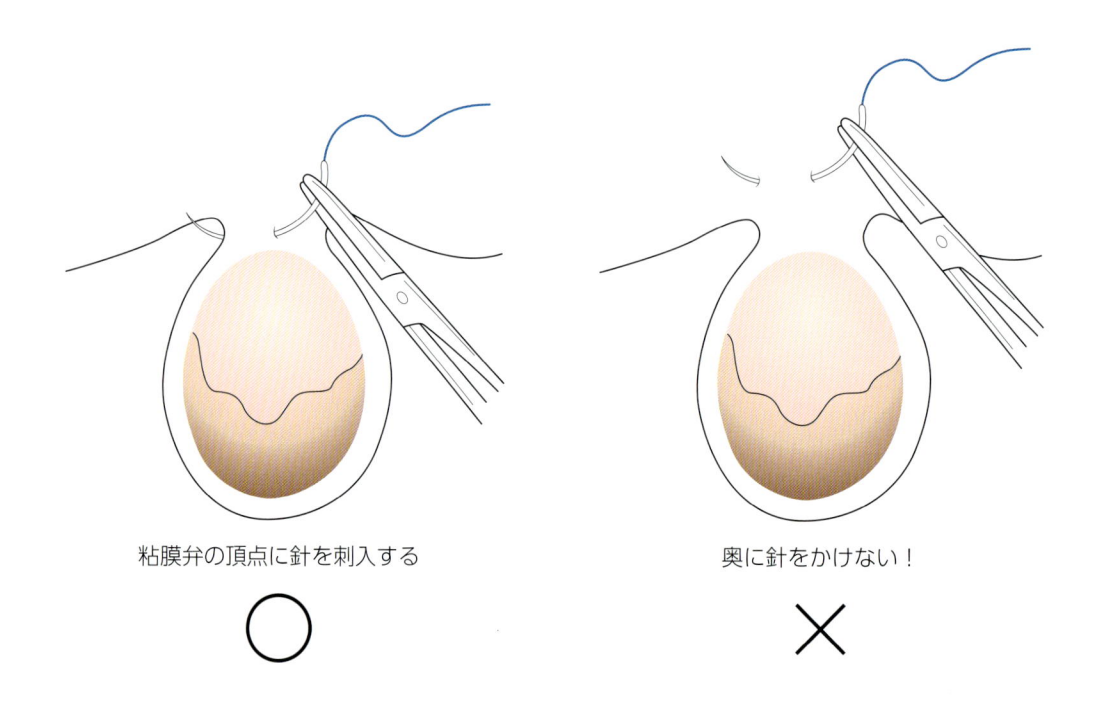

粘膜弁の頂点に針を刺入する
○

奥に針をかけない！
×

根部結紮の痔核部分が大きい場合は，根部結紮の末梢側を半閉鎖終了後に残った 4-0 ポリグリコマー縫合糸を用いて刺入結紮による二重結紮を行うか，マックギブニー痔核結紮器を用いて結紮部にゴム輪結紮を追加する。

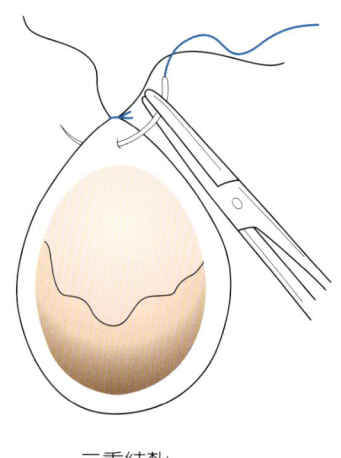

二重結紮

6）粘膜下の痔核切除と止血

　根部結紮が終了した時点で切離粘膜端左右の余剰部分の切除，ならびに粘膜下の残存痔核の切除と創面の止血を行う。

❶余剰粘膜端の切除

　縫合の際，オーバーラップしそうな余剰粘膜端はこの時点で切除する。

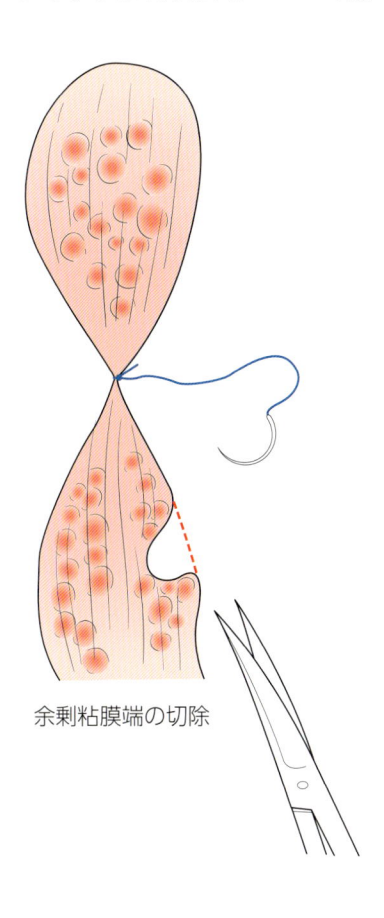

余剰粘膜端の切除

　その前に，縫合前の止血を行うと粘膜端切除で出血するため，再止血が必要となってしまう。

❷皮下，肛門上皮下の残存痔核の切除

　肛門縁近傍の肛門上皮下，皮下の外痔核切除の深さは内括約筋を目印とし，括約筋よりの外痔核の切除を行う。その際，括約筋が完全にむき出しとなるのではなく，縦走筋線維により皮一枚で覆われている深さで行う。

　皮膚切離端，もしくは肛門上皮切離端を外翻するようにしてペアン鉗子で保持し，外痔核部を現わす。

　そして皮膚，肛門上皮に穴を開けないように，鑷子で残存痔核をつまみながら剪刀にて除去する。

　外痔核を完全に除去すると，バイポーラルの止血操作の際に熱傷による皮膚・粘膜欠損を生じるので，7〜8割の切除とする。

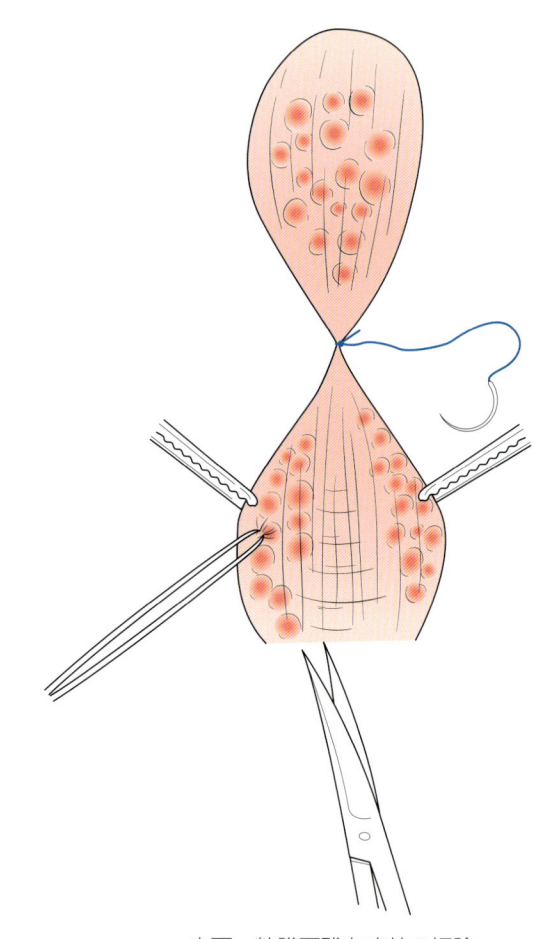

皮下，粘膜下残存痔核の切除

❸出血部の止血

　残存痔核の切除が終了してから出血部の止血を十分に行う。

　剥離面の，特に奥は半閉鎖すると隠れてしまうことになり，この時点でなくては止血操作ができないため，十分に行う。

　出血部はピンポイントに，こまめに止血する。

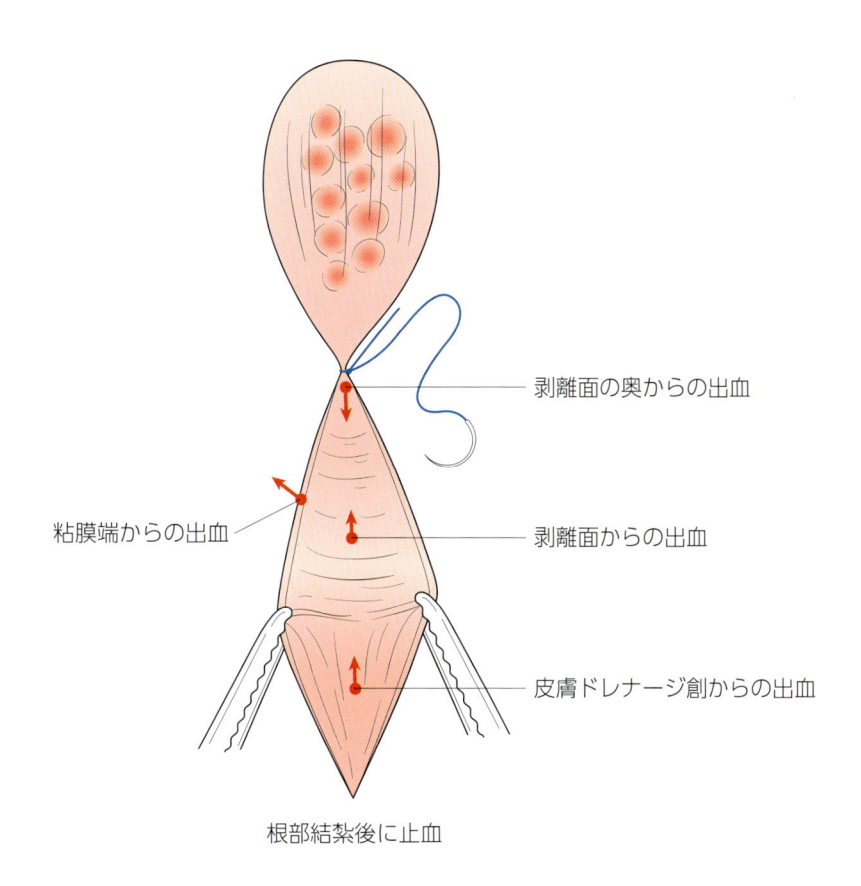

剥離面の奥からの出血

粘膜端からの出血

剥離面からの出血

皮膚ドレナージ創からの出血

根部結紮後に止血

手術時の止血のタイミング

痔核の手術は，慣れないうちは出血との戦いと言える。

手術時の止血が不十分だと後出血を生じる。あまり神経質に止血を行うと手術時間をロスするだけでなく組織の挫滅を生じ，ひいては術後の創治癒の遅れにつながる。

したがって，必要最小限度の止血を行うように心がける。

痔核の手術時における出血は，皮膚ドレナージ創からの出血，痔核を剥離する際の剥離面からの出血（例えば外括約筋，内括約筋，筋間からの出血），痔核を切除していく際の粘膜切離における切離粘膜端からの出血に大別される。

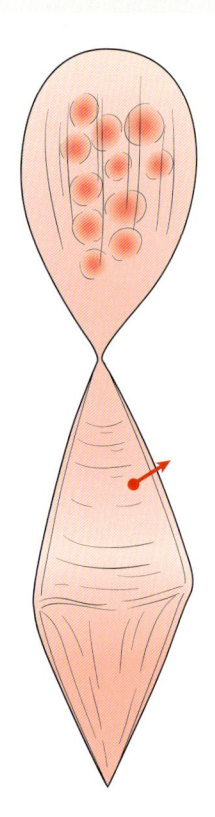

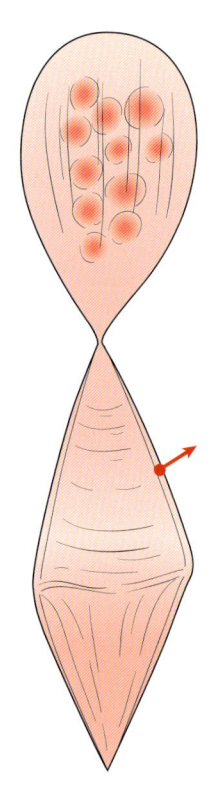

そしてドレナージ創からの出血や痔核を剥離する際の剥離面からの出血は，ほとんどが静脈性の出血であり，粘膜を切離する際の切離端からの出血は pulsation のある動脈性のものも含まれる。

いずれにせよ痔核手術の際の出血は，根部結紮を行うことで減少する。したがって各操作の段階ごとに出血部の止血を試みるのではなく，止血操作は根部結紮終了，半閉鎖の前の時点でまとめて行うようにする。

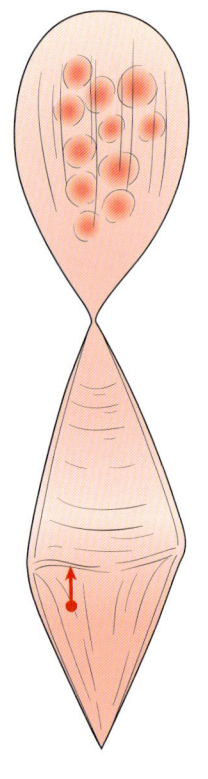

ドレナージ創からの出血　　　剥離面からの出血　　　切離粘膜端からの出血

バイポーラルによる凝固止血のコツ

　痔核手術における止血はバイポーラルによる止血を基本とする。
　バイポーラルは，止血しようとするあまり，ともすれば鑷子を出血部に押しつけて圧迫しつつ通電しがちとなる。しかし，押しつけて止血すると創面に侵襲が及び，下掘れ状に深くなり，逆に止血の効果が得られない。
　バイポーラル止血のコツは，鑷子で圧迫することなく出血部をピンポイントに優しく挟んで通電することである。

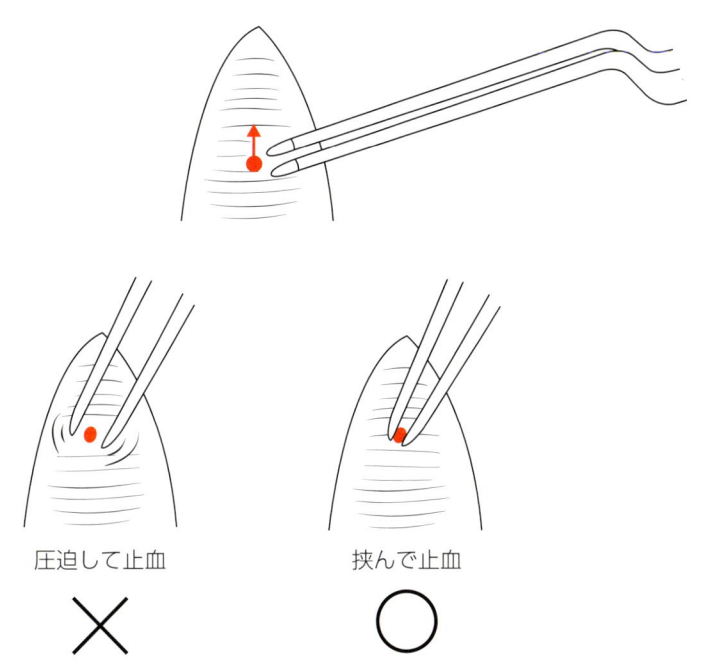

圧迫して止血　　　　挟んで止血

×　　　　　　　　○

鑷子で出血部をピンポイントに優しく挟んで，
圧迫することなく通電する。

　バイポーラルによる止血が困難な場合，例えば筋間からの動脈性出血のような場合は，合成吸収糸で縫着したりZ縫合するなどして止血を行う。

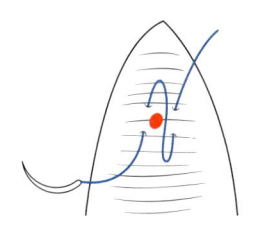

バイポーラルで止血が困難なら，
針糸のZ縫合で止血する

7）肛門縁までの半閉鎖

　根部結紮に用いた4-0ポリグリコマー縫合糸により痔核切除後の切離粘膜端を肛門縁まで連続縫合する操作にうつる。

❶連続縫合の第一針

　根部結紮した痔核組織を垂直上方に牽引する。
　このことで連続縫合部の第一針目が容易に根部近くに深くかけることができ，深くかけることで同部は支持の最初の起点となる。
　一針かけた糸はインターロックし，根部結紮と第一針の刺入部との間の部分の止血を十分にする。
　糸が弛まないように内側に助手に牽引させ，縫合の際の視野を得る。

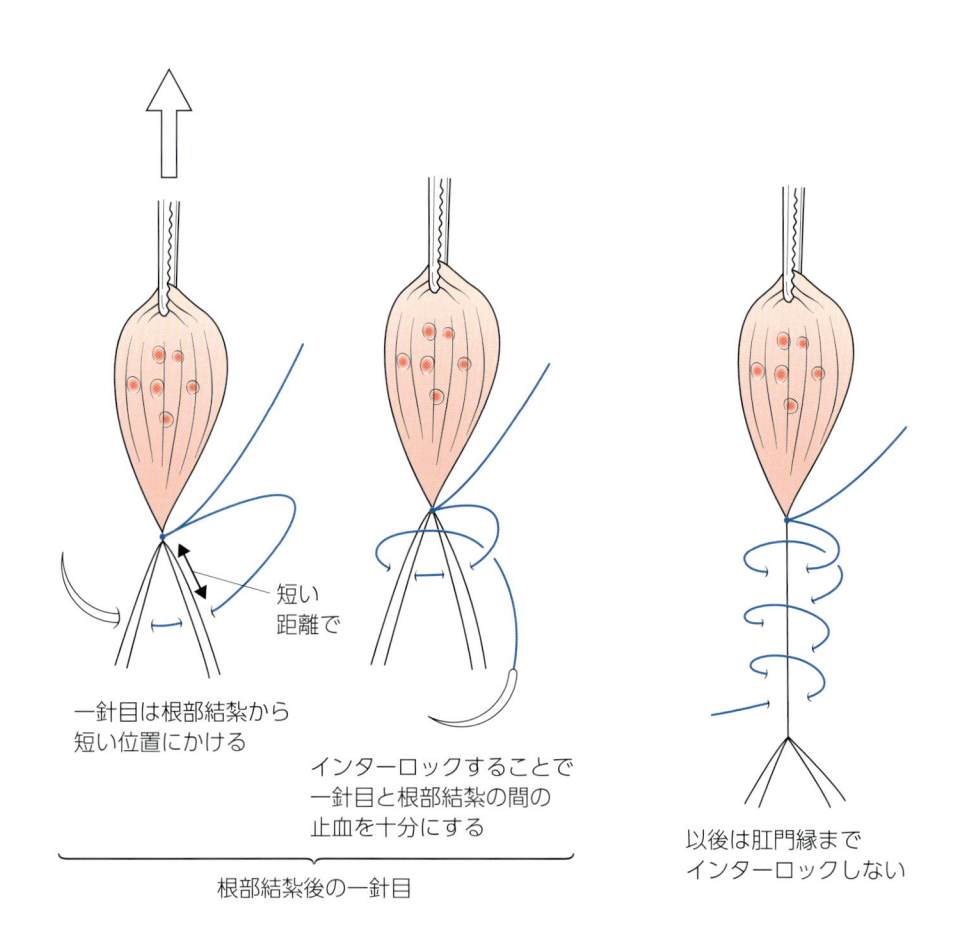

短い距離で

一針目は根部結紮から短い位置にかける

インターロックすることで一針目と根部結紮の間の止血を十分にする

根部結紮後の一針目

以後は肛門縁までインターロックしない

❷連続縫合の実際

連続縫合の際の 4-0 ポリグリコマー縫合糸の針は，底部である内括約筋には一切かけない。

縫い代も，あまり広くとらないようにする。

ただし止血を十分にするために，また縫合不全を防ぐために粘膜だけでなく粘膜下層を含み，全層にかけるように行う。

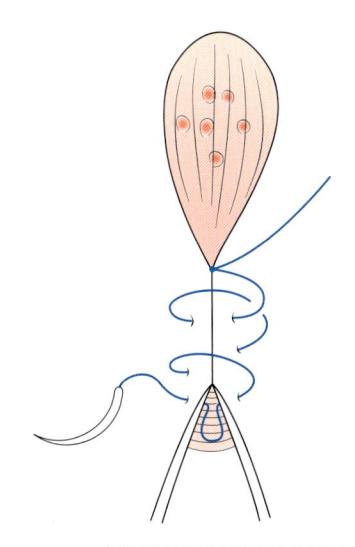

・内括約筋には針をかけない
・左右粘膜端の全層にかける
・縫い代は広くとらない

そして，左右粘膜端が均等に縫合できるように留意しつつ行う。

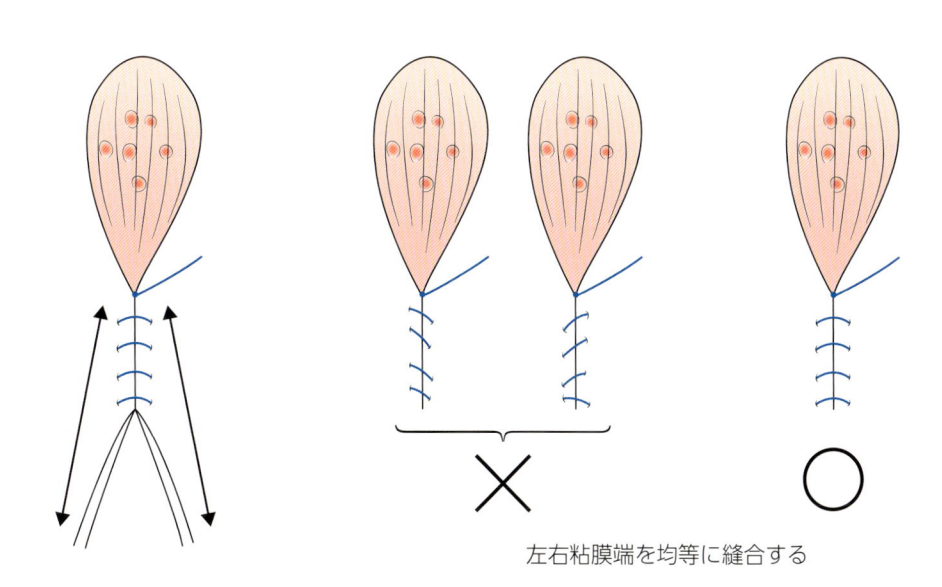

× 　　○

左右粘膜端を均等に縫合する

❸糸の牽引方向

　縫合していく際の糸の牽引方向も重要である。

　通常は，糸の牽引は一針縫合するたびに外側に牽引して左右粘膜端を十分に寄せる。

　次いで内側に牽引することで縦方向，つまり根部へ寄せる。

　糸は縫合が終了するまでは弛まないように助手に牽引させる。ただし，糸の絞め具合は術者がそのたびに確認する。

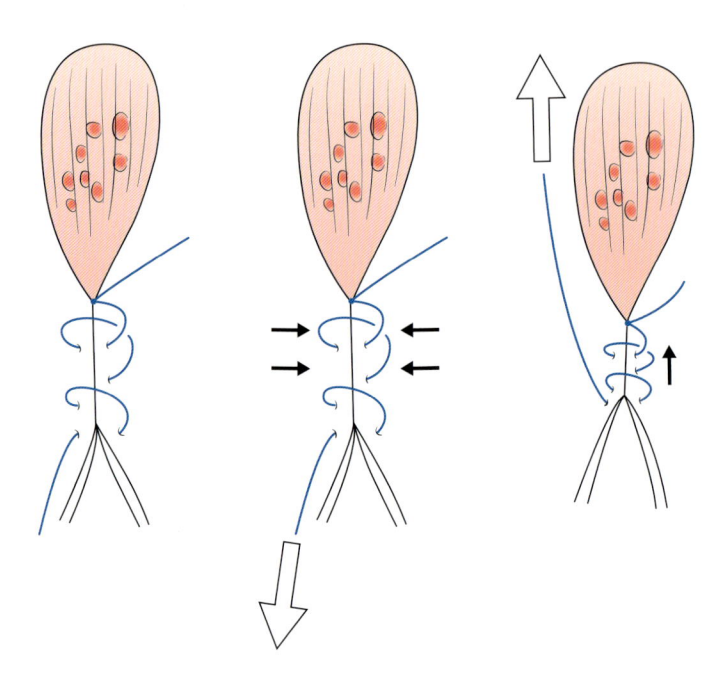

一針縫合するたびに外側に牽引して左右粘膜端を十分に寄せる。
次いで内側に牽引することで縦方向，つまり根部へ寄せる。

縫合の際の様々な工夫

　左右粘膜端を寄せる際，左右どちらかの粘膜が弱く千切れそうならば，その千切れそうな方向に糸の牽引を行う。

　また，粘膜の一部が弱く針糸をかけるのが困難な場合は，その部分の縫合は後回しにして，その前後の針糸を，しっかりとかけられる部位で粘膜縫合を行う。いったん縫合が終了し，術野が確保された時点で縫合部位を調べ，脆弱部の追加縫合を行う。

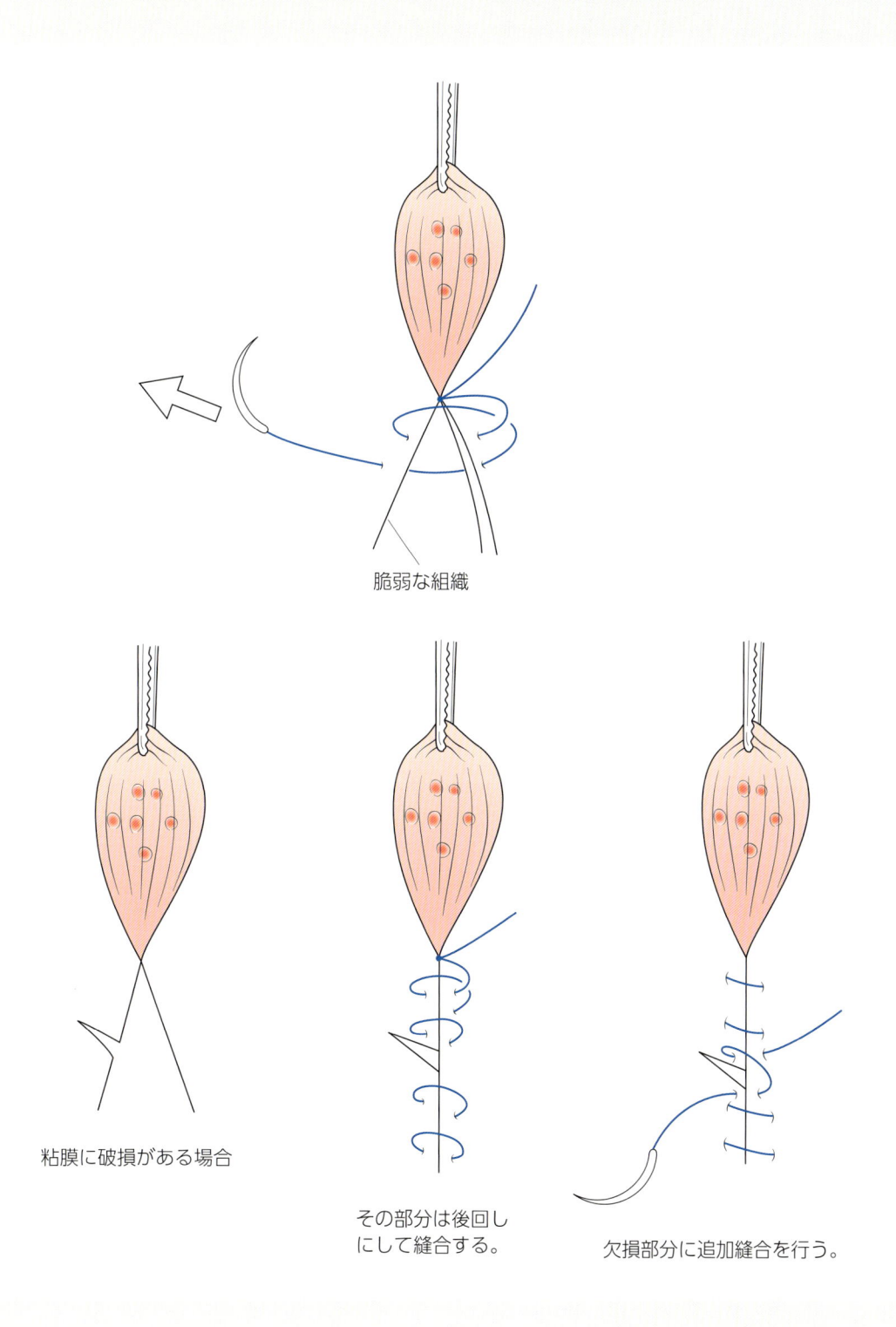

脆弱な組織

粘膜に破損がある場合

その部分は後回しにして縫合する。

欠損部分に追加縫合を行う。

❹連続縫合の結紮と皮膚ドレナージ創の確認

　最後の一針は肛門縁を越えて皮膚にかける。ただし，創底部にはかけない。

　皮膚に一針かけることで，縫合がしっかりとし，半閉鎖の哆開を防ぐことができる。

　縫合終了後の結紮は連続縫合であるため，一方は一本，他方は二本の糸による結紮となるが，その結紮の強さの加減が重要である。

　二本の糸のどちらかを強く牽引しつつ縫合することで，根部へ縫合端を集合させることも可能である。

　しかし，不自然な根部への引き込みは創の形はきれいであっても人工的な不自然なものであり，そのため術後の肛門の柔らかさを阻害し，不定愁訴の原因となりやすい。

　連続縫合の最終の結紮は糸を緩め，あるがままの自然な位置で結紮を行うようにする。

　結紮が終了したら結紮糸を内側に牽引し，皮膚ドレナージ創の確認を行い，ドレナージ創が十分でない場合，余剰部分を鋏にて切除する。

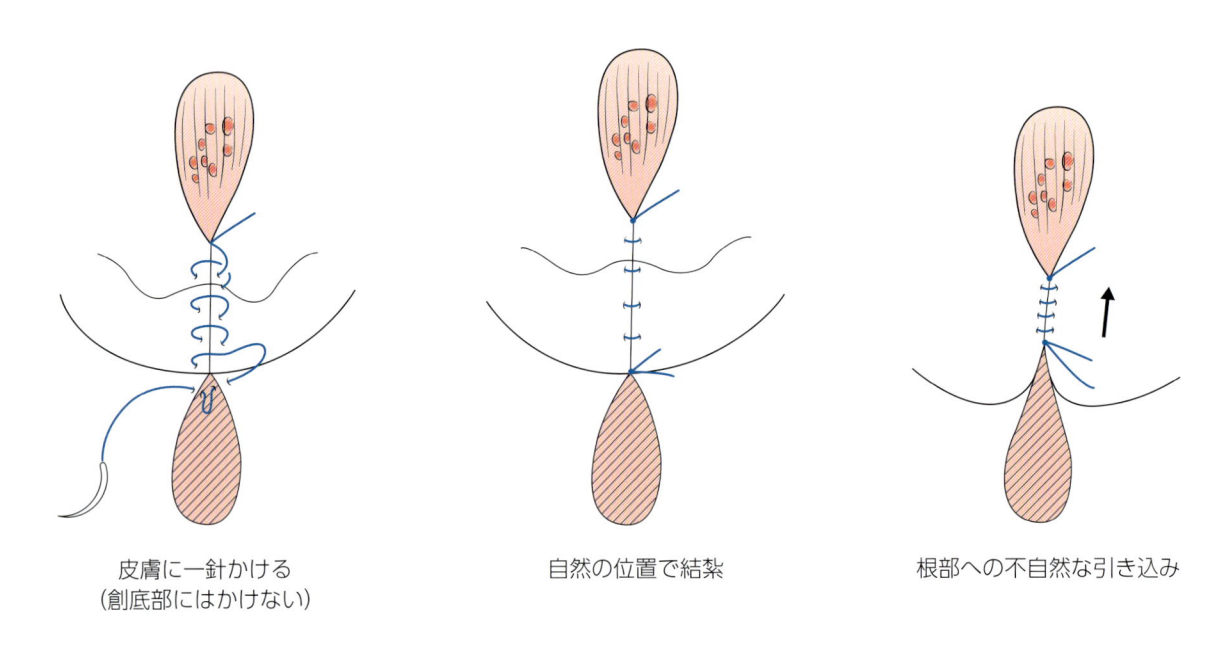

皮膚に一針かける
（創底部にはかけない）　　　自然の位置で結紮　　　根部への不自然な引き込み

8）痔核切除

　結紮終了後，痔核を切除する。その前に今一度縫合部を確認し，不完全な部はZ縫合などの追加縫合を行う。

　根部結紮部の痔核が巨大な場合は，安全のためゴム輪結紮器にて根部をゴム輪結紮する。

3 他の主痔核の手術操作

一つの痔核切除が済んだ段階で，次の痔核の切除にうつる。

1）ひとつの痔核切除が終了するごとに視診にてチェックを

一つの痔核の手術が終わるたびに，肛門内に指診を行って狭窄の有無を確認し，以下の痔核切除，半閉鎖の参考とする。

つまり一カ所の痔核を幅広く切除し，他の主痔核を同様に切除すると狭窄を生じそうなら，次の痔核は狭めに切除する。すべての痔核を同一の深さまで切除すると根部結紮部で三角形の狭窄をきたしてしまう。一つの痔核を十分に奥まで追いかけて切除した場合，他の痔核は浅くするなどの加減をする。

縫合に関しても同様に狭窄を生じそうな場合は，すべてを肛門縁までの連続縫合としないで途中での閉鎖にとどめる。

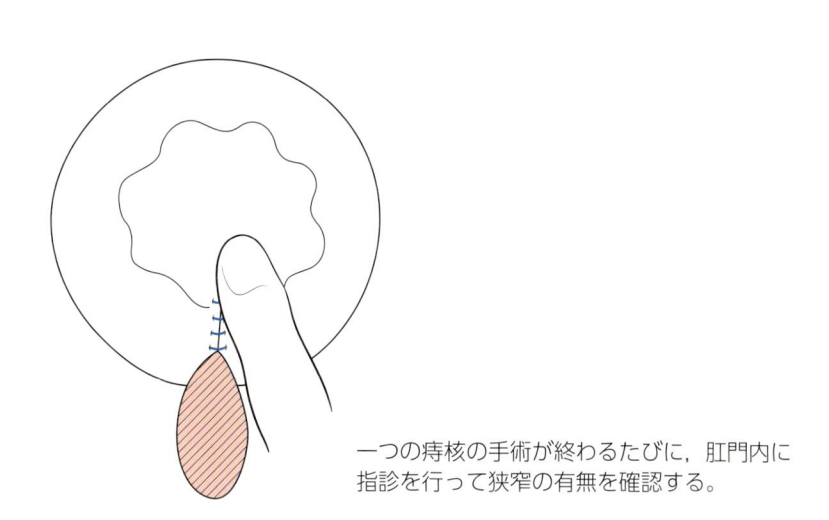

一つの痔核の手術が終わるたびに，肛門内に指診を行って狭窄の有無を確認する。

2）前方の痔核に注意

　痔核の部位では前方のものに注意する。
　会陰部に近い部位の出血は止血が困難であるため，切除の際に肛門前方の痔核は深く追わない。
　縫合の際も肛門前方の創の縫合は他部位のものと同程度まで行うと狭窄を生じやすいので心持ち少なめに，つまり肛門上皮の中頃までの縫合でとどめるようにする。
　また，ドレナージ不足となり術後に腫脹をきたしやすいので，他部位より大きめのドレナージ創とする。

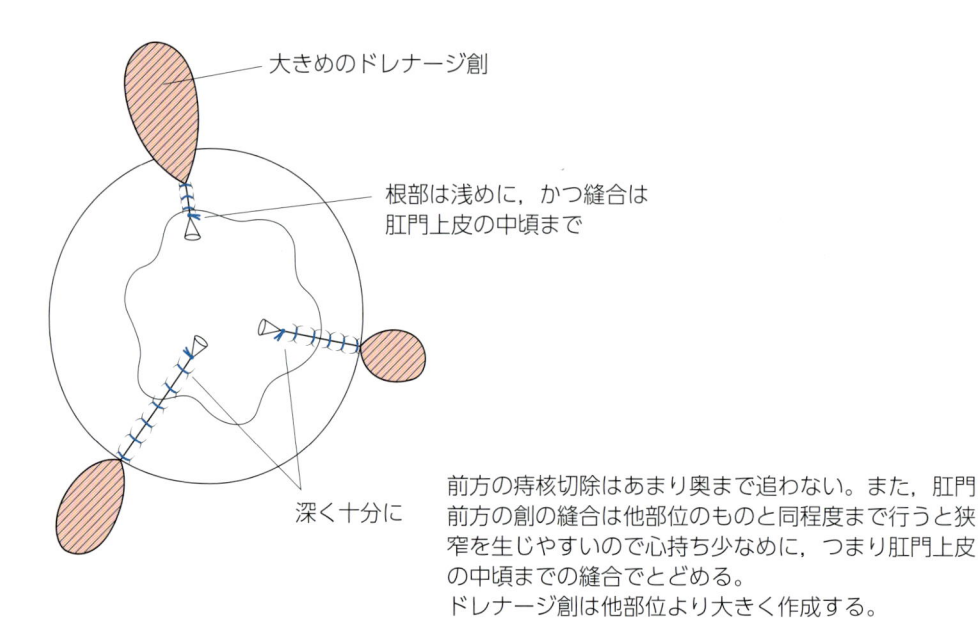

大きめのドレナージ創

根部は浅めに，かつ縫合は肛門上皮の中頃まで

深く十分に

前方の痔核切除はあまり奥まで追わない。また，肛門前方の創の縫合は他部位のものと同程度まで行うと狭窄を生じやすいので心持ち少なめに，つまり肛門上皮の中頃までの縫合でとどめる。
ドレナージ創は他部位より大きく作成する。

3）切除するのは3カ所が理想

　主痔核は3, 7, 11時に存在するのが通常だが，そのうちの一つを小さいからといって切除しないと，腫脹をきたし愁訴の原因となることがある。

　3カ所の傷であれば，その間に腫脹をきたさなくて済み，最もバランスの良い傷の位置といえる。

　また，結紮切除術の半閉鎖術の効果は単に痔核を切除するだけではなく切除創を半閉鎖し，その肛門管に縦に配列された縫合創が周囲の脱出を防ぐ効果がある。

　その点からも，肛門管全体の脱出を防ぎ支える縦方向の術後創は3カ所とするのが効果的である。

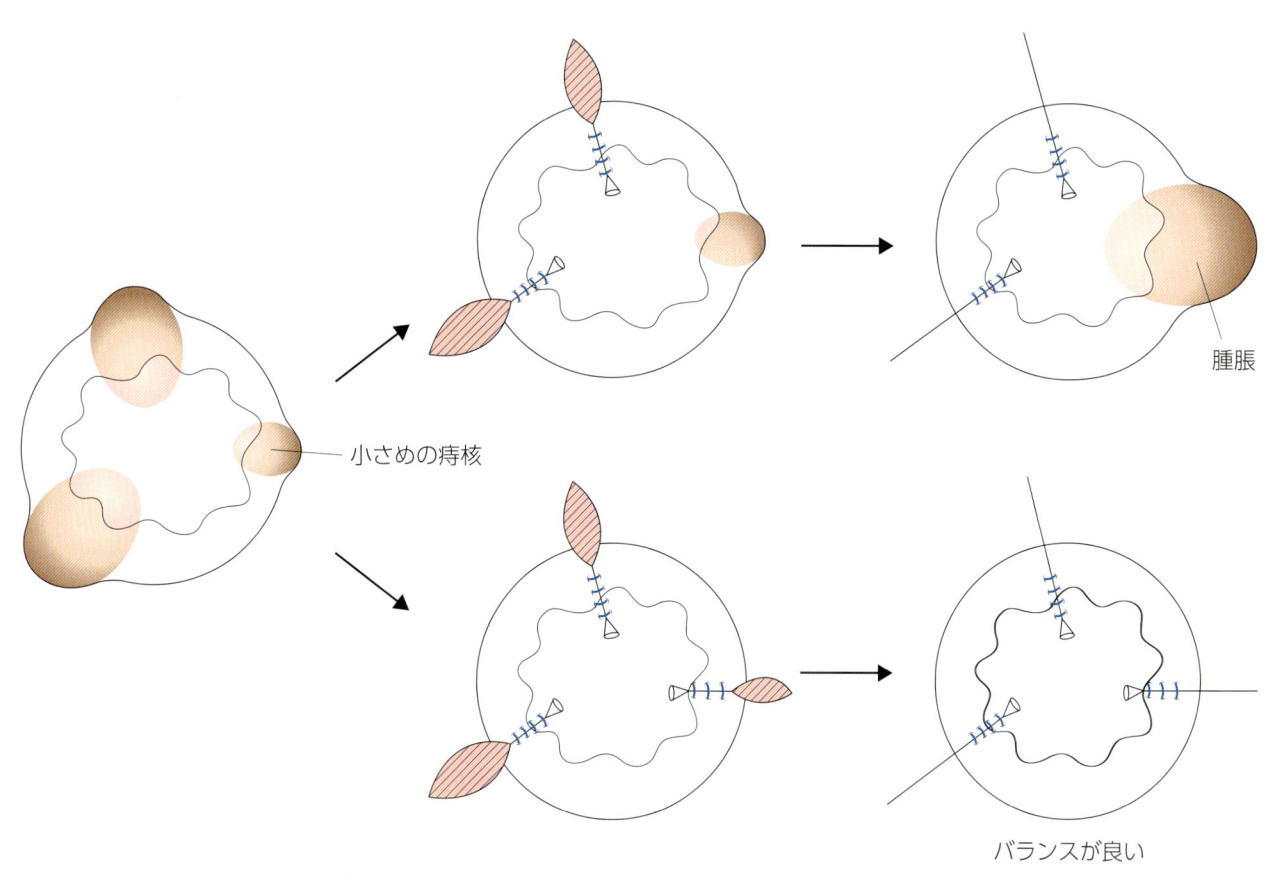

3カ所の傷であれば，その間に腫脹をきたさなくて済み，最もバランスの良い傷の位置といえる。

4）隣り合わせた痔核の処理に注意

　切除デザインを行う上で問題となるのは，主痔核と副痔核が隣り合わせて存在する場合である。

　隣り合わせた痔核の切除は，切除幅が大きくなりすぎるため両痔核に切り込んで，まとめて一つの結紮切除術で行うようデザインしがちである。

　隣り合って密に存在している場合はそれでも良いが，隣り合っていても痔核と痔核の間に正常な肛門上皮，粘膜部分を介在している場合は，一つの結紮切除術で行うのは，かえってその部分を犠牲にして肛門上皮への侵襲は大きくなってしまう。

　したがって，手間がかかっても別個の独立した痔核として各々の結紮切除術を行うのが肛門上皮温存のためには好ましい。

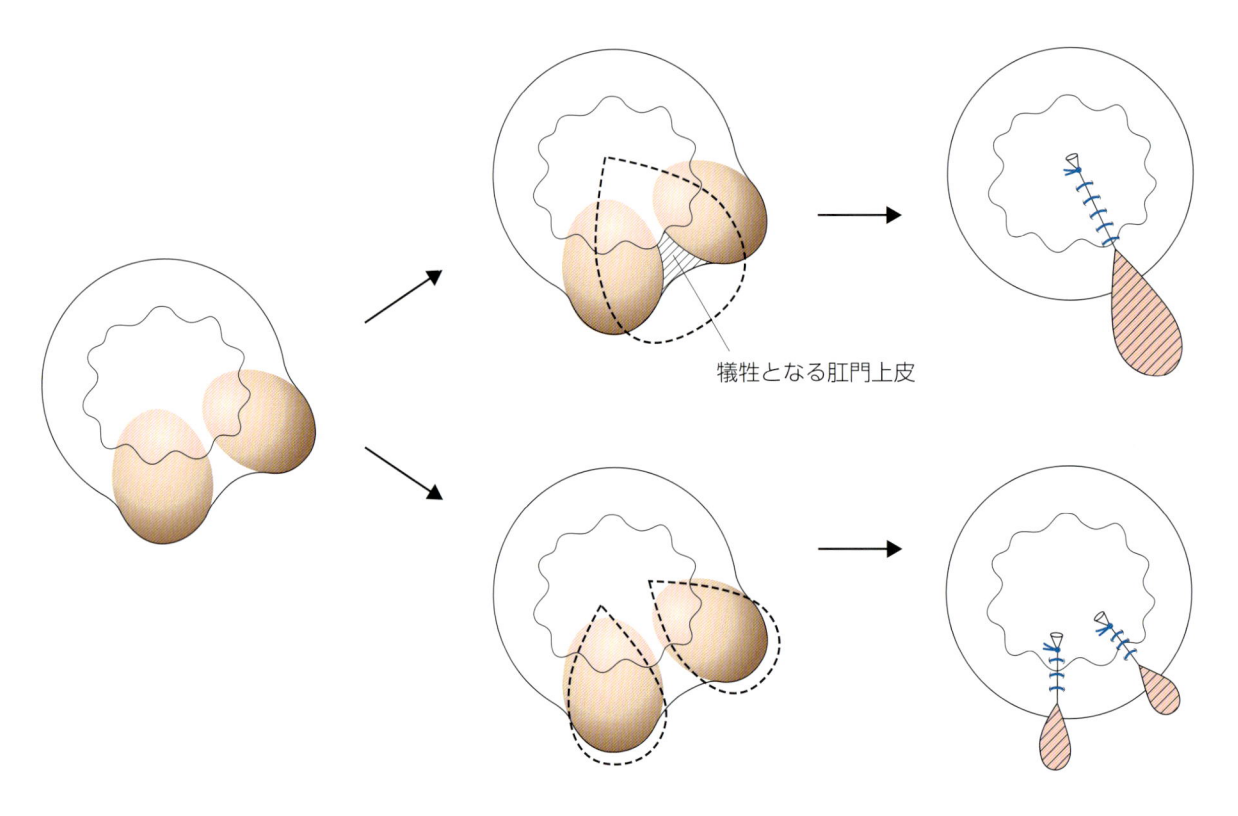

犠牲となる肛門上皮

隣り合っていても，間に正常な肛門上皮，粘膜部分を介在している場合は，一つの結紮切除術で行うのは，かえってその部分を犠牲にして肛門上皮への侵襲は大きくなってしまう。

4 副痔核の切除

主痔核を3〜4カ所切除しても，間に副痔核が残存することが多い。
副痔核は，大きな痔核処理が終了してから，どうするか考える。

1）副痔核か，内痔核単独か，外痔核単独か，内外痔核かによって処理法を変える

術後腫脹のないきれいな肛門とするために，副痔核も可能な限り主痔核と同じように処理するのが理想である。

しかし，手術に慣れないうちは主痔核と同様の手術では侵襲が大きくなりすぎて狭窄をきたす原因となるため，痔核の構成によって処理を変えるようにする。

主に内痔核だけ存在するならば，ゴム輪結紮器を用いたり，ペアン鉗子で把持の後に絹糸による結紮を行う。

そして内外痔核や外痔核なら，浅い結紮切除術を行う。

2）副痔核への痔核粘膜下切除を主とした結紮切除術

　まず皮下に十分な局麻剤を浸潤させ大きくバルーンアップさせた後に，ドレナージ創作成の皮膚切開を可及的に幅狭く長く行う．

　次いで皮膚切開部先端をペアン鉗子で把持し，これを挙上，牽引しつつ痔核組織を覆う皮膚，肛門上皮，粘膜を肛門縁から歯状線をやや越える部位まで鋏で剥離する．

　剥離された粘膜弁に根部結紮を歯状線部やや奥で行い，次いで痔核の切除を皮膚ドレナージ創や粘膜剥離面から undermine するよう行う．

　止血を十分に行った後，肛門縁を越え1～2針皮膚にかけるまで半閉鎖を行い，自然な位置で結紮する．

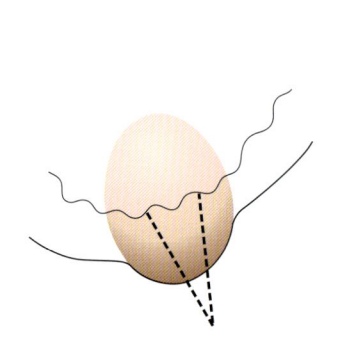

狭いが奥行きのある皮膚切開を加える．

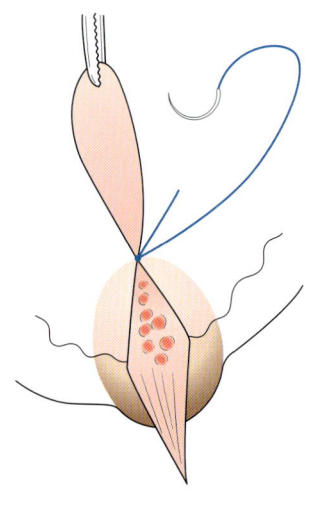

歯状線を越える皮膚までの粘膜弁を作成し，根部結紮する．

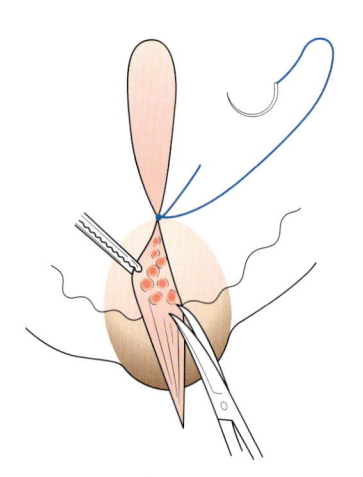

創から十分に粘膜下，皮下，口側の痔核の切除を行う．その後，凝固止血する．

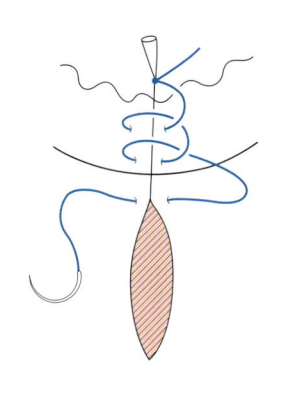

止血を十分に行った後，肛門縁を越え1～2針皮膚にかけるまで半閉鎖を行い，自然な位置で結紮する．

5 創の点検：ドレナージが十分か，牽引するテープを完全に緩めてから確認を

最終的に臀部を牽引していた絆創膏を緩め，ドレナージ創の大きさが十分か，創の点検を行う。

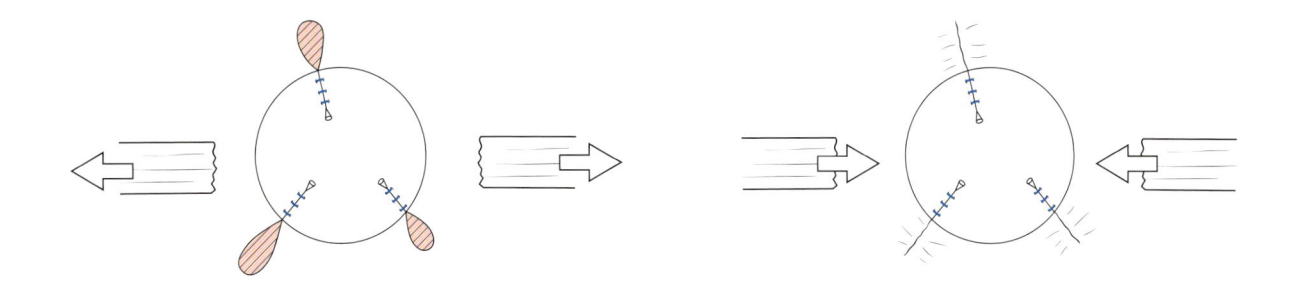

絆創膏で牽引している際に十分であるように見えたドレナージ創も，絆創膏を緩めて確認するとドレナージ不足であることが多い。

ドレナージ不足は術後腫脹，疼痛の原因や skin tag 形成の原因となる。絆創膏を緩めても皮膚創が開放創として確認できるか，創の幅と縦方向のドレナージが十分かを確認する。

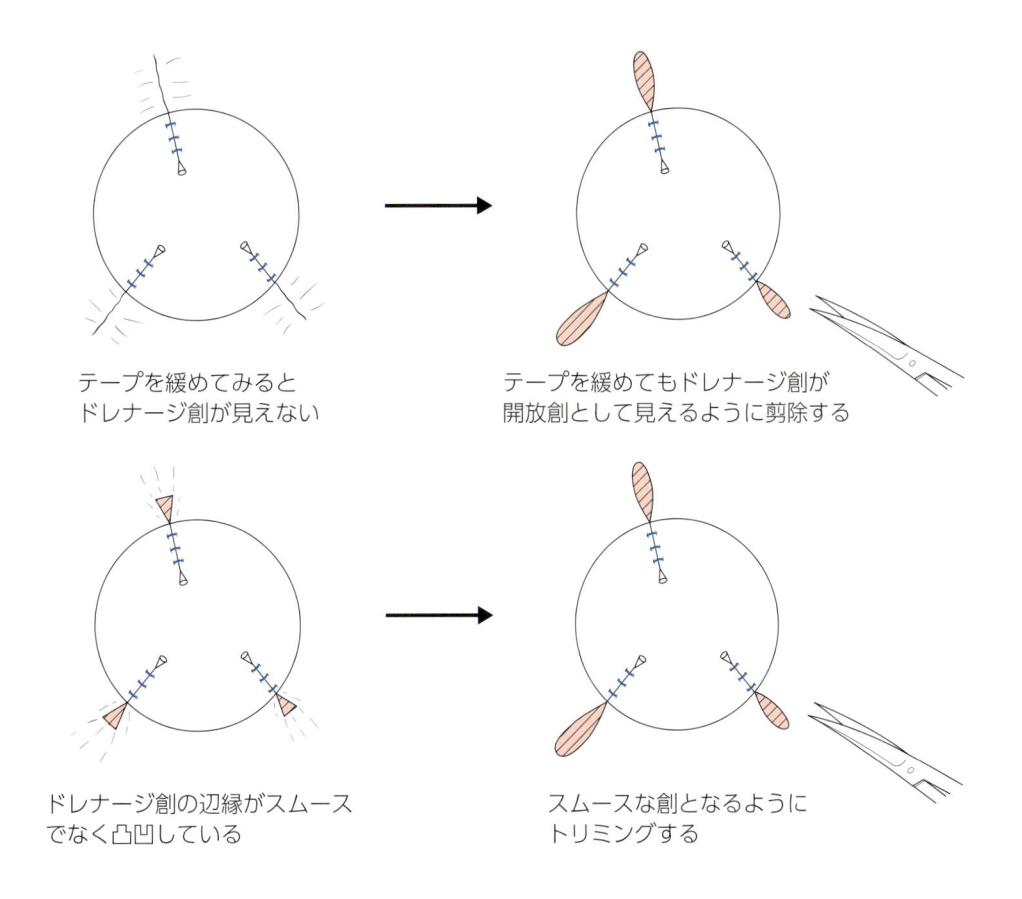

テープを緩めてみると
ドレナージ創が見えない

テープを緩めてもドレナージ創が
開放創として見えるように剪除する

ドレナージ創の辺縁がスムース
でなく凸凹している

スムースな創となるように
トリミングする

次に，ドレナージ創の辺縁がスムースかのチェックを行う．辺縁がスムースでなく凸凹していると skin tag を形成するため，スムースになるようトリミングを行う．
　また，切除創辺縁が浮いている場合も術後腫脹や skin tag の原因となるため，浮いている皮膚，肛門上皮部を自然の位置で針付き 5-0 マクソンで創の底部へ固定する．
　その際，ともすれば弛んだ部分を肛門管内に引き込んで固定しがちであるが，見た目はきれいでも正常な皮膚が肛門管内に送り込まれた不自然な肛門であり，術後，硬い肛門となりやすいので注意する．

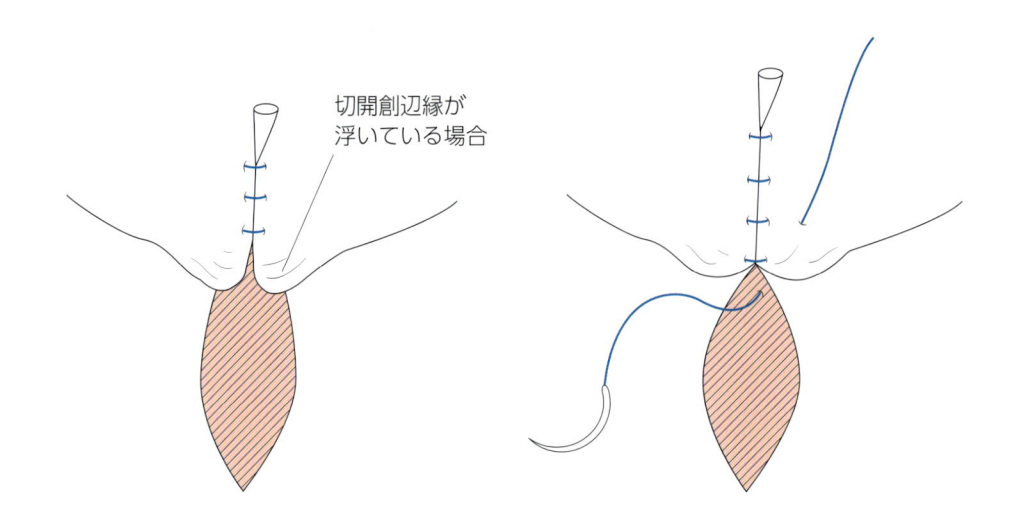

切開創辺縁が浮いている場合

切除創のトリミングの必要性

　切除創はドレナージが効くように切り整えること，つまりトリミングが重要である．
　切りっぱなしのままだと辺縁の皮膚のたるみが残り，不快感の原因となる．
　また，切除辺縁が術後早期に癒着してドレナージを障害したり，狭窄の原因となることもある．
　ドレナージが効かないと汚物が創底部に滞るため，創縁の炎症性浮腫が起こり，その結果，ますます汚物がたまることとなり，その刺激で疼痛が強くなり，治癒を妨げることとなる．
　結果として肛門管内に難治性肉芽を残し，再手術を要することもある．
　トリミングが理想的に行なわれれば，術後の管理は楽であり，ある意味，放っておいても自然と治る．

6 終了

　肛門内に鎮痛用の坐剤を挿入する。
　止血のために肛門内へのガーゼの挿入は術後，麻酔が覚めてからの内括約筋の痙攣により疼痛の原因となったり，ガーゼ抜去時の強度な疼痛や出血の原因となるので行わない。
　皮膚創にはオキシセルは刺激となるので，ソーブサン（オキシセルガーゼ）を当て，その上からバラガーゼを当てる。

Ⅲ こんな時，どうするか

1 痔核が大きすぎ全周にわたるようだ

　全周性に見える痔核でも，よく観察すると大きな痔核3～4カ所と，その間に存在する中もしくは小の痔核から構成されている。
　連続している痔核であっても間を残存させるようにして手術を行うことは可能である。ひとつの痔核に対して痔核部分をすべて切除することなく，中心部分を切除し，残存痔核は粘膜下切除とする。

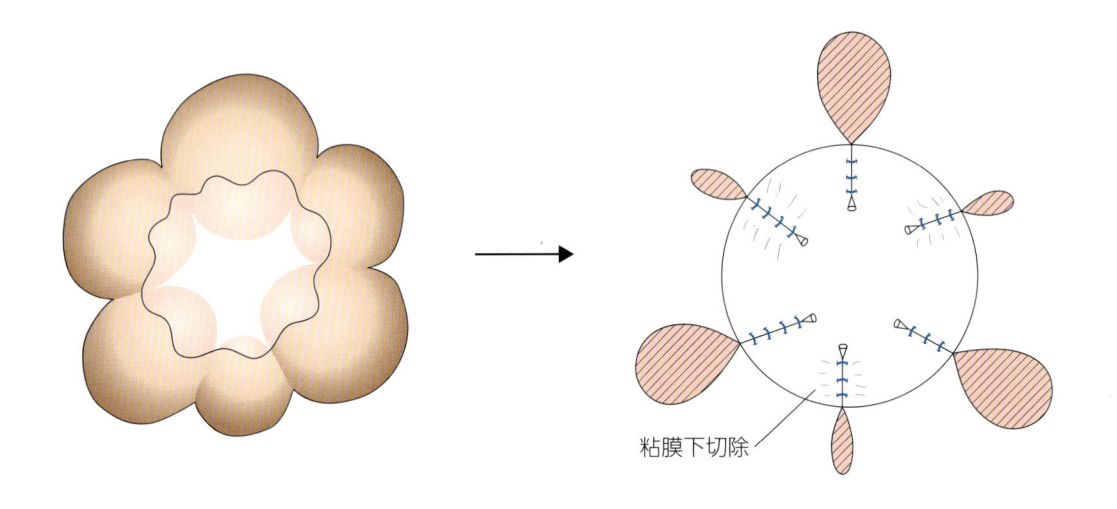

粘膜下切除

　手術に慣れないうちは大きな痔核の3～4カ所の結紮切除半閉鎖にとどめ，その創が治癒してから残存した痔核の処理を二期的に行うのが実際的である。
　手術に慣れるにしたがい，一期的に全痔核の切除を試みるようにする。
　全周性の脱肛の場合，合計で6カ所以上の結紮切除半閉鎖を行うのはよく経験する。

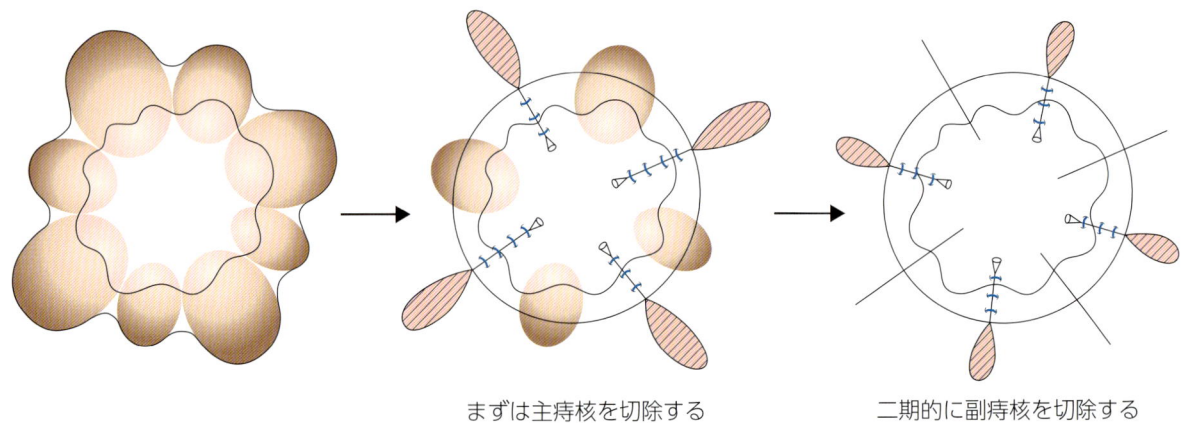

まずは主痔核を切除する　　　二期的に副痔核を切除する

2 痔核が残存してしまった

痔核の残存は，痔核の切除創と創の間に存在する場合と，切除創に隣接して存在する場合とがある。

1）創と創の間に存在する場合

残存痔核が内痔核単独であるなら結紮をする。
ゴム輪結紮器の使用が可能なほどの大きさのものならゴム輪結紮器で結紮する。
痔核がそれほど大きくなければペアン鉗子ではさんだ後に絹糸にて結紮する。
内痔核だけでなく外痔核を伴う場合は狭く半閉鎖術式を行う。
ともすれば内外痔核部分を切除後，粘膜皮膚縫合を行うことで創の間を確保しがちである。

内痔核の絹糸結紮

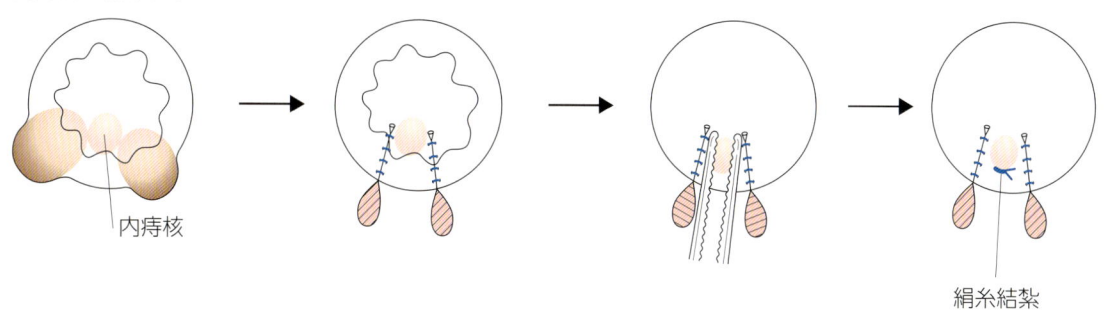

内痔核

絹糸結紮

内外痔核では狭く半閉鎖する

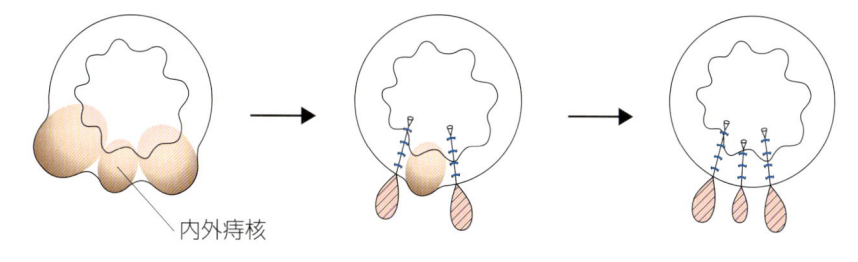

内外痔核

しかし，肛門管に輪状に配列される創は短いものであっても避けるべきである。
術後の日々の排便により負担がかかり，縫合部口側の粘膜部に発赤，出血を生じやすい。
やむを得ず行う場合は，粘膜皮膚縫合部が根部結紮と同一レベルに配列されると根部結紮部位において狭窄を生じるので，同一レベルにならないように留意する。

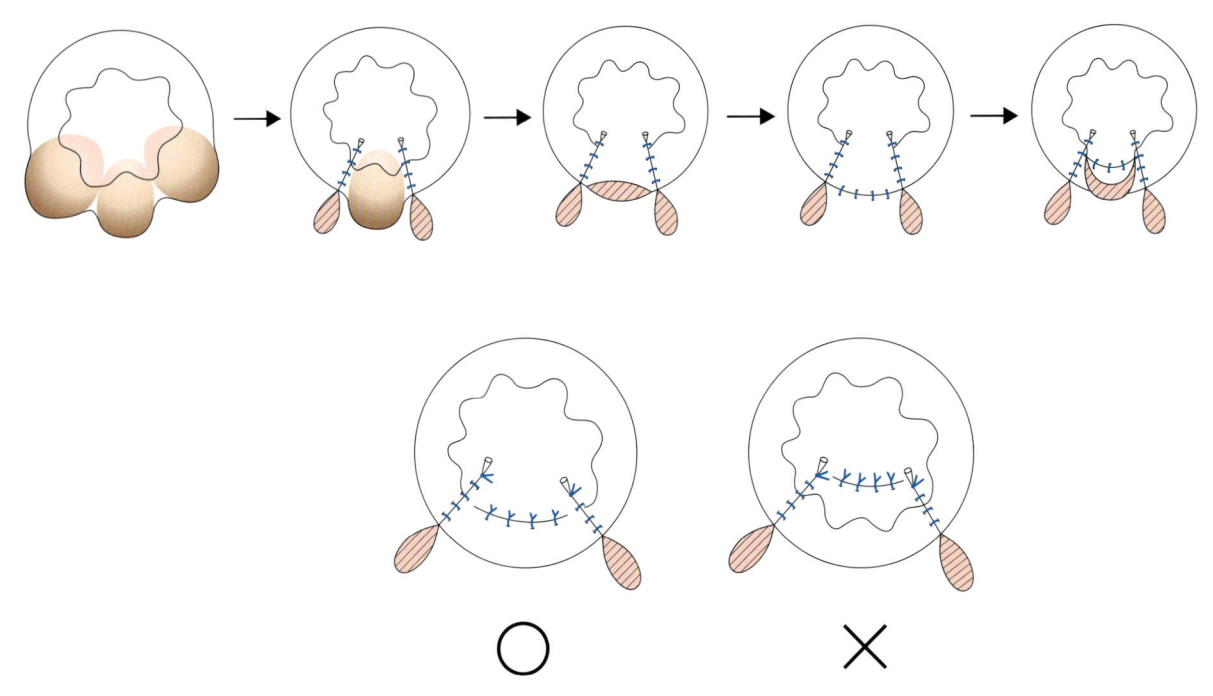

粘膜皮膚縫合部が根部結紮と同一レベルに配列されると根部結紮部位において狭窄を生じるので，同一レベルにならないように留意する。

2）切除創に隣接して存在する場合

半閉鎖術式に多く見られる。
半閉鎖術式では粘膜切除幅の狭めの際に，後の縫合操作を考えて痔核に切り込んだ切除を行うことが多い。そのため，ときに痔核が大きいと縫合部の脇に痔核の残存が生じることがある。
手術時に粘膜下に痔核切除を十分に行ったりバイポーラルで焼灼することが肝要であるが，残存した際にはペアン鉗子で残存痔核部を把持し，その根部を絹糸にて結紮術を行う。

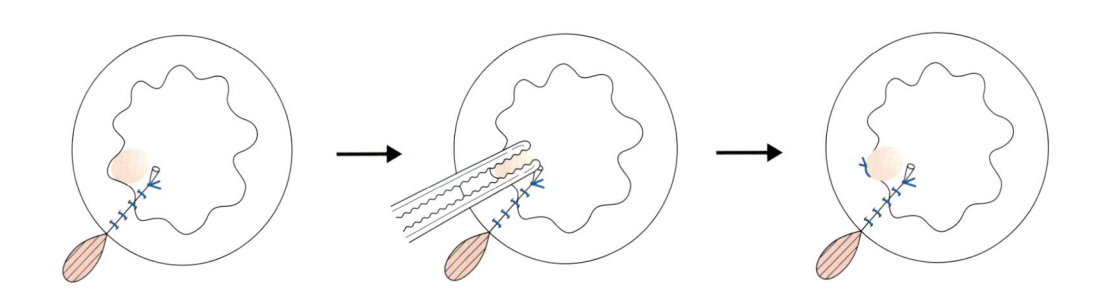

70

3 切除後に狭窄がある

手術により生じた狭窄と，術前より存在している内括筋の硬化による狭窄がある。

1）手術により生じた狭窄

手術により生じた狭窄には高位のものと低位のもの，つまり根部結紮したところの粘膜部位の狭窄と，肛門上皮部の狭窄，そして皮膚部位の狭窄がある。

❶根部結紮部位の狭窄

根部結紮したところの粘膜の部位の狭窄は，痔核根部結紮が同一の高さで行われた結果である。

処置としては1カ所の根部結紮を外し，根部結紮の高さを変えるようにする。

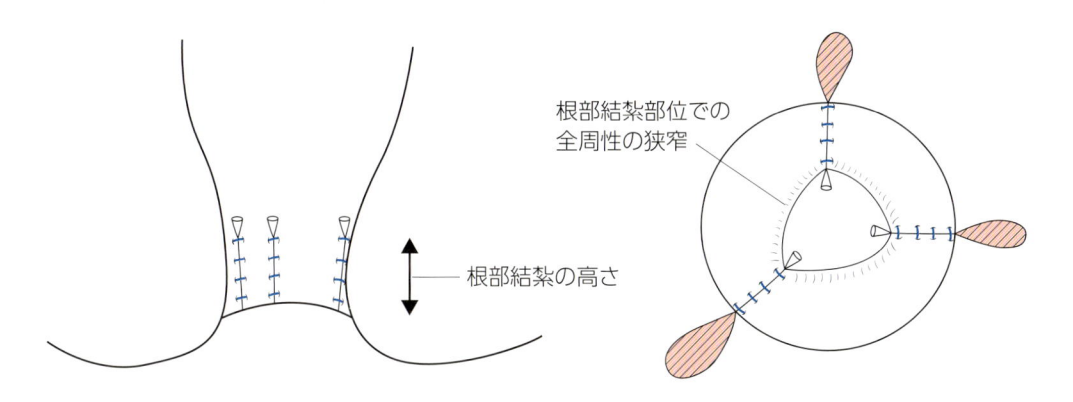

根部結紮部位での全周性の狭窄

根部結紮の高さ

根部結紮を同じ高さで行うと狭窄を生じる。

❷肛門上皮部の狭窄

　肛門上皮部の狭窄は，指診することで LE と LE の間に横に走る索状の狭窄として触診できる。

　処置としては索状部に縦に切開を加え，索状の連続性を一旦遮断する。そして狭窄部の緊張をとった上で創を横に2～3針，5-0マクソンで縫合する。

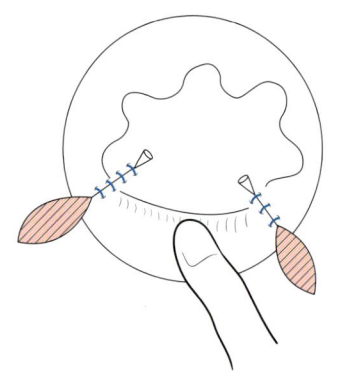

肛門上皮部の狭窄は指診することで
横に走る索状の狭窄として触診できる。

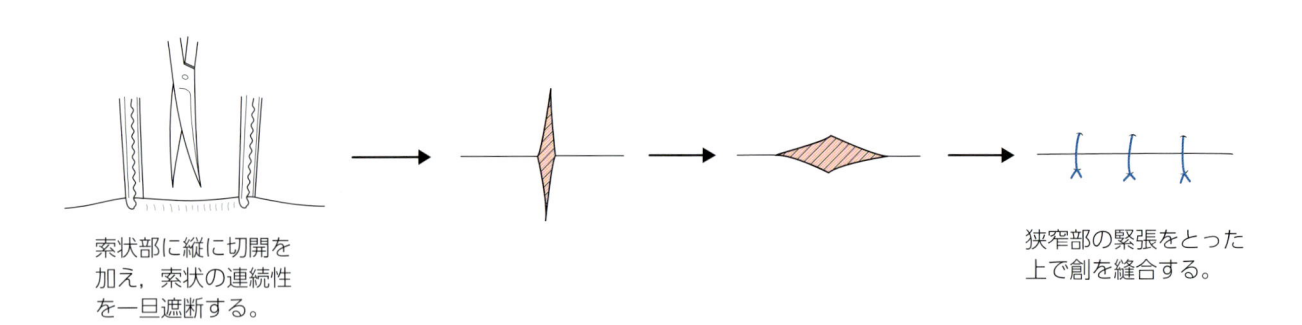

索状部に縦に切開を加え，索状の連続性を一旦遮断する。

狭窄部の緊張をとった上で創を縫合する。

❸皮膚部の狭窄

皮膚部の狭窄は，連続縫合の最後の結紮部に生じた狭窄で，創縁に横に走る狭窄を指診し得る。創縁の左右1カ所いずれかに切離を加えて狭窄解除する。

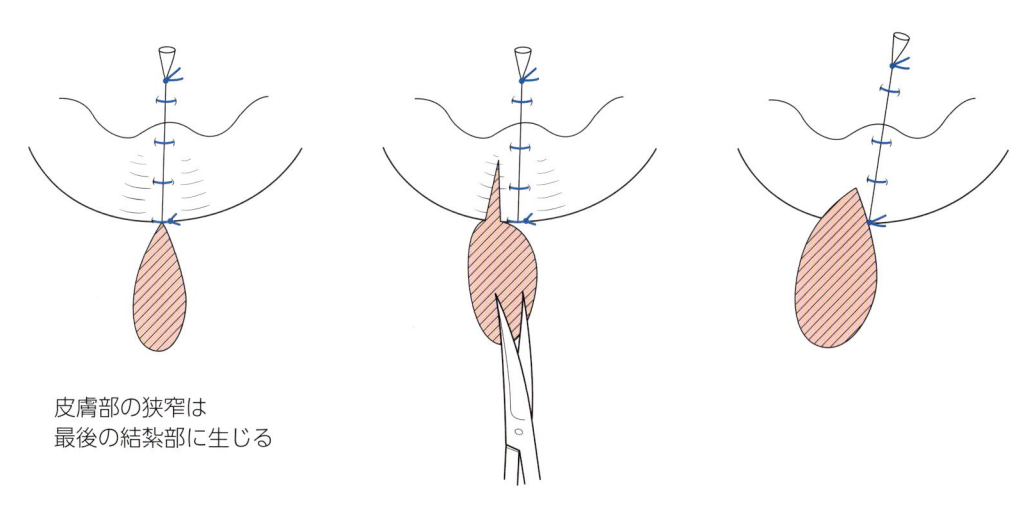

皮膚部の狭窄は
最後の結紮部に生じる

創縁の左右1カ所に
切離を加えて狭窄解除する

2）術前より存在する狭窄

❶ LSIS

　裂肛の手術の際に行う方法である（裂肛の項参照）。Stretchingより効果が期待できるが、術前に行うと止血操作で時間をとられるので不便である。

　また、痔核切除創が3カ所以上となると、創と創の間に行うために、その適切な位置を探すのが難しく、施行部位を得るのに困難な場合がある。

❷ open myotomy

　1カ所の結紮切除が終了した時点で皮膚ドレナージ創から行う。有柄肛門鏡で十分に肛門を伸展させ、切開する括約筋を緊張させた後に痔核切除創において括約筋の切開を行う。括約筋を緊張させた状態でメス切開を行うと、狭窄の解除の度合いも容易に把握でき、必要最小限の深さの切開で、十分な拡張を得ることができる。

　括約筋を切開することで屋根として存在する半閉鎖部分がテント状に浮く場合は、ドレナージを良い形とするために浮いた部分を5-0マクソンで創底部に縫着固定する。

　Open myotomyは、括約筋を切開し開放創とするために、術後、その部位で難治創を形成したり瘢痕形成を生じやすく、術後の不定愁訴の原因となりやすい。

　狭窄解除の第一選択はLSISであり、LSISが不可の場合にopen myotomyを行う。

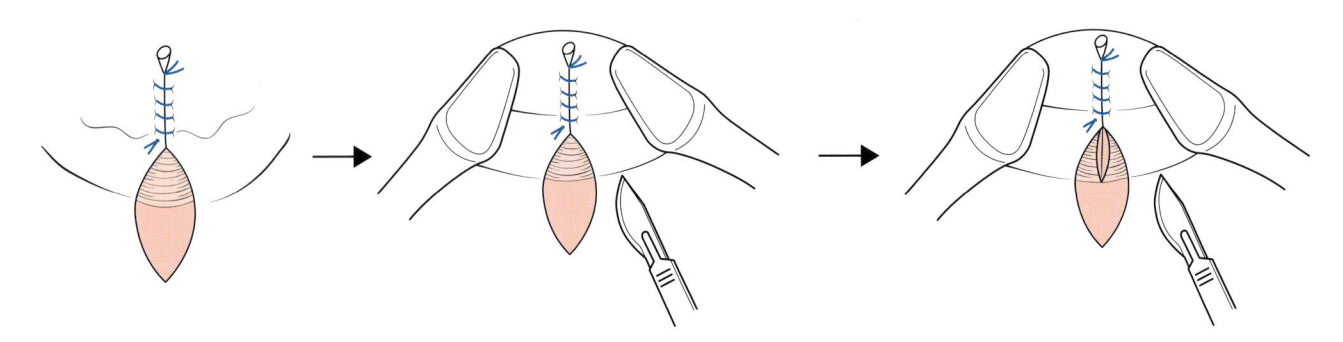

有柄肛門鏡で十分に肛門を伸展させ、切開する括約筋を緊張させる。

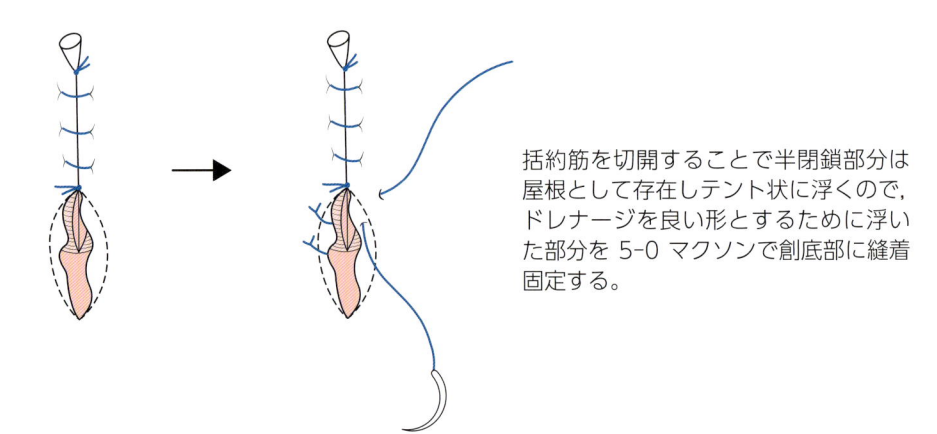

括約筋を切開することで半閉鎖部分は屋根として存在しテント状に浮くので、ドレナージを良い形とするために浮いた部分を5-0マクソンで創底部に縫着固定する。

4 出血が止まらない

1）半閉鎖した部位の下からの出血

　半閉鎖部と，その底部である内括約筋間のスペースを空けて出血部位を確認し，バイポーラルを用いて止血を試みる。
　それでも出血が止まらない場合はカットグットで粘膜に腸管走行に沿った半閉鎖部を中心としたZ縫合を行い，内括約筋へ縫着する。

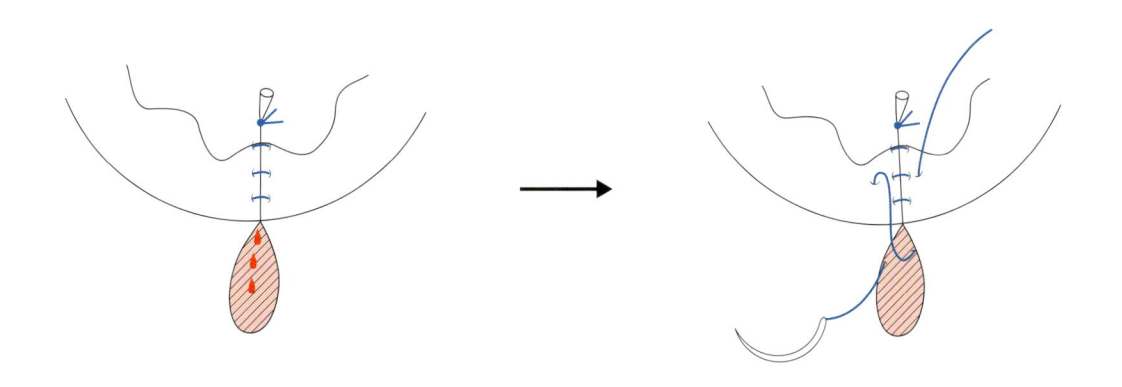

2）根部結紮した部位や，それより奥の粘膜下に血腫を形成してしまった

　根部結紮を行う際に流入血管を損傷し，根部結紮部位からの出血がみられる場合は，より口側の粘膜下に幅広く一針，カットグットにてZ縫合を行い止血を試みる。
　根部結紮部位より奥に血腫を形成する場合もあるが，特に処置する必要はない。

3）どうしても止血が困難な場合

　肛門術後止血材料として，オキシセルを筒状にしたスポンガストンがある。
　肛門内に挿入し，止血可能であるかを試す。
　止血不可能ならば，最終的にはガーゼタンポンによる圧迫止血を行う。
　つまりガーゼを肛門管内にタンポンし，左右臀部を絹糸で縫合し圧迫止血する。
　一昼夜の止血は可能なので，以後は経過を見つつ，後日ゆっくりと抜ガーゼを行う。

5 裂肛，痔瘻の合併病変を伴う

1）切除すべき痔核に痔瘻が合併している場合

　痔瘻が合併している場合は，痔瘻の手術を先に行う。そして痔瘻手術創に隣接する痔核は単純に切除し，切離粘膜端の括約筋への縫着を密に行い止血を行う。
　痔瘻切除創と隣接していない痔核は当然のことながら単独で痔核切除術を行う。

2）切除すべき痔核に裂肛が合併している場合

　裂肛が合併している場合は，痔核手術を優先する。裂肛が痔核に隣接し，痔核の手術の際に合併切除しても隣り合う切除創の間に十分なゆとりが持てるならば，合併切除を行う。
　十分なゆとりがない場合で浅い裂肛では，ドレナージを作成し裂肛部は放置する。
　深い潰瘍形成の裂肛では，裂肛の存在する部位を切除し，裂肛手術で行う皮膚弁移動術を行う。

第2章

痔瘻の手術

I 痔瘻手術に必要な知識

1 痔瘻を構成するもの：痔瘻は入り口がある膿の管

　痔瘻はcrypt glandular infectionによって発生する。つまり歯状線のひとつの陥凹，anal crypt（肛門陰窩）より便中の細菌が侵入し，それに続く内外括約筋間の肛門腺に感染が生じ，その炎症が周囲に波及し，膿瘍を形成する。その膿瘍が切開もしくは自壊することで排膿し，その結果生じた直腸，肛門と交通のある後天性に生じた瘻管が，痔瘻である。

　したがって，痔瘻は入り口部分の①原発口，感染の源となっている②内外括約筋間の初発感染巣部分，つまり原発巣，枝である③瘻管部分，出口である④二次口から構成される。

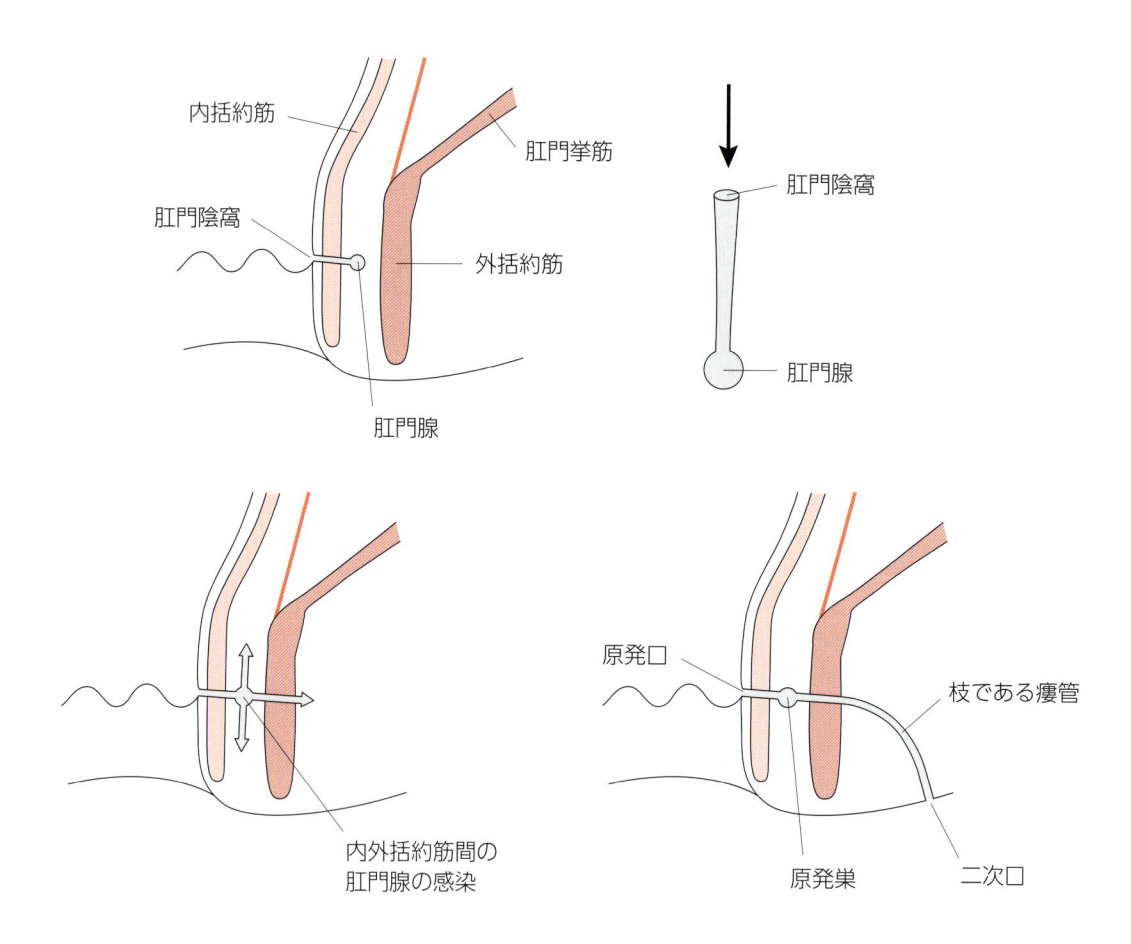

2 痔瘻の種類

直腸肛門周囲には，粘膜下（Ⅰ），筋間（Ⅱ），坐骨直腸窩（Ⅲ），そして骨盤直腸窩（Ⅳ）のスペースがある．痔瘻は瘻管が直腸，肛門周囲のいかなるスペースを貫くかによって分類できる．

つまり括約筋を貫通しない皮下痔瘻，内外括約筋間を下行する低位筋間痔瘻（ⅡL型）と上行する高位筋間痔瘻（ⅡH型），外括約筋を越えて坐骨直腸窩に至る坐骨直腸窩痔瘻（Ⅲ型），肛門挙筋を越え骨盤直腸窩に至る骨盤直腸窩痔瘻（Ⅳ型）に分類できる．

皮下痔瘻は裂肛の感染から生じた例外的なものであり，痔瘻の手術として問題となるのは，それ以外の痔瘻となる．

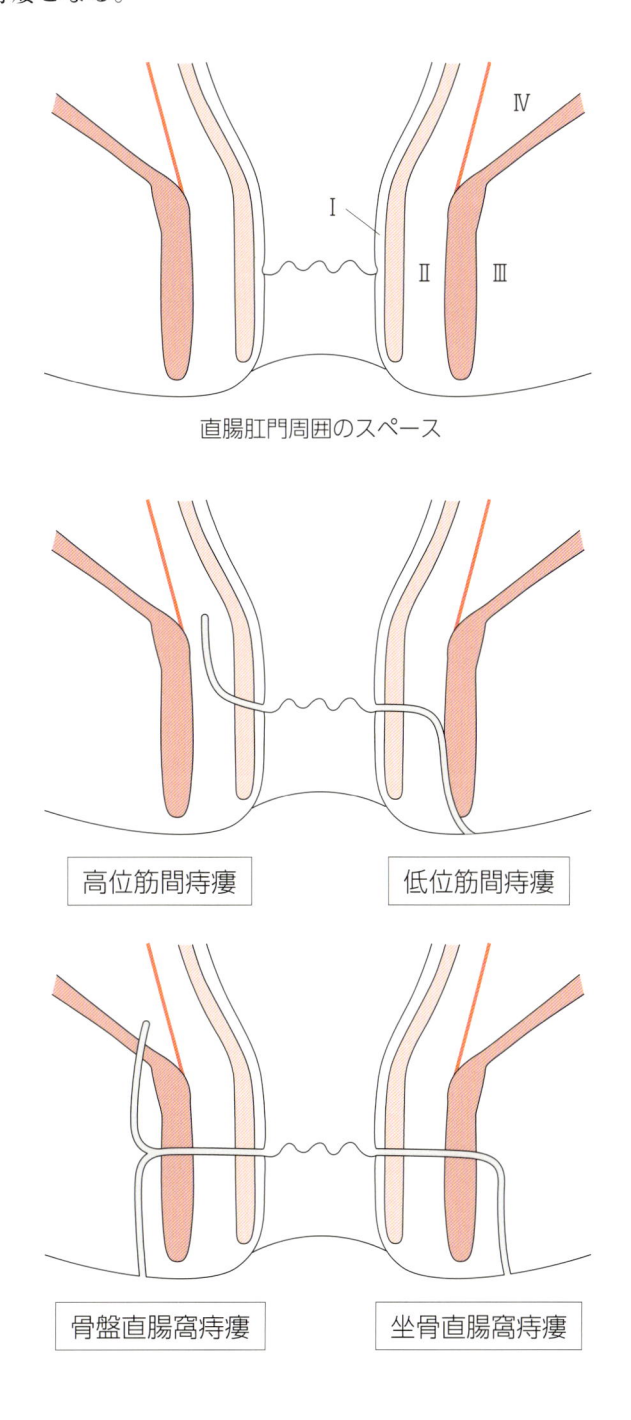

直腸肛門周囲のスペース

高位筋間痔瘻　　低位筋間痔瘻

骨盤直腸窩痔瘻　　坐骨直腸窩痔瘻

痔瘻の原発口と原発巣

手術例を検討してみると，痔瘻の原発口の位置には一定の傾向がみられる。

複雑なタイプのものほど原発口は肛門後方に位置する。低位筋間痔瘻は，あらゆる位置の肛門陰窩を原発口とする。高位筋間痔瘻は，80％近くが肛門後方の肛門陰窩を原発口とし，坐骨直腸窩痔瘻では，97％が肛門後方の肛門陰窩を原発口とする。

複雑な痔瘻になればなるほど肛門後方に原発口を有する。痔瘻手術例から原発口を見ると，低位筋間痔瘻では肛門後方を原発口とするものが45％に過ぎないが，高位筋間痔瘻では82.2％が，坐骨直腸窩痔瘻では97.1％が肛門後方を原発口とする。

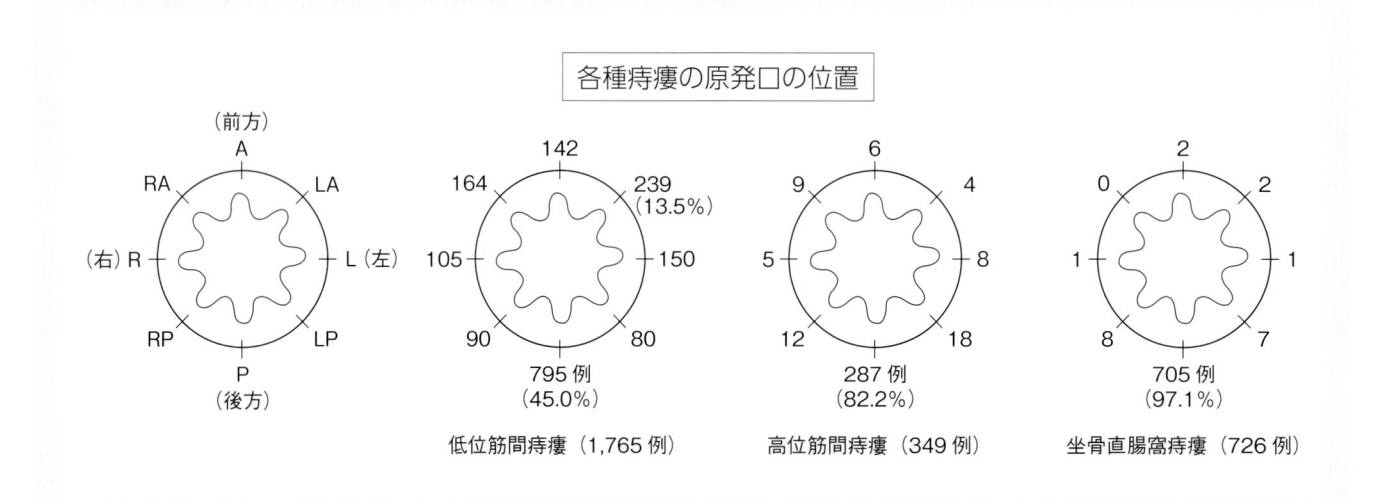

各種痔瘻の原発口の位置

低位筋間痔瘻（1,765例）　795例（45.0％）
高位筋間痔瘻（349例）　287例（82.2％）
坐骨直腸窩痔瘻（726例）　705例（97.1％）

なお，原発巣はすべての痔瘻で広い意味での内外括約筋間に存在すると言える。

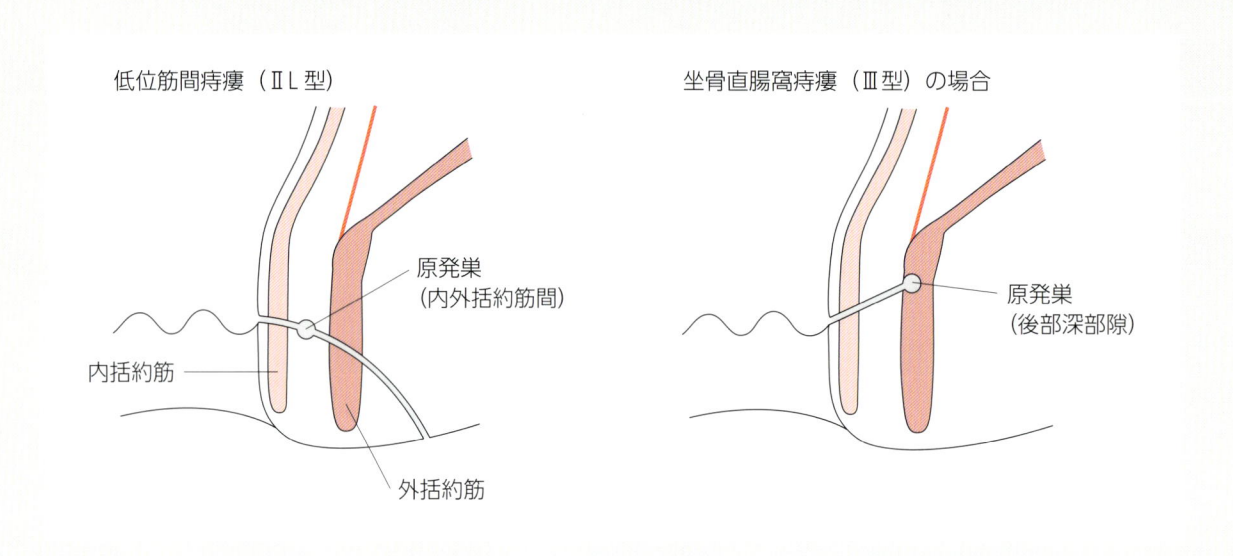

低位筋間痔瘻（ⅡL型）　原発巣（内外括約筋間）／内括約筋／外括約筋

坐骨直腸窩痔瘻（Ⅲ型）の場合　原発巣（後部深部隙）

3 痔瘻を治すに必要な条件：原発口，原発巣の除去

　痔瘻を根治させるには第一に細菌侵入の入り口である原発口を処理することが必要である。

　原発口は粘膜のめくれ込みであり，自然と閉じることの期待できない部分である。

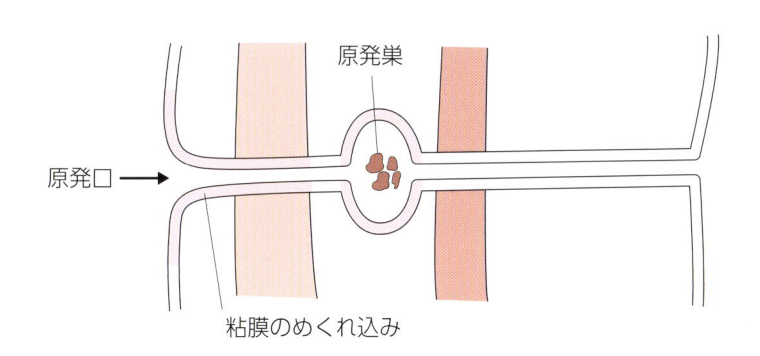

　痔瘻が治癒したように見えても，閉じていない原発口から汚物が侵入すると，炎症が再燃し，火山で言うと休火山から活火山状態となってしまう。

　次に，原発巣部分の処理も必要である。

　原発巣は原発口に近く筋間に存在し，瘻管の中で大きな容積を占め，内部には汚い不良肉芽を有している。そのため，原発口から汚物が侵入する際の炎症の再燃の培地となってしまう。

　一方，原発巣より末梢の枝である瘻管や二次口は，排膿の結果生じた産物である。

　時に排膿が十分に行われず，枝である瘻管が幹のように大きな容積を占めている特殊な場合を除いては，あえて侵襲を加える必要はない。

　痔瘻を樹に例えるならば，原発口は根であり，原発巣は幹であり，瘻管部分は枝であり，二次口は枝先と言える。

　このような痔瘻という樹を枯らすためには原発口，原発巣を処置することが最低限，必要であり，そうすれば結果として枝である瘻管は自然と枯れていく。

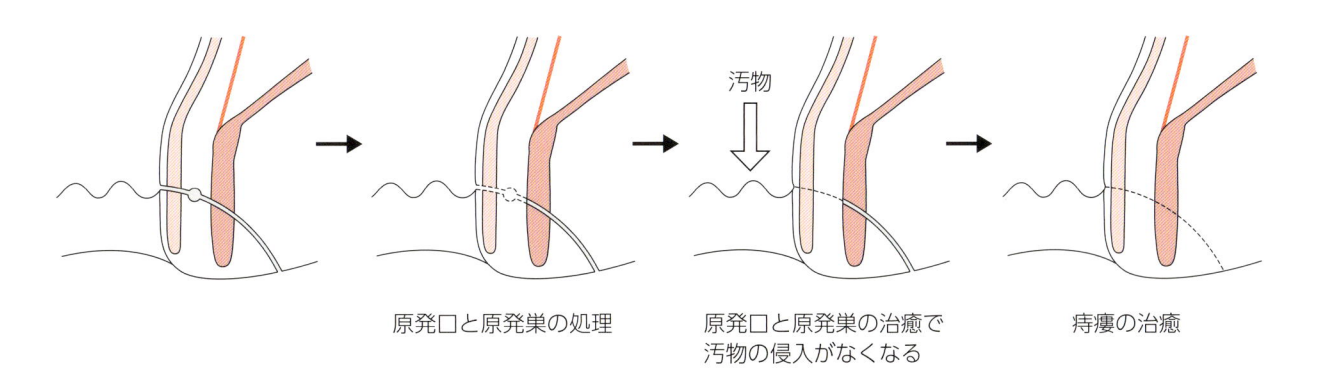

4 手術に必要な痔瘻の診断

痔瘻がどのタイプに属するのかの診断は，触診と指診で行う。
　①二次口からの触診
　②示指を肛門管内に挿入して行う指診
　③肛門内に挿入した示指と肛門縁に当てた拇指による双指診
の順で診断を行う。

1）二次口からの触診

　肛門周囲皮膚に二次口が存在する場合，左示指により二次口を外側に牽引しつつ肛門と二次口の間を触診する。
　瘻管が浅い部位を走る低位筋間痔瘻では二次口を牽引することで瘻管が浮き上がり容易に瘻管走行を触診し得る。
　二次口を牽引しても瘻管を触知しえない場合は，走行の深い痔瘻，つまり坐骨直腸窩痔瘻や低位筋間痔瘻の複雑なタイプを疑う。

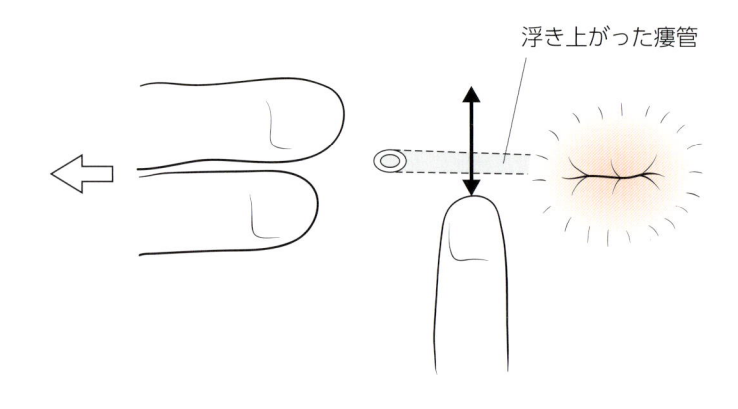

浮き上がった瘻管

2）示指による指診

示指を肛門管内に挿入し，指診を行う。

肛門縁より1.5cmほど奥の歯状線部位より始まり，粘膜下に距離の短い索状物が存在するなら，高位筋間痔瘻の単純なタイプである。

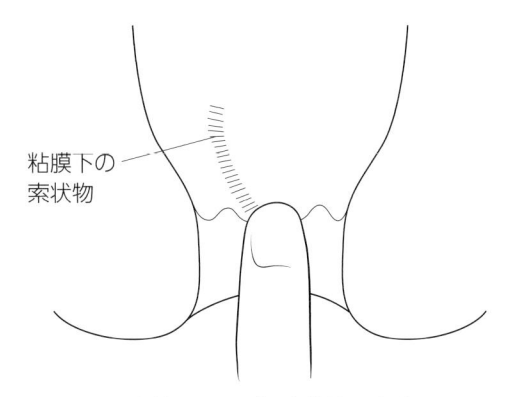

粘膜下の索状物

単純なタイプの高位筋間痔瘻

歯状線部より始まり，螺旋状に上行する索状物が粘膜下に存在するならば，高位筋間痔瘻の複雑なタイプである。

また，原発口は歯状線部位に指診で硬い窪みとして感知し得ることが多い。

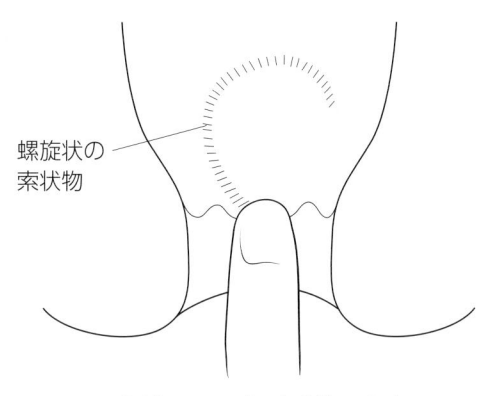

螺旋状の索状物

複雑なタイプの高位筋間痔瘻

3）示指と拇指による双指診

　恥骨坐骨直腸窩痔瘻では，恥骨直腸筋直下のスペース（Courtney's space），もしくは深い位置で内括約筋の外側，外括約筋の内側に位置する後方深部隙に原発巣を有するため，その炎症が恥骨直腸筋に及んでいる。そのため，右示指を肛門内に挿入し，拇指を肛門縁に当て，特に肛門後方で挟むようにする双指診で恥骨直腸筋は硬く触診しえる。

　したがって双指診で恥骨直腸筋の硬結を確認すれば，二次口の部位や有無に関わらず坐骨直腸窩痔瘻と診断することができる。

　恥骨直腸筋の硬結が肛門後方において存在するだけでなく，口側にかなりの奥行きを持って左右から硬く狭まって触れる場合は，炎症が骨盤直腸窩に及んだ骨盤直腸窩痔瘻と診断し得る。

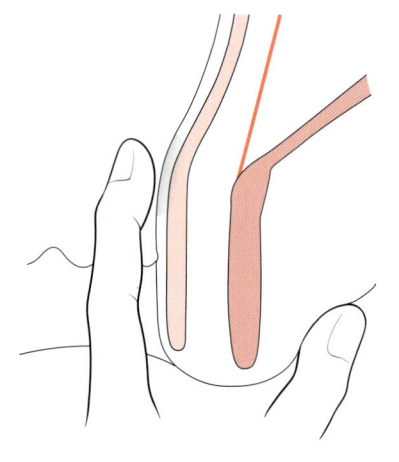

坐骨直腸窩痔瘻
恥骨直腸筋の硬結が肛門後方を中心として触れる

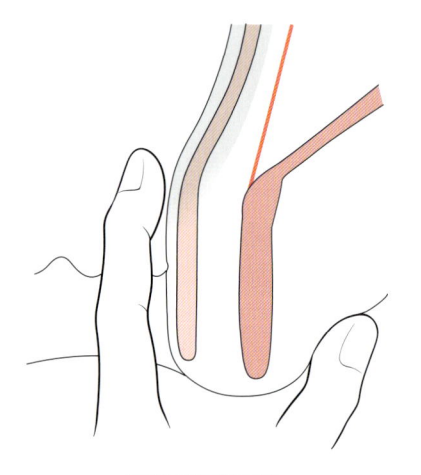

骨盤直腸窩痔瘻
恥骨直腸筋の硬結が口側に及び，左右から狭まって触れる

恥骨直腸筋は如何に触診するか

　肛門管内に示指を挿入した場合，まず触診でき得るのは括約筋によって狭くなっている管状部分，肛門管である。

　指診をそれより奥へ進めると，急に広がった管腔（直腸膨大部）を感じることができる。肛門後方において，この括約筋群に囲まれた狭い管腔と広がった管腔の境あたりが恥骨直腸筋が存在する高さである。

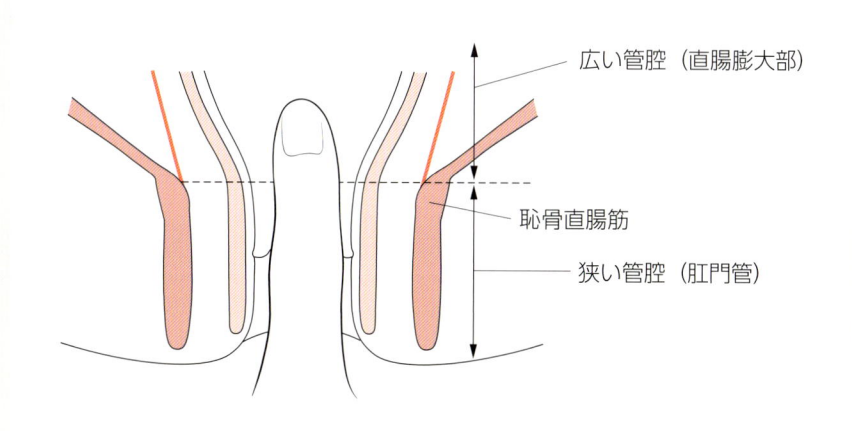

　恥骨直腸筋はU字型に直腸肛門管を後方より前方に牽引するように走行する。

　最近，恥骨直腸筋は直腸の肛門で太い筋束ではなく腱のようになって存在することが判明したが，それにしても後方で触診できる。

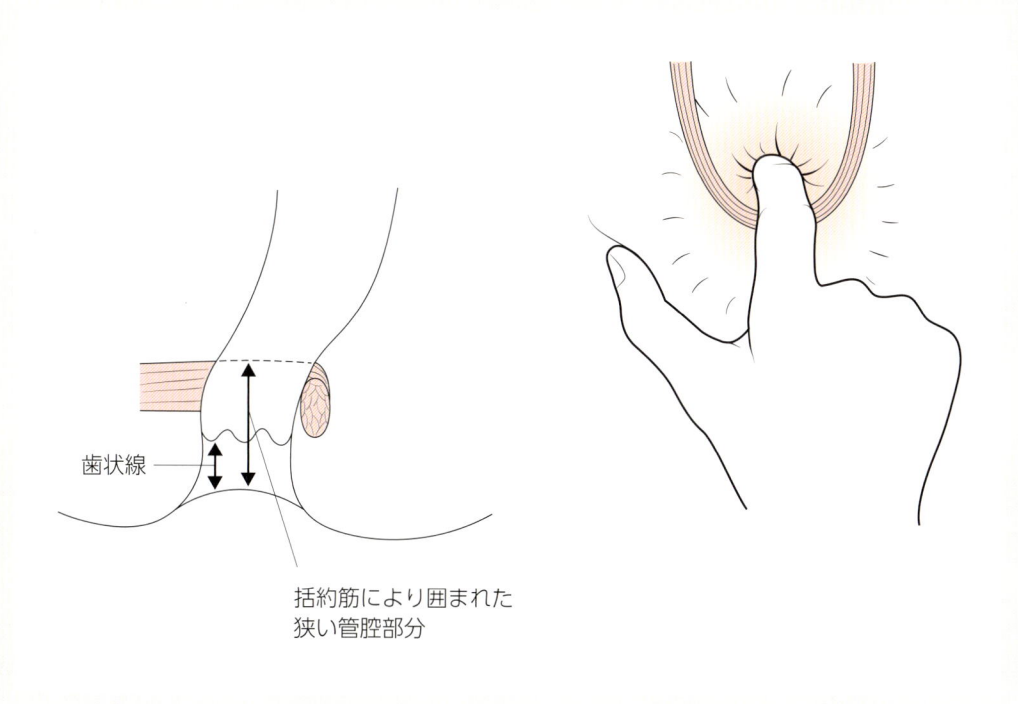

ゾンデを用いた痔瘻の診断

　痔瘻の診断法として，手術中にゾンデを二次口から挿入して診断する方法もある。

　しかし，ゾンデ挿入は，ともすれば偽りの瘻管を形成しがちである。

　暴力的にゾンデを挿入して偽りの瘻管を形成しないように注意しつつ行い，補助的な診断法にとどめる。

　ゾンデを用いた痔瘻の診断法として有効なのは，二次口から丁寧に抵抗の感じられない部分までゾンデを挿入し，その方向を確認する方法である。

　前方，側方の二次口から挿入して前方，側方へ向かうなら単純なタイプの痔瘻，つまり低位筋間痔瘻と診断し得る。

　一方，後方へ向かうなら複雑なタイプ，つまり原発口や原発巣を後方に有する坐骨直腸窩痔瘻や低位筋間痔瘻の複雑型と診断し得る。

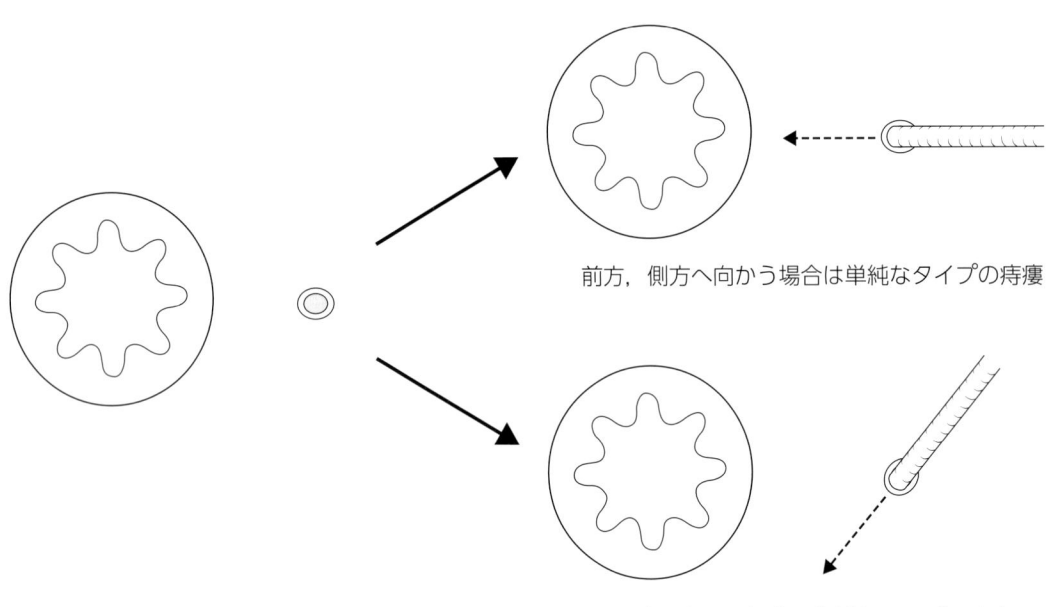

前方，側方へ向かう場合は単純なタイプの痔瘻

後方へ向かう場合は複雑なタイプの痔瘻

II 痔瘻手術の考え方：基本は切開開放術

　理想的な痔瘻の手術は，括約筋を温存させつつ根治を目指す括約筋温存術式である。

　括約筋温存術式の代表的なものは，二次口より瘻管をくり抜きながら原発口，原発巣を切除し，その切除除去部を閉鎖する方法である。

　原発口除去部の縫合閉鎖に成功すれば治癒日数も短縮し，肛門への侵襲も少なく最も理想的な術式である。

　しかし，肛門部は汚物の通る清潔を保てない部位であり，かつ不随意筋である内括約筋に囲まれ安静を保てない部位であり，縫合部の肛門上皮，内括約筋への血流は豊富とは言えない。そのため，手術に習熟しても時に縫合部の哆開を生じ，再発をきたすことを避けることはできない。

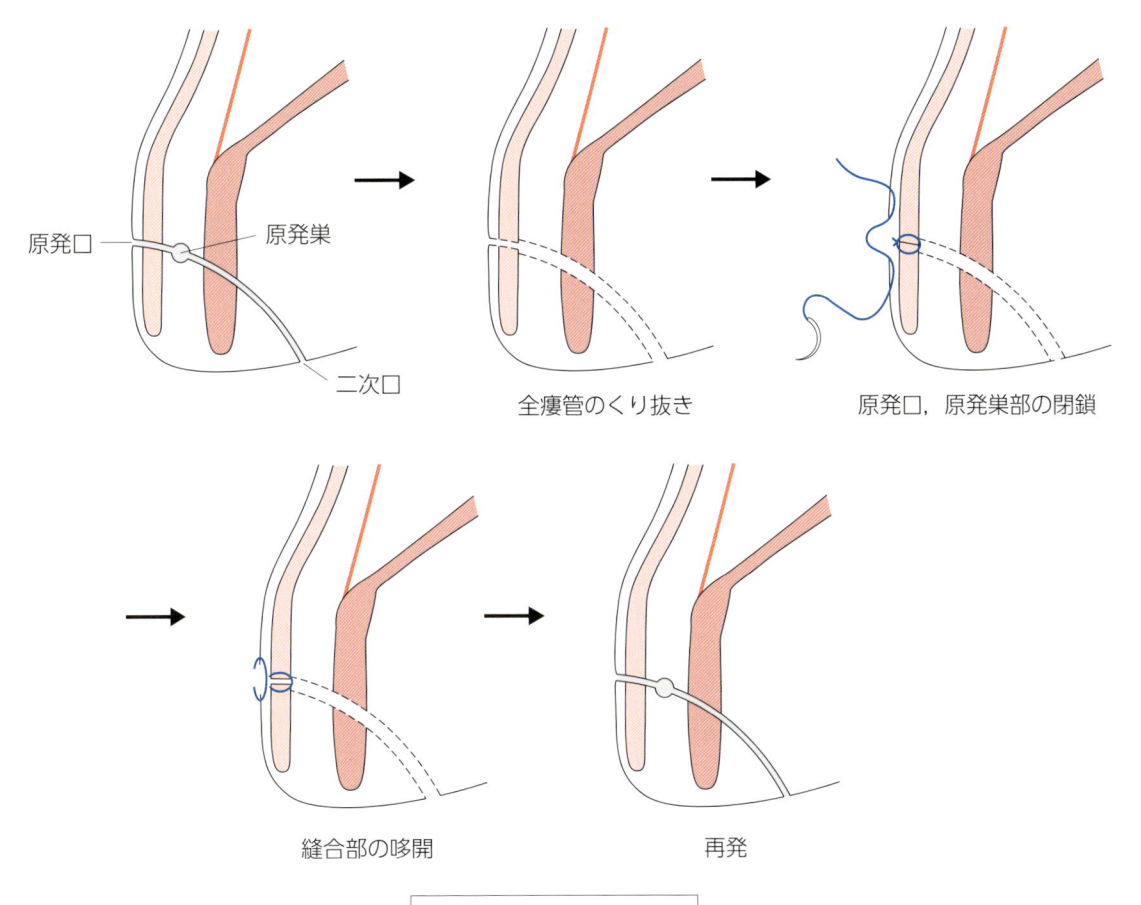

原発口　原発巣
二次口
全瘻管のくり抜き
原発口，原発巣部の閉鎖
縫合部の哆開
再発

括約筋温存術式の再発

シートン法は痔瘻の基本術式となるか

　瘻管にゴム糸を通し徐々に切開開放を行うシートン法も，単純で容易な術式として多く行われている。しかし，シートン法では二次口から原発口までゾンデを挿入し，そのゾンデを用いてゴム糸を通すことになる。二次口からゾンデを挿入し原発口に至るのは盲目的な操作である。したがって，瘻管が太く直線的な場合は良いが，そうでない場合，つまり瘻管の走行が直線でなかったり瘻管が細い場合には，確実に原発口を目がけてゾンデを挿入するのは困難となる。また，シートン法は手術で治療が終了するのではなく，外来での継続的な外科的処置が必要となる。つまり，治癒までに長期外来通院を要し，その間，ゴムの締め直し，交換など，繰り返しの処置が必要となる。

　以上から，痔瘻を構成する原発口，原発巣を直視下で確認しつつ行う切開開放術を痔瘻の基本術式とする。

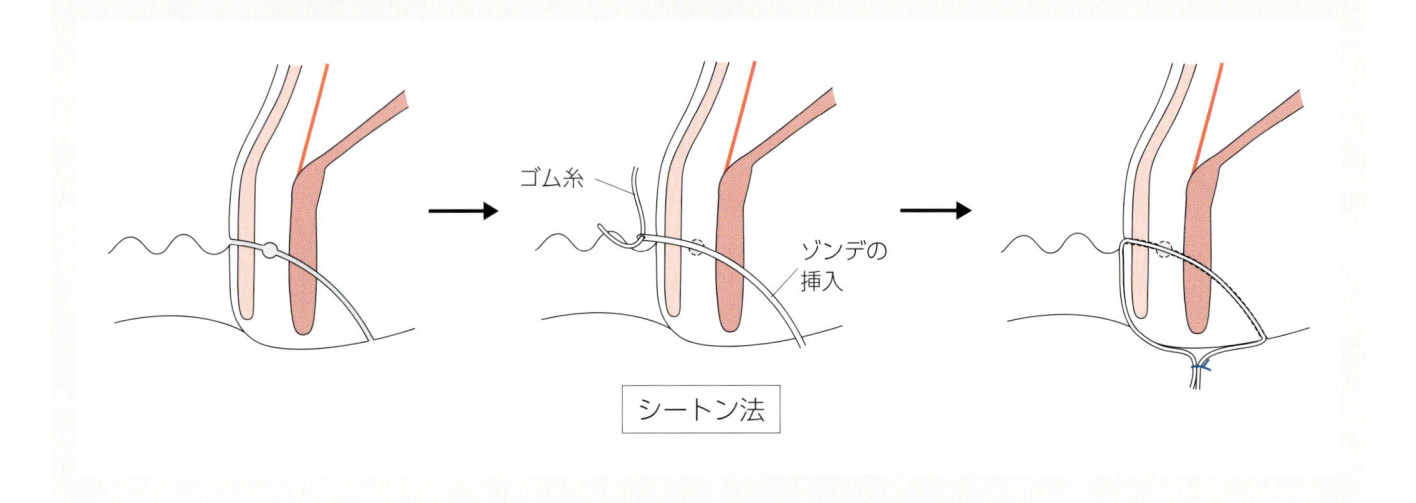

シートン法

III 痔瘻の術式の実際

1 低位筋間痔瘻の手術：切開開放術

　低位筋間痔瘻は臨床上，頻度のもっとも多い痔瘻で，痔瘻全体の80％近くを占める。
　瘻管が内外括約筋間を下降し皮下外括約筋の一部を貫通するため，全開放した場合，侵襲は内括約筋や皮下外括約筋の一部となる。切開開放術のポイントは，入り口である原発口を確実に見出し，それに続く瘻管を全て開放し，最終的に良好なドレナージ創を作成することにある。
　低位筋間痔瘻は，あらゆる部位の肛門陰窩を原発口とするため，手術に際して原発口を最初に同定するのは難しい。
　そのため，二次口からのアプローチ，つまり二次口より瘻管の切開開放を行って肛門に近づき，最終的に原発口を見出し処理する方法で行う。
　全瘻管切開開放後のドレナージ創作成は，瘻管が後方に位置する場合と前方，側方に位置する場合では，異なった方法で行う。
　瘻管が肛門後方に位置する場合は全瘻管を切開開放し，その後，補助切開に加えて良好なドレナージ創を作成する点に留意する。
　前方，側方に位置する場合は単なる切開開放では術後変形が生じ，ガス漏れやsoilingなどの術後愁訴を生じる場合があるため，瘻管後壁は残して創を可及的に小さくする創の再建（縮小手術）を行う。

低位筋間痔瘻（1,765例）の原発口の位置

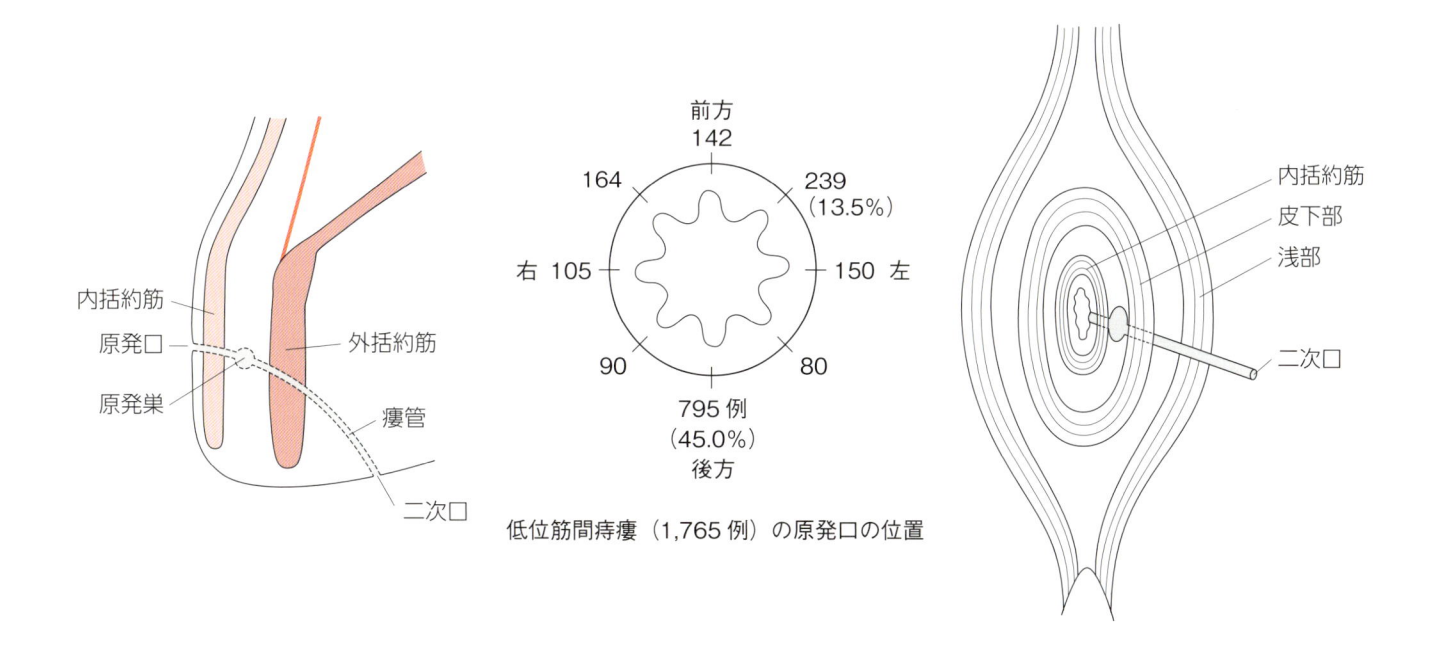

低位筋間痔瘻の切開開放術の括約筋への侵襲

①肛門後方における低位筋間痔瘻で，内括約筋や外括約筋皮下部を切開したとしても，外括約筋浅部が紡垂状に尾骨に付着して肛門を支持しているため，肛門変形はきたしにくい。

②前方，側方の低位筋間痔瘻での内括約筋や皮下外括約筋の切開は，後方に比べて軽度の変形をきたす。ただし，女性の前方の手術は腟の括約筋への影響も考慮し慎重に行う。

③皮下外括約筋より深い部位の括約筋切開，つまり浅層，深層を切断すると強い肛門の変位をきたし，肛門機能不全を起こす。浅外括約筋は紡錘状に肛門を左右から挟むように存在するため，後方のおいての切開侵襲を加えることはない。側方においては歯状線の深さ，もしくは，それより深いレベルで切開を側方に延長すると浅外括約筋を損傷するため注意する。

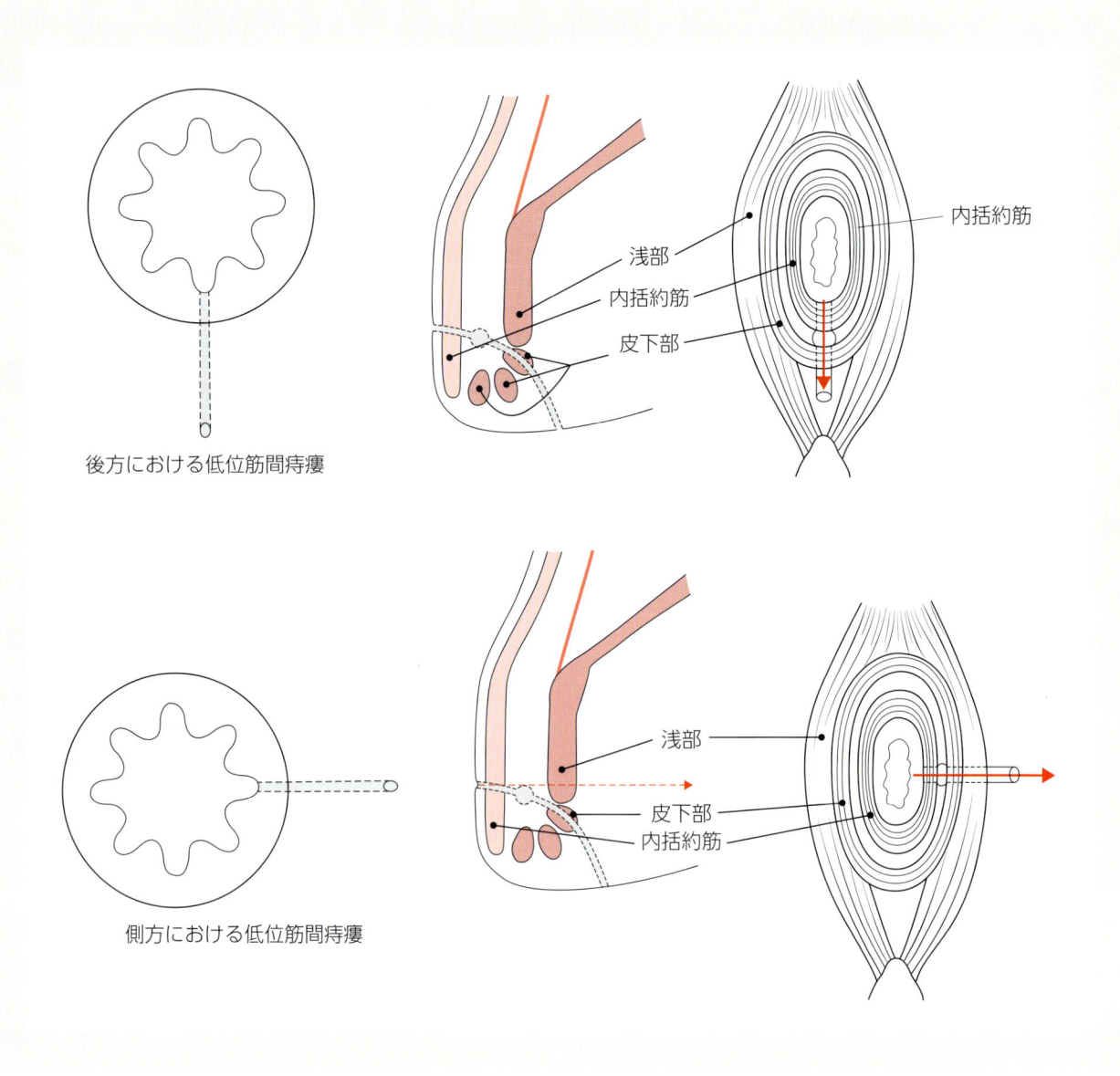

後方における低位筋間痔瘻

側方における低位筋間痔瘻

> **手術の手順**
>
> 1. 原発口，瘻管走行のおおまかな確認
> 2. 二次口からの瘻管の開放
> 3. 原発口の確認
> 4. 原発口からの瘻管の切開開放
> 5. 原発口の切除
> 6. ドレナージ創の作成
>   i. 肛門後方の場合
>   ii. 肛門前方，側方の場合

1）術式の実際

❶原発口，瘻管走行の大まかな確認

まず，大まかな瘻管走行，原発口の確認を行う。

瘻管走行は，二次口を牽引しつつ肛門と二次口の間を触診し，浮かび上がる瘻管を確認する。

二次口がない場合は，肛門縁の皮膚を外側に牽引しつつ同様に触診を行う。

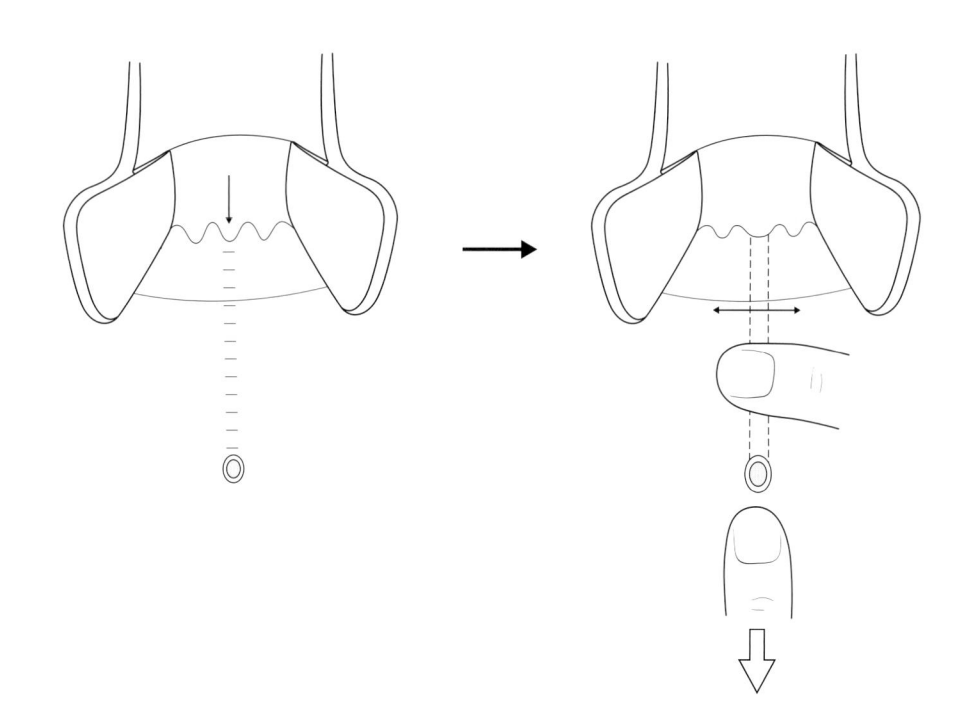

この時点で原発口は瘻管の走行が肛門縁，肛門管内に至る位置から大まかに想定する。
想定した原発口，瘻管走行が中心にくるように開創器を挿入・留置する。

第2章　痔瘻の手術　91

❷二次口からの瘻管の開放

ⅰ．二次口が存在する場合

　二次口より有溝ゾンデを挿入する。
　二次口が存在しても塞がっていてゾンデの挿入が困難な場合は，メスで二次口に切開を加えてからゾンデを挿入する。

二次口が塞がっている場合

　メスで二次口に切開を加える際は，二次口を塞ぐ瘢痕部分のみ切開を加える。
　瘢痕周囲の正常皮膚部分を切開してしまうと，ゾンデの瘻管内挿入の際，ゾンデは容易に瘻管外へ挿入されることとなり，偽の瘻管を作ってしまう。

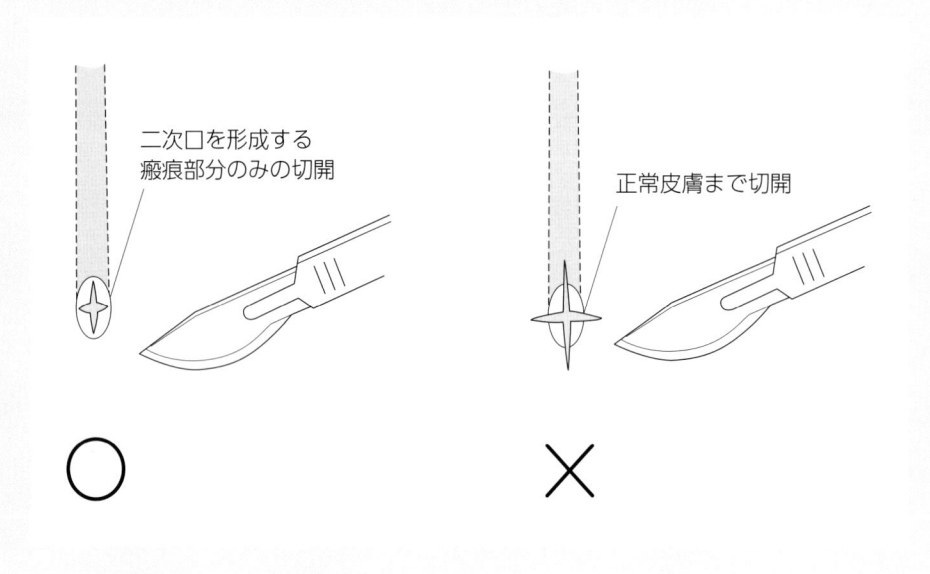

二次口を形成する瘢痕部分のみの切開　　　　　正常皮膚まで切開

○　　　　　　　　×

次に，ゾンデの挿入された部分までの瘻管を切開しつつ開放する。

開放された左右両端をペアン鉗子にて保持し切開部を広げ，創の中に不良肉芽を見出し瘻管であることを確認する。

残存瘻管部に再びゾンデを抵抗なく入るところまで挿入し切開する。

以後，ゾンデの挿入，切開開放を繰り返す。

切開開放の際は，瘻管後壁を切開しないことに留意する。

つまり，瘻管壁を切開し不良肉芽が出てきたら瘻管内に到達した証拠であり，それ以上に深く切開すると，瘻管後壁を切開することになるので注意する。

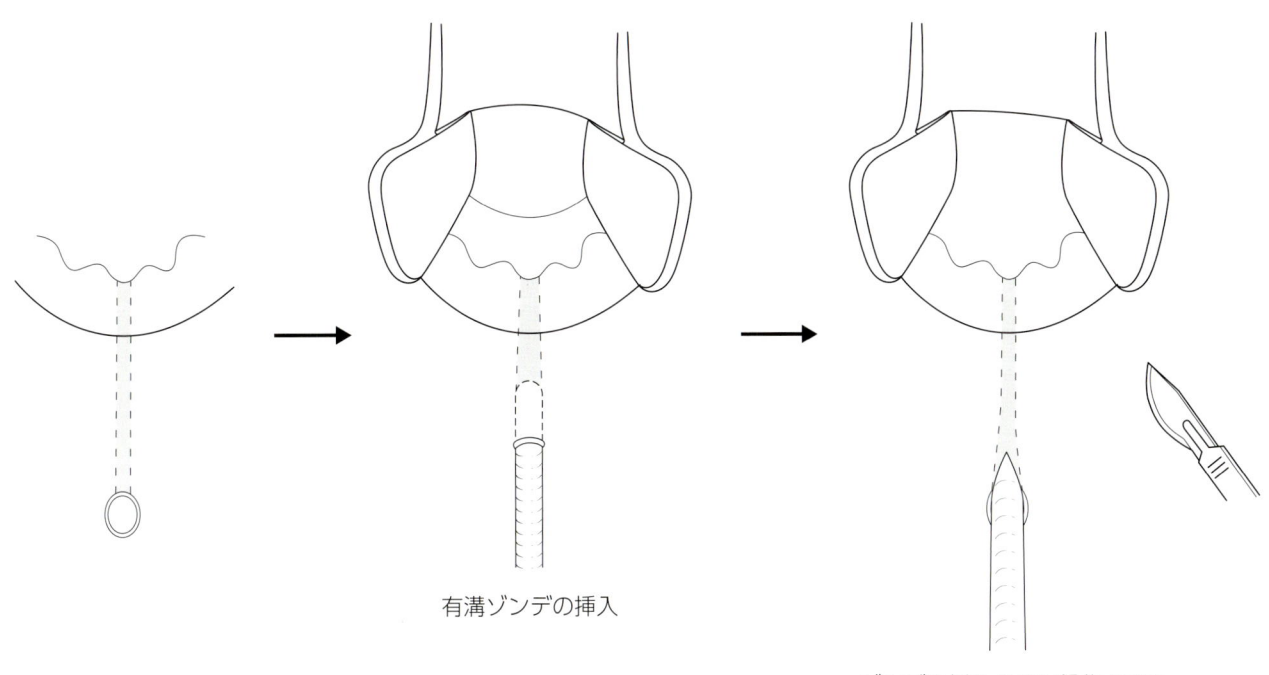

有溝ゾンデの挿入

ゾンデの挿入された部分までの瘻管を切開しつつ開放する

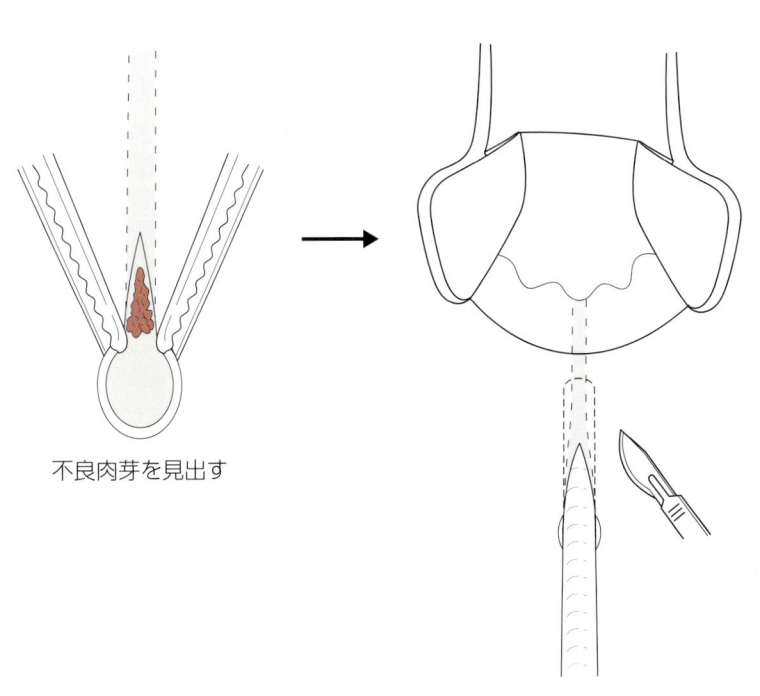

不良肉芽を見出す

再びゾンデを抵抗なく入るところまで挿入し切開していく

第2章 痔瘻の手術

ii．二次口のない場合

　二次口の存在しない場合は，触診，双指診で硬結として触れる部位，つまり盲端となった痔瘻部分を確認する。

　左示指を肛門内に挿入し，その硬結部を外方に圧迫するようにしながら，その直上の皮膚に切開を加え，深さを増していって硬結部，つまり瘻管部へ到達し，それを切開する。

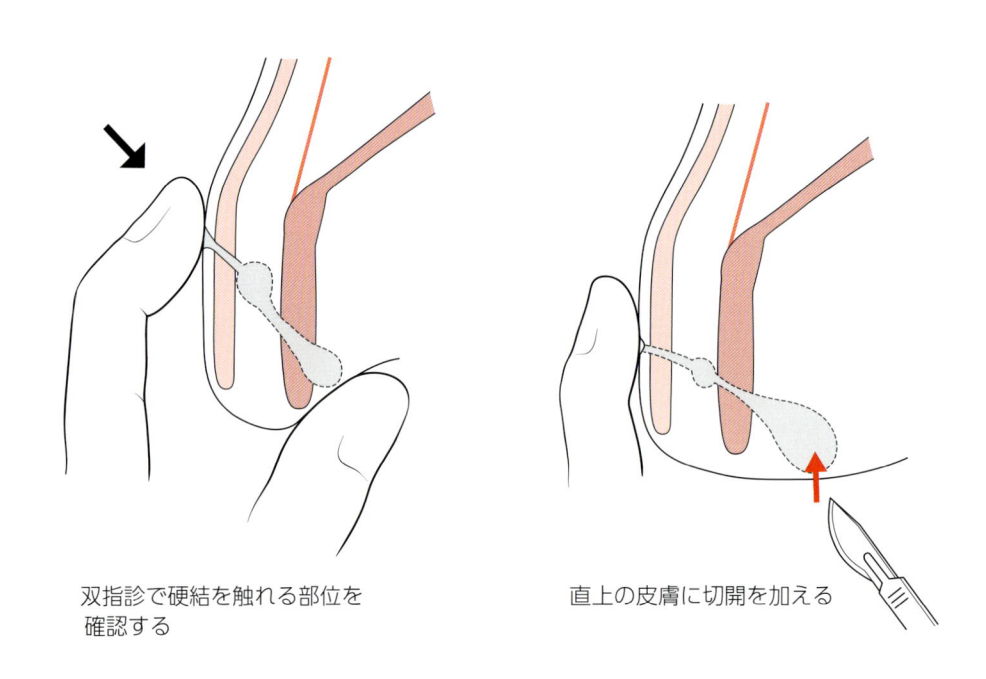

双指診で硬結を触れる部位を
確認する

直上の皮膚に切開を加える

　汚い不良肉芽が出現したら瘻管内に到達した証拠であり，不良肉芽の存在部にゾンデの挿入を試み，膿瘍壁を開放とする。

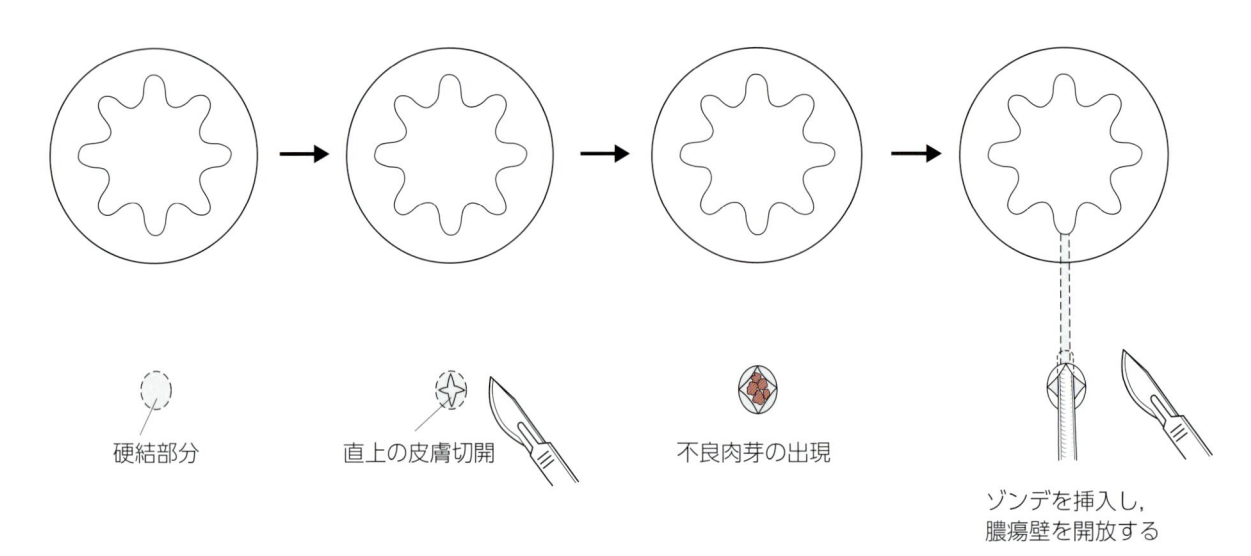

硬結部分　　　直上の皮膚切開　　　不良肉芽の出現　　　ゾンデを挿入し，
　　　　　　　　　　　　　　　　　　　　　　　　　　　　膿瘍壁を開放する

正しい切開開放術

　単に二次口から原発口と思われる部位までゾンデを挿入し，ゾンデを覆う部分を切り開くという安易な手術に慣れてはならない。単に二次口からゾンデを挿入するだけでは，瘻管が細かったり，しっかりとしていない場合，盲目的にゾンデを挿入することとなり，誤った部位のcryptを原発口としてしまう危険性がある。

　確実かつ必要最小限の侵襲とする切開開放術を行うためには，原発口部をしっかりと確認し，原発口部から切開開放を行っていく。原発口から切開する際も，切開しているのは粘膜なのか内括約筋なのか，組織の一つ一つを認識しつつ行う。

　そして，原発口部と，それに続く内括約筋を貫く瘻管部分と原発巣部を確実に現わし，それを確認しつつ，全瘻管を開放する。

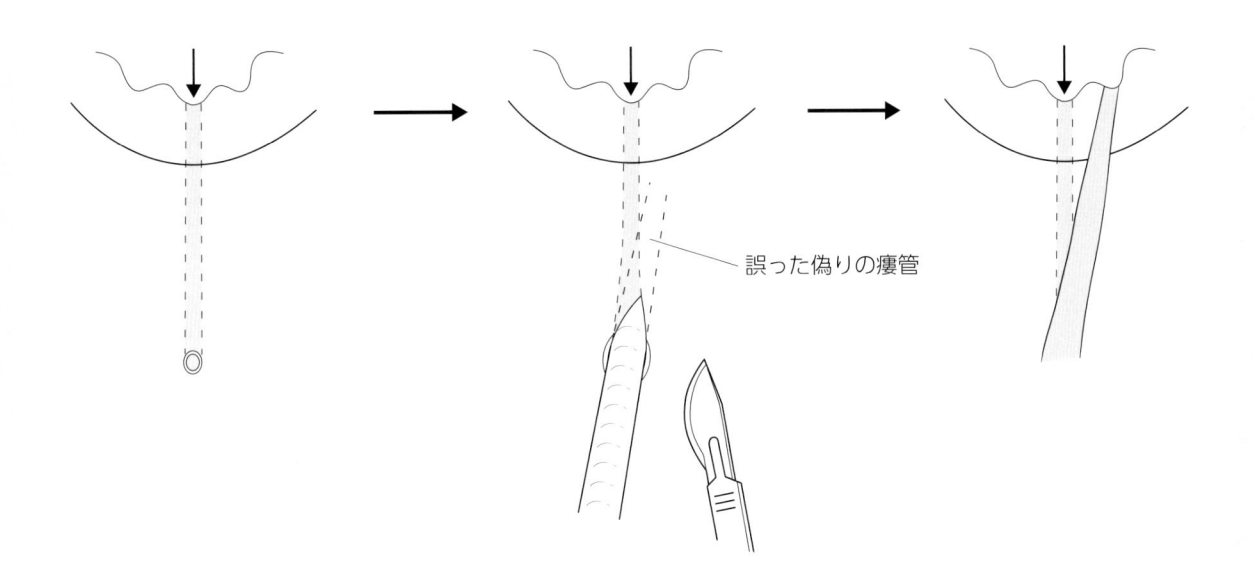

誤った偽りの瘻管

第2章　痔瘻の手術

❸原発口の確認

二次口から有溝ゾンデが容易に原発口まで挿入されることもあるが，稀である。

ゾンデの挿入，切開開放を繰り返し，最終的にゾンデ挿入が困難となった時点で，原発口の最終的な確認を行う。

創としては，通常は皮切が肛門縁まで近づき，内括約筋下端の一部も切開されている状態である。

途中までの瘻管開放部分をコッヘル鉗子で牽引し，陥凹する crypt として原発口を見出す。

内括約筋

陥凹する crypt として原発口を見出す

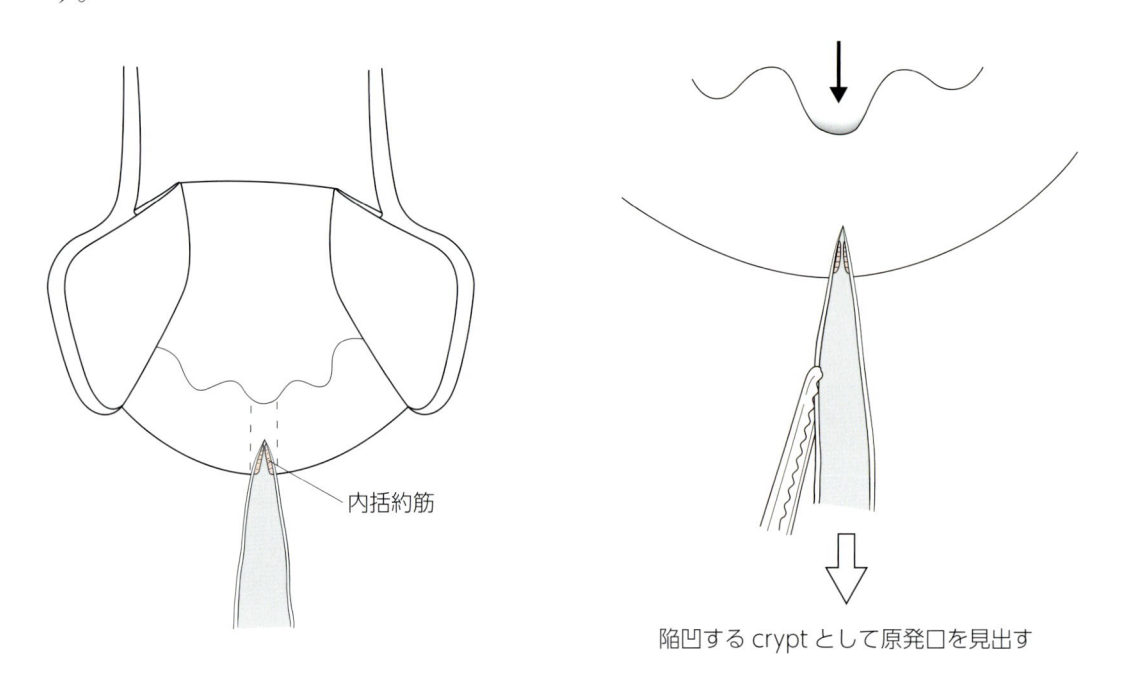

原発口の確認のコツ

原発口であることをより確実にするためには疑われる crypt 周囲に局麻剤を浸潤麻酔する。

原発口である crypt は周囲が浮き上がるため深く陥凹し著明となる。また，切開瘻管を牽引することで連動する crypt として確認し得る。

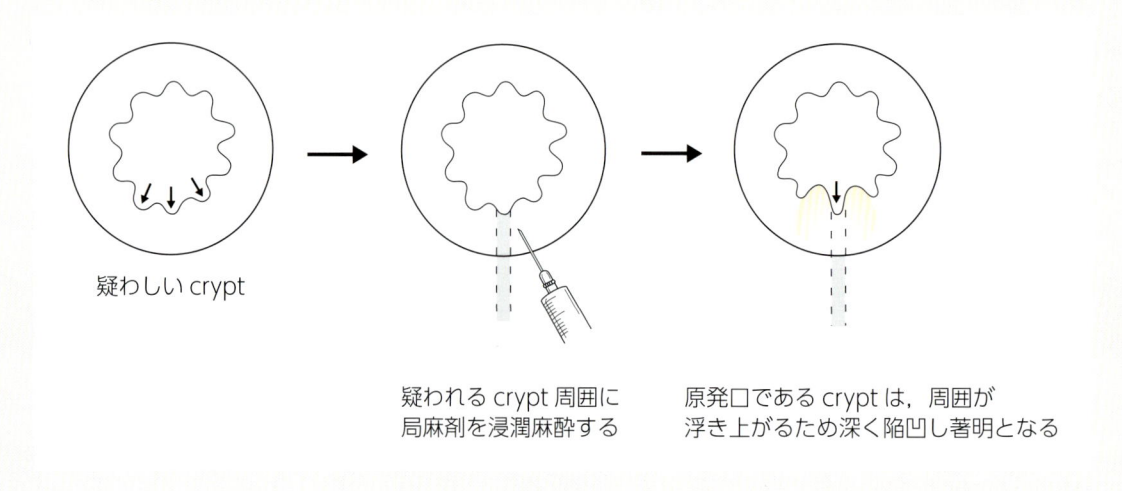

疑わしい crypt

疑われる crypt 周囲に局麻剤を浸潤麻酔する

原発口である crypt は，周囲が浮き上がるため深く陥凹し著明となる

❹原発口からの瘻管の切開開放

　原発口を確認した後，原発口側からの瘻管の切開開放を行う。

　簡便に行うにはcryptからクリプトフックを挿入し，それを目印としてメスで切開開放して行く方法や（図：クリプトフックを挿入しての切開開放），原発口あたりや原発口と瘻管開放部の間をコッヘル鉗子で一塊に把持し，メスや鋏で大きなマスとして一塊に切除して行く方法（図：コッヘル鉗子で把持しての切開開放）がある。

　いずれも原発口からの粘膜の入り込みを確認してないため不確実であり，かつ過侵襲となるため勧められない。

　すべて目で粘膜の入り込みを確認しつつ行う。

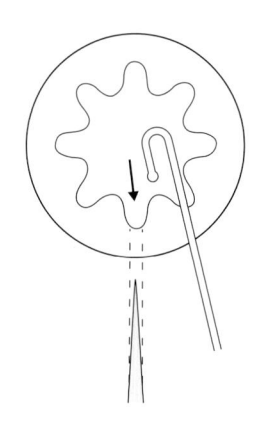

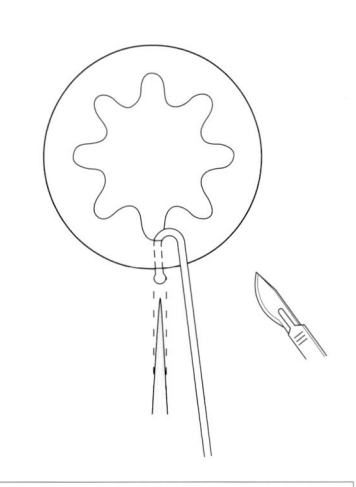

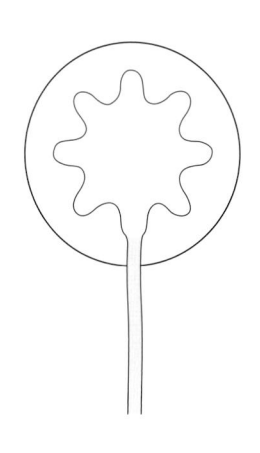

クリプトフックを挿入しての切開開放

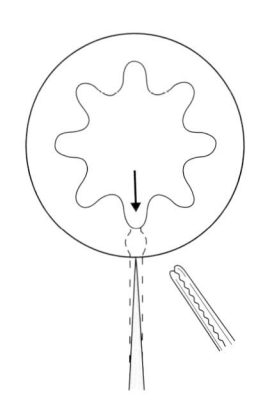

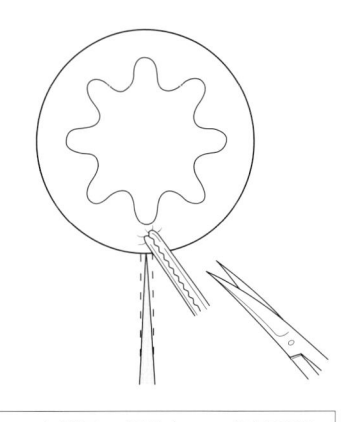

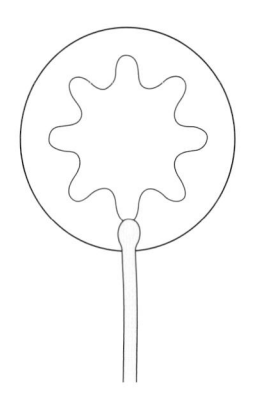

コッヘル鉗子で把持しての切開開放

第2章　痔瘻の手術　97

i．原発口から内括約筋への切開

　原発口の前壁を形成する粘膜，内括約筋に切開を加えて内括約筋へ入り込んでいく細い索状の瘻管部分を現す。つまり，漏斗状となっている粘膜成分の上半分に切開を加え，その深さを増して内括約筋に切開を加え瘻管を現す。

　顕著となった瘻管部分を覆う内括約筋を瘻管直上にて切開を加えていくと，切開され薄くなった内括約筋直下に白い瘻管走行が透けて見えるようになる。

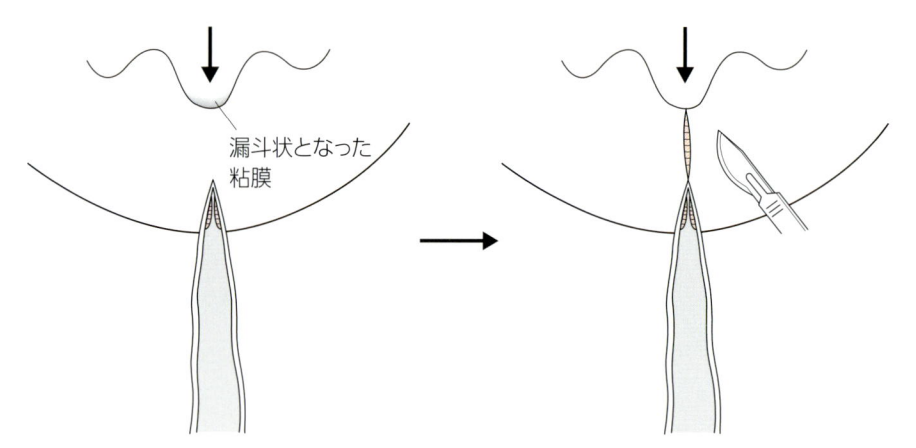

漏斗状となった粘膜

原発口の前壁を形成する粘膜（肛門上皮），内括約筋に切開を加える

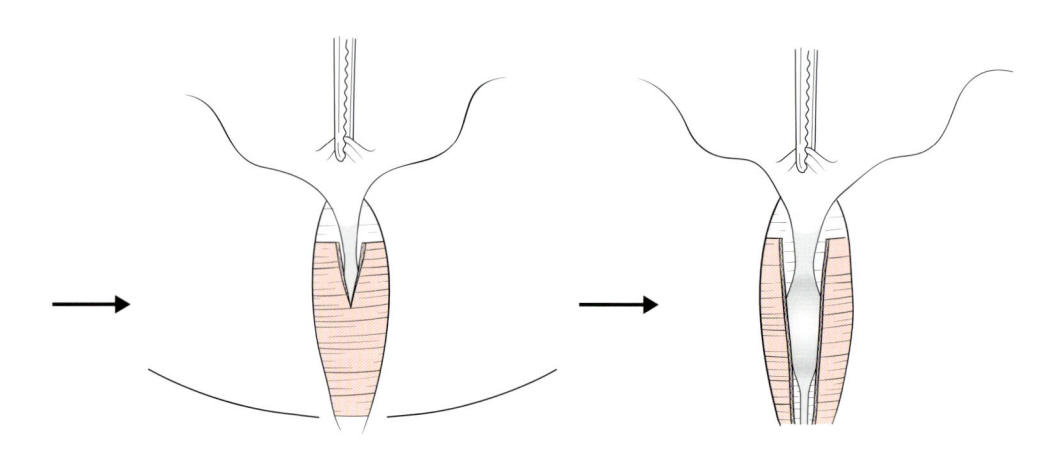

内括約筋に入り込んでいく細い瘻管部分を現わすように内括約筋に切開を加えていく

瘻管部分を覆う内括約筋に切開を加えていくと，白い瘻管走行が透けて見えるようになる

原発口からの瘻管を如何に見出し瘻管切離していくか

　原発口部分，つまり内括約筋に入り込む瘻管部分は極めて細い。
　見極めるには輪状に走る内括約筋に垂直に入り込んでいく縦走する粘膜成分，索状物として確認する。
　それでも瘻管部分が不明瞭の場合は，原発口周囲の下半分の残存粘膜部を鑷子にて一塊として把持し牽引すると，内括約筋を貫く細い索状物として瘻管部分を確認できる。
　それでも不明瞭な場合は，原発口の後壁を形成する粘膜部分に切離を加え粘膜片を作成し，それをペアン鉗子で把持し，外側に牽引しつつ瘻管後壁部分をメスにて切離しつつ現すようにする。

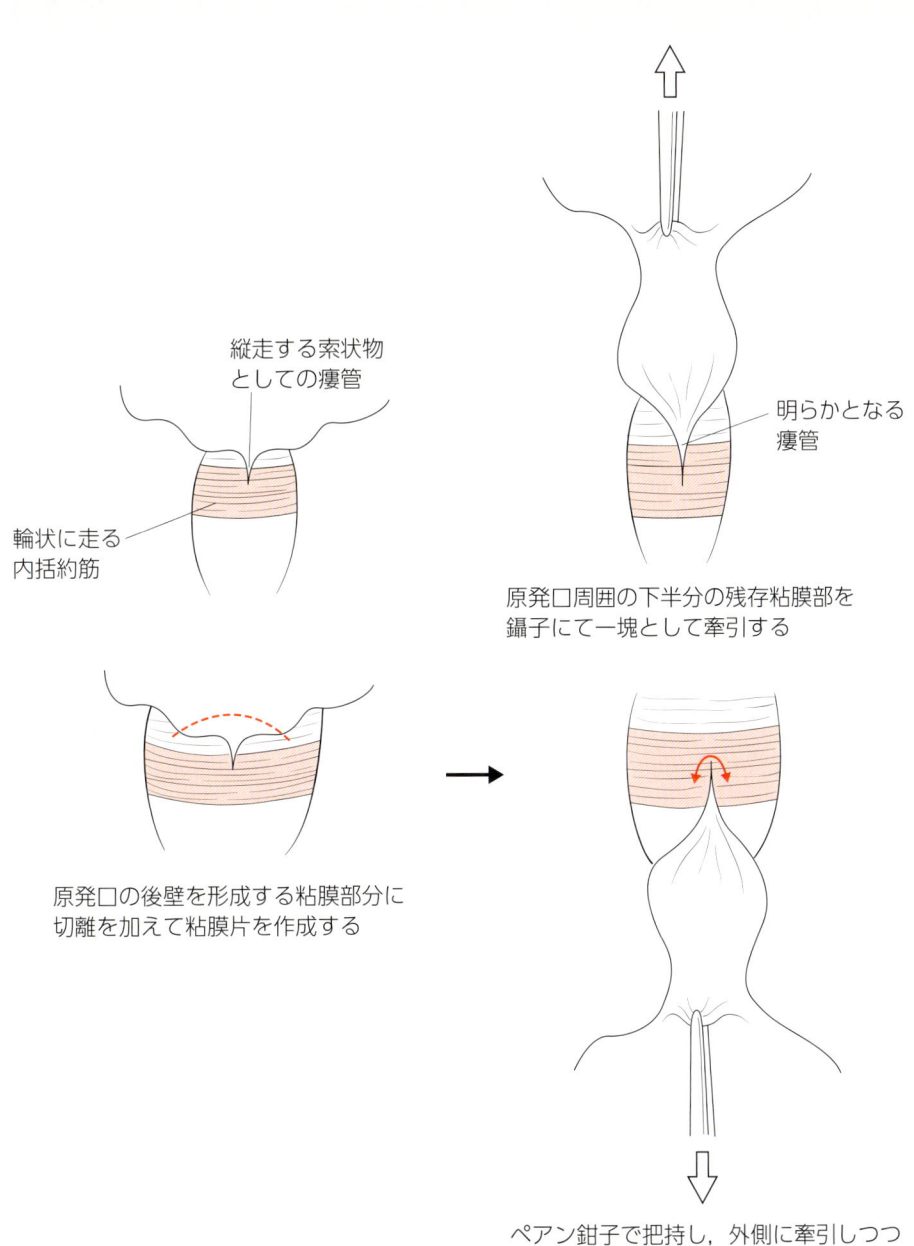

縦走する索状物としての瘻管
輪状に走る内括約筋

明らかとなる瘻管
原発口周囲の下半分の残存粘膜部を鑷子にて一塊として牽引する

原発口の後壁を形成する粘膜部分に切離を加えて粘膜片を作成する

ペアン鉗子で把持し，外側に牽引しつつ瘻管後壁部分をメスにて切離しつつ現すようにする

原発口からの瘻管切離のコツ

　原発口からの瘻管はあくまでも，か細い。強く牽引すると千切れてしまう。まずその場に安定させるように鑷子で把持し，そして目で確認しつつ鋭的にメスで内括約筋に切離を加えていく。

　内括約筋に切離を加える場合は，メスに触れるだけで括約筋が切離されるように，まず十分に前もって開創器で肛門を拡張し内括約筋に緊張を与えておく。

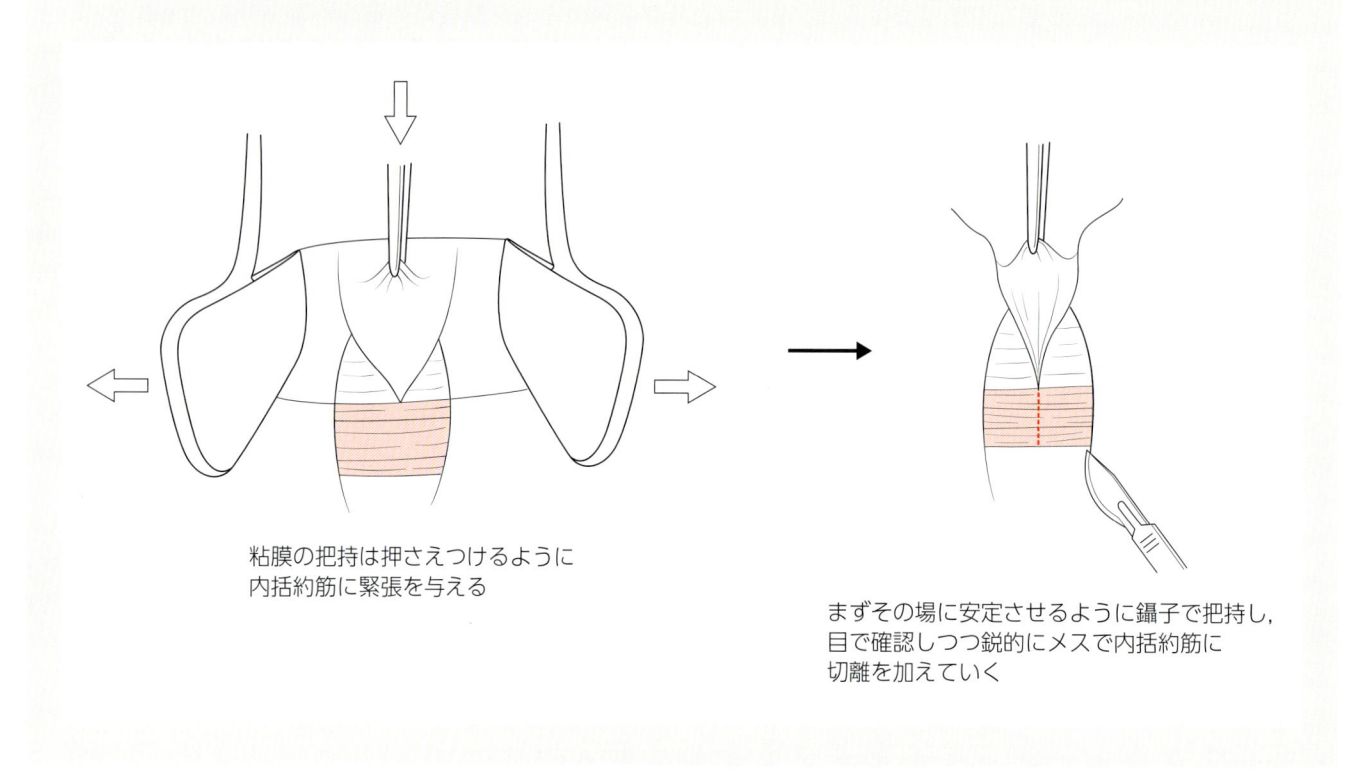

粘膜の把持は押さえつけるように内括約筋に緊張を与える

まずその場に安定させるように鑷子で把持し，目で確認しつつ鋭的にメスで内括約筋に切離を加えていく

ii．原発巣の切開開放

内括約筋直下の瘻管を末梢に鋭的に切開しつつ追っていく。

原発巣へ到達したのは瘻管内に不良肉芽を見出すことで確認しえる。

原発巣は瘻管の一部が膨んで存在することが多いが，さほど大きくなく，瘻管の一部と同様の場合もある。

原発巣部の不良肉芽は十分に除去するが，原発巣を形成する後壁は残存させる。

開放された原発巣より末梢に向かい切開を延長し，二次口側から開放させた瘻管部と連絡させる。

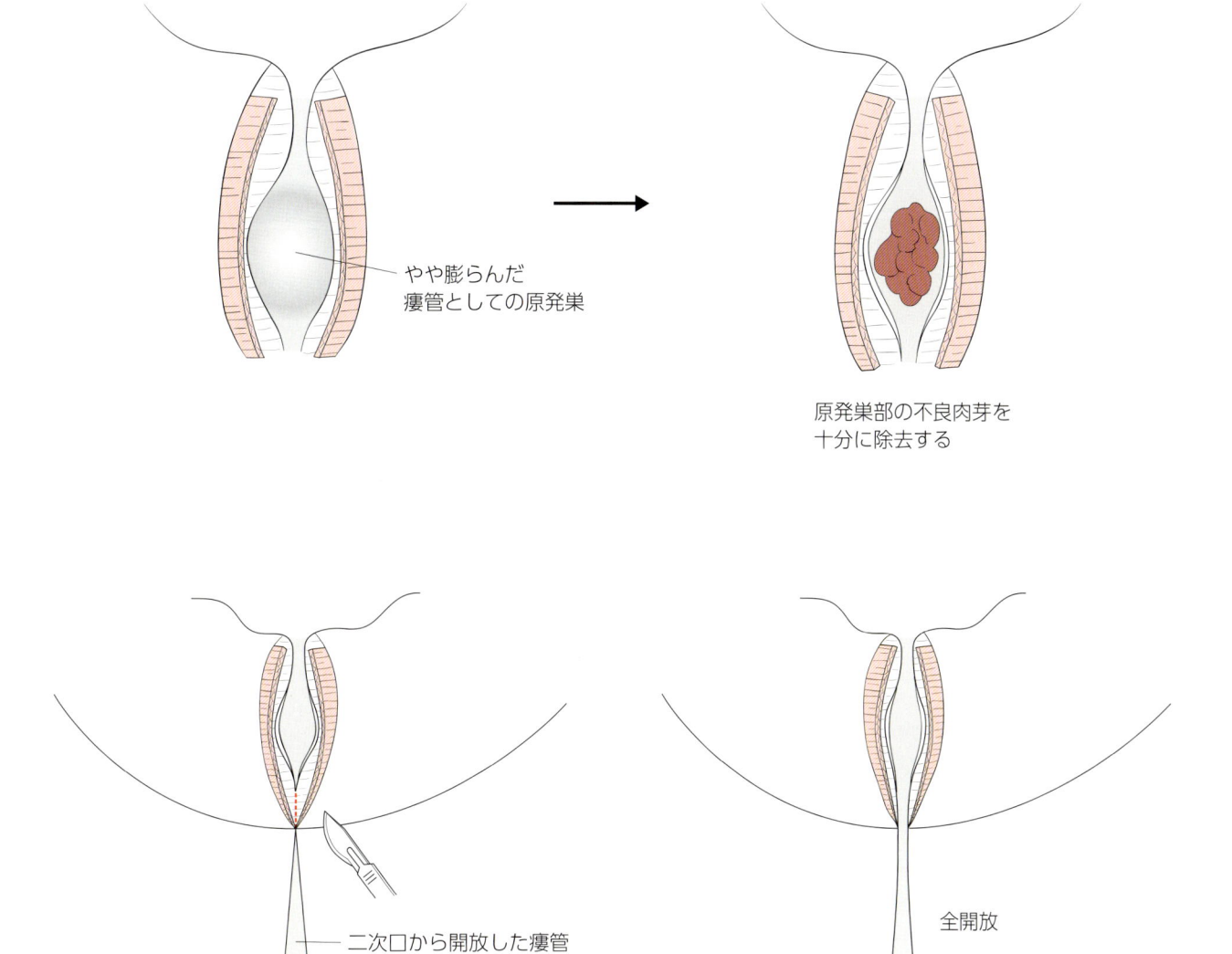

やや膨らんだ瘻管としての原発巣

原発巣部の不良肉芽を十分に除去する

二次口から開放した瘻管

開放された原発巣より末梢に向かって切開を延長し，二次口側から開放させた瘻管部と連絡させる

全開放

第2章 痔瘻の手術

手術時における低位筋間痔瘻の原発口と原発巣

　原発口は肛門陰窩であり，稀に肛門上皮に開口している場合もある。

　原発口を形成する上皮成分（直腸粘膜，肛門上皮）は円錐形となり，その先端が細い索状物となって，横走する内括約筋線維の間を縦方向に走る索状物，瘻管として貫く。

　低位筋間痔瘻では索状物，つまり瘻管は斜め下方に走行する。

　内括約筋を越えると内外括約筋間に到達し原発巣を形成するが，低位筋間痔瘻では瘻管の一部がやや肥大している程度で，時に末梢の瘻管部分が原発巣より大きい場合も散見される。

　痔瘻の手術を確実に行うためには，以上の瘻管走行を目で確認しつつ行うことが必要となる。

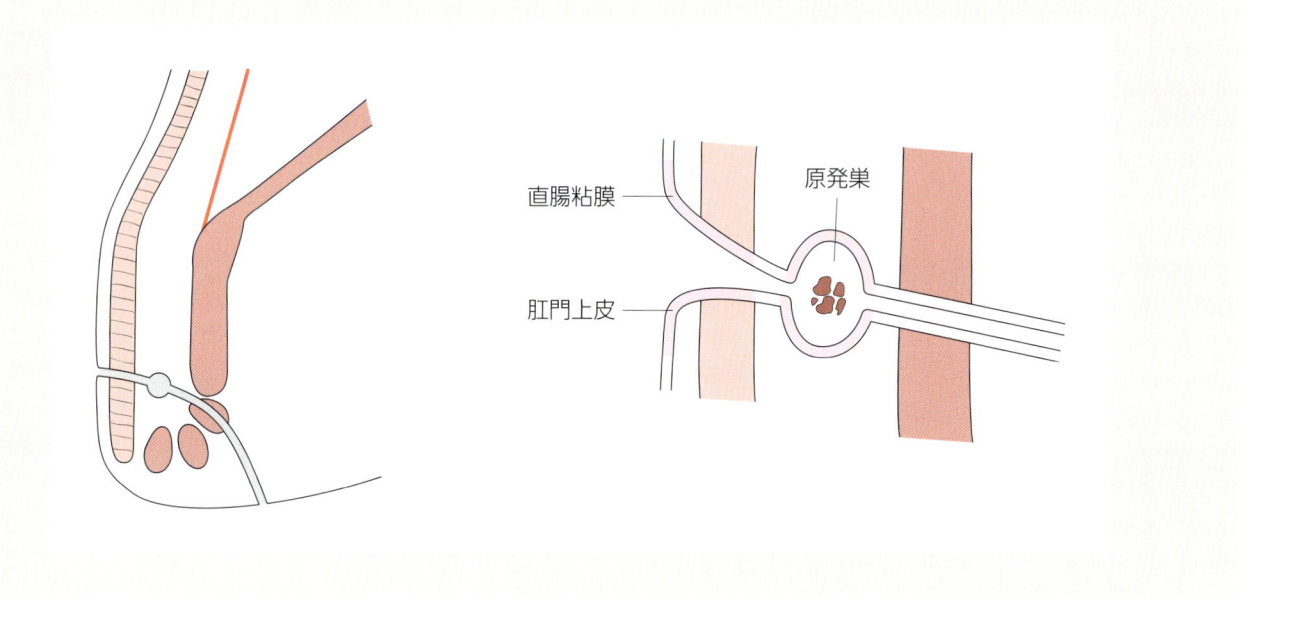

❺原発口の切除

粘膜が内括約筋に入り込む部分，つまり原発口の後壁部分を形成する粘膜を原発巣へ至る部分まで十分に除去する（原発口の切除）。

その際，原発口周囲の隣接する anal crypt を含めて幅広く切除し粘膜切除の奥行きは肛門乳頭まで十分に行う。

隣接する内外痔核が存在する際もドレナージを良好とするため同様に合併切除を行う。

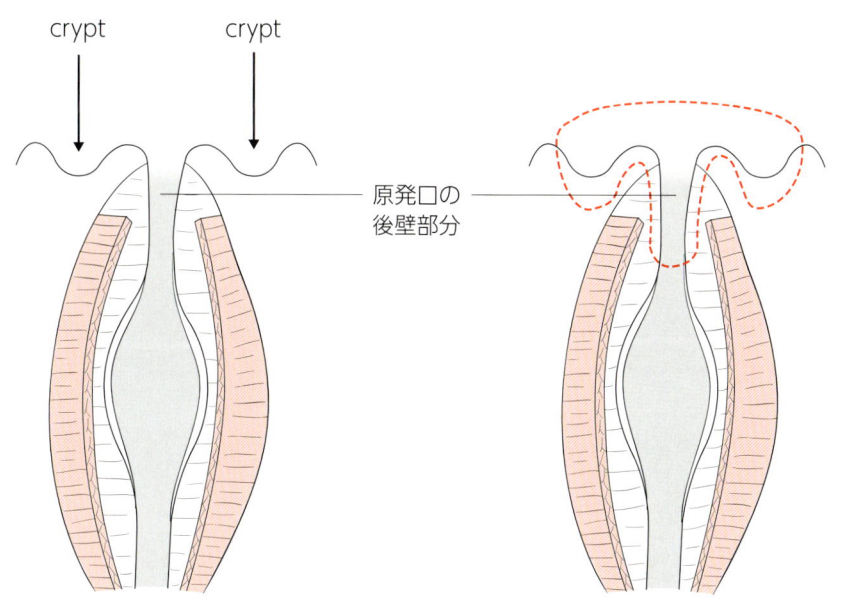

原発口周囲に隣接する crypt を含めて幅広く切除する

原発口周囲の切除はなぜ必要か

　痔核や余剰粘膜が原発口，原発巣除去部の周辺にある場合，術後，手術創面の両側から浮腫状に腫れ覆いかぶさる形をとり，ドレナージを悪くし治癒が遷延する。
　したがって，肛門管内の創の周辺に痔核や余剰粘膜があれば切除する。

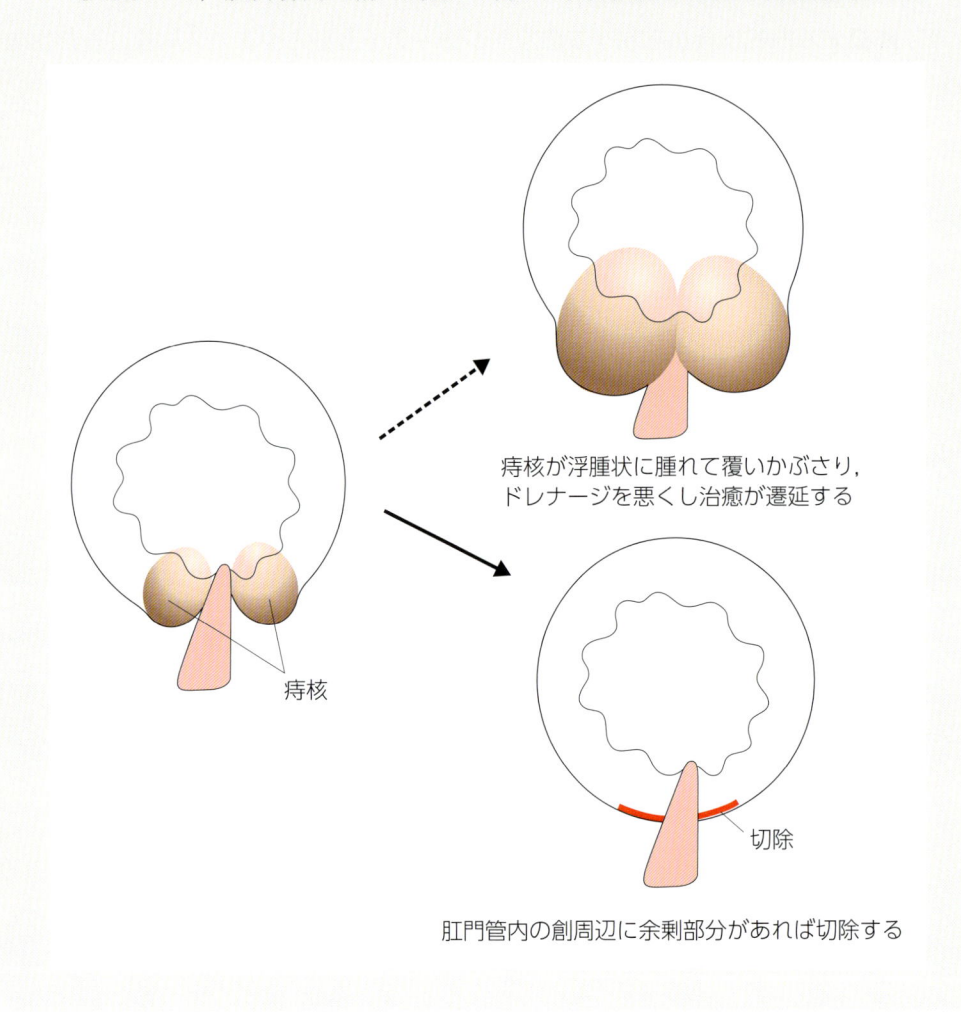

痔核が浮腫状に腫れて覆いかぶさり，ドレナージを悪くし治癒が遷延する

痔核

肛門管内の創周辺に余剰部分があれば切除する

切除

❻ドレナージ創の作成

　全瘻管の切開開放と原発口の処理が終了した時点でドレナージ創を作成する。
　ドレナージ創作成には原発口から二次口までの瘻管の切開開放創に補助切開を加え良好なドレナージを作成していく方法（補助切開法）と，原発口から二次口までの瘻管を切開開放する際に瘻管底部を残存させ，それに創辺縁を縫合固定し，良好なドレナージ創を作成する方法がある（創縮小術）。
　肛門後方に位置する痔瘻に対しては，補助切開を加えてドレナージ創作成を行い，肛門前方，側方に位置する痔瘻には創縮小術を行う。

ドレナージ創作成の重要性

　肛門部の手術創は開放性にした場合，直腸内容が創面に溜まらないように自然に流れ出るような形を常にとっておかなくてはならない。

　さもないと汚物が創底部に滞るため創縁の炎症性浮腫，腫脹が起こり，その刺激で疼痛が強くなり，その結果，ますます汚物が溜まり治癒を妨げてしまう。

　ましてや痔瘻の手術創は原発口，原発巣除去部が深く陥凹した創となるため，痔瘻手術では良好なドレナージ創作成に留意しなればならない。

　なお，ドレナージ創の大きさは気にする必要はない。

　肛門の手術創の治癒はドレナージが十分効いていれば確実に行なわれるため，大きな創を作っても，形が良ければその治癒は早い。

　逆に小さな創でも，ドレナージが悪ければ，いつまでも上皮が形成されないばかりか，そこに汚物が溜まって感染を生じ，再手術を要するようになる。

　特に体格の良い括約筋の発達した深い肛門の場合や，原発口や原発巣除去部が深い場合は，大きなドレナージ創を必要とする。

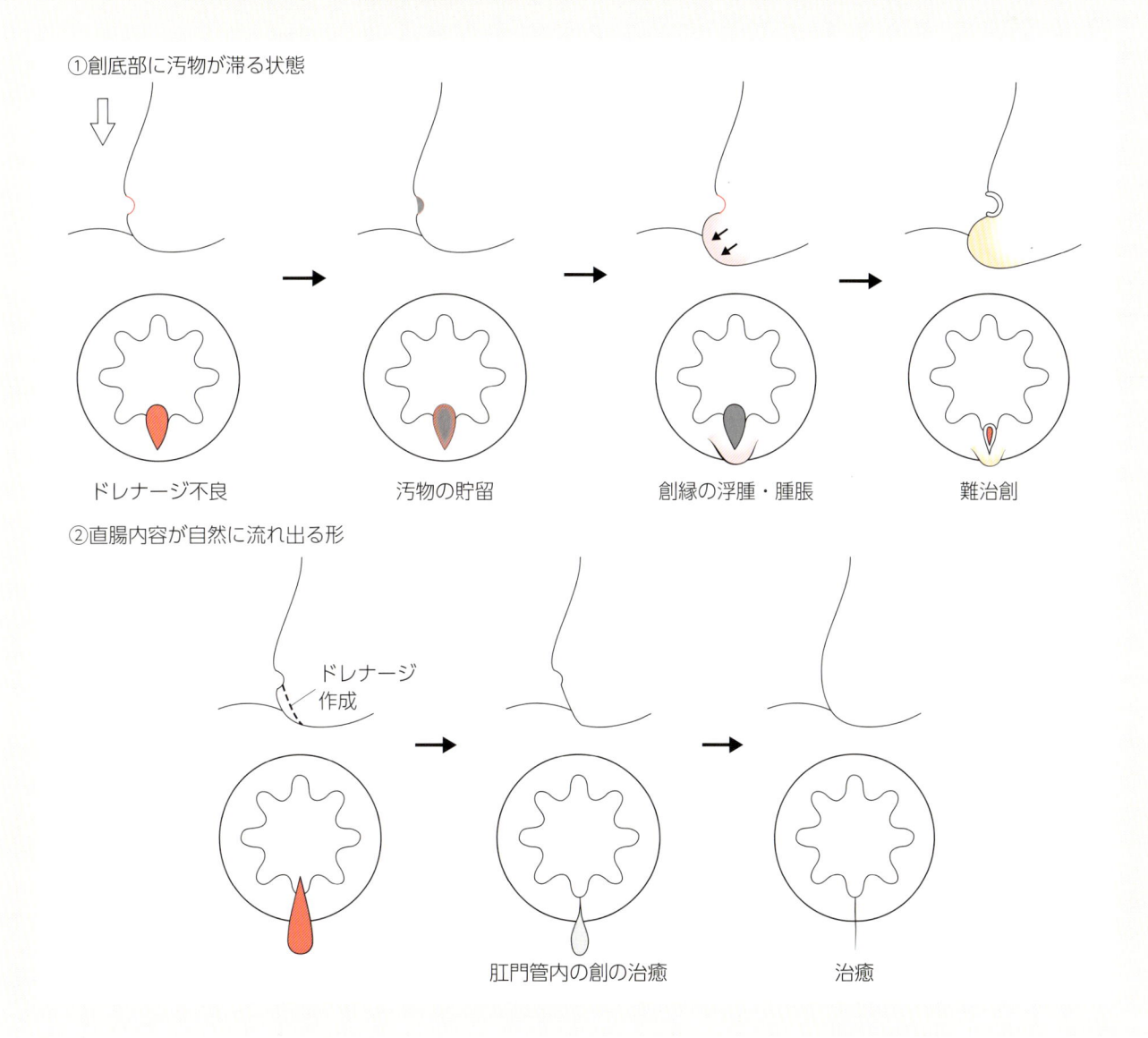

①創底部に汚物が滞る状態

ドレナージ不良 → 汚物の貯留 → 創縁の浮腫・腫脹 → 難治創

②直腸内容が自然に流れ出る形

ドレナージ作成 → 肛門管内の創の治癒 → 治癒

2）肛門後方に位置する痔瘻：補助切開を加えてドレナージ創を作成する方法

❶ドレナージ創の形：補助切開を加えて台形に

　原発口から二次口まで瘻管を切開開放したままでは，単なる縦に走る紡錘状の深い開放創である。

　肛門管は自律神経支配の不随意筋である内括約筋と，髄意筋である外括約筋により囲まれ，不随意的に収縮拡張を繰り返し安静を保てる場所ではない。そのため括約筋に囲まれた肛門管内の創は，そうではない肛門管外の創と比べ，ともすれば治癒は遅れてしまう。

　以上から，肛門管内より肛門管外の創を面積的に大きくするために，補助切開を加えてドレナージ創を作成する。

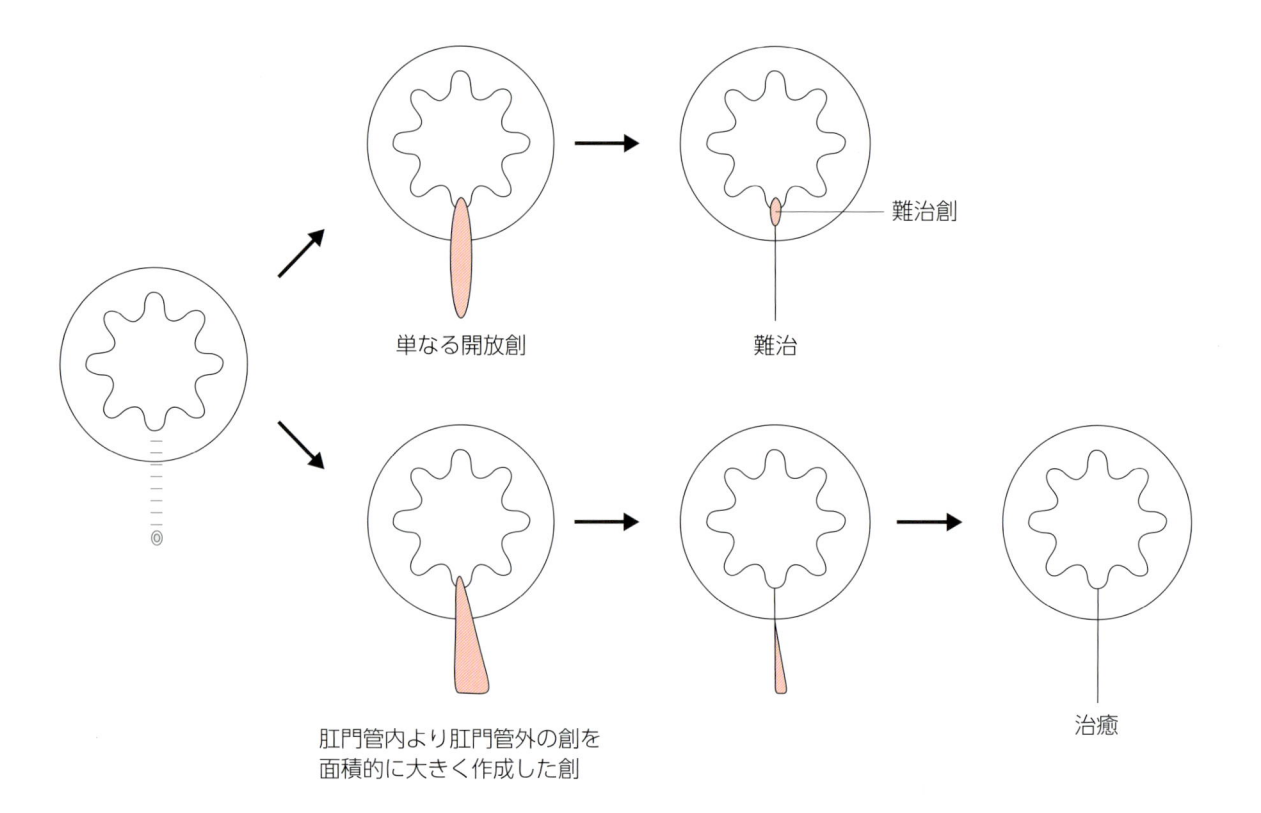

原発口，原発巣，そして二次口までを切開開放し，生じた直線として縦に走る切開開放創が，右寄りであるか左寄りであるかを確認し，右寄りであれば右側，左寄りであれば左側に補助切開を加える。

　ドレナージ創の大きさは，補助切開を加え始める位置，角度によって加減する。

　通常は補助切開は，縦に走る切開創の真ん中やや上方にて切開を加え作成する。

　ドレナージ創を大きくしたい場合は，補助切開を，より上方から開始し，その角度を大きく作成する。

　そして補助切開を加え生じるskin flapを薄く切除し，肛門管内より管外の創が大きな台形のドレナージ創を作成する。

　基本的な方法であるが，手術創が大きく侵襲も大きくなるため，肛門変形をきたしにくい肛門後方に位置する低位筋間痔瘻に適応とする。

①通常の場合：切開創の真ん中やや上方にて切開を加え作成する

切開創の途中から
補助切開を加える

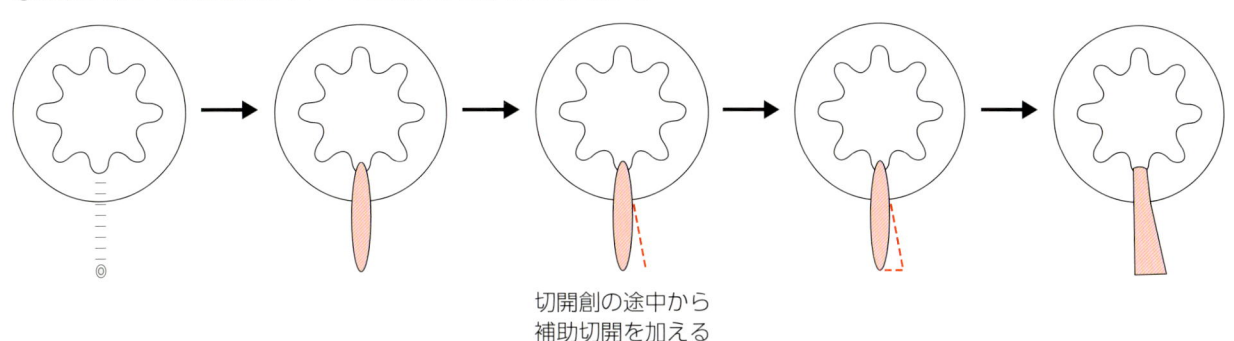

②ドレナージ創を大きくしたい場合：切開創のより上方から開始し，その角度を大きく作成する

肛門管内の創が
大きかったり
深かったりした場合

切開創より上方から
補助切開

幅を広く作成

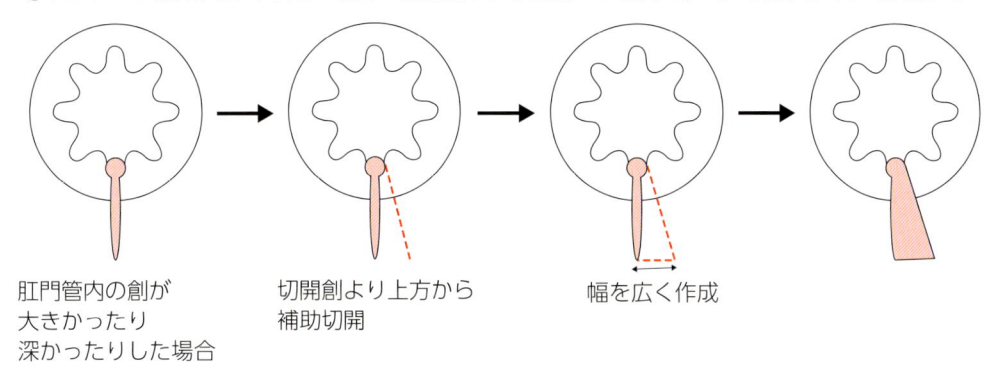

ドレナージ創は正中に位置しないように作成する

　肛門後方に位置する痔瘻においては，ドレナージ創は臀裂中央に位置しないように作成する。

　ドレナージ創が臀裂中央に位置すると，左右の臀部が癒着し，創が乾燥しないため，難治創となってしまう。

　したがって，肛門後方の痔瘻の場合，切開開放後に創を確認し，ドレナージ創の中心が左右のどちらかに偏っているかを見る。

　そして偏っている側に補助切開を加えることで，臀裂中央に位置しない左右どちらかに偏った創を作成する。

臀裂中央にドレナージ創を作成すると，左右の臀部が癒着し，創が乾燥しないため，難治創となる

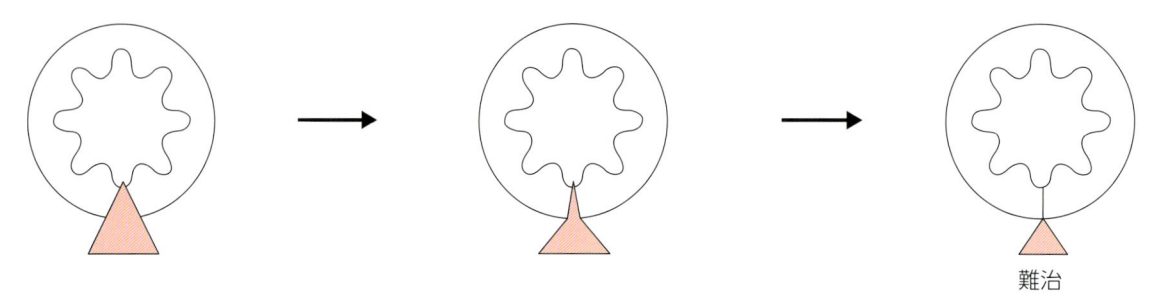

難治

ドレナージ創の中心が左右どちらに偏っているかを確認し，偏っている側に補助切開を加え創を作成する

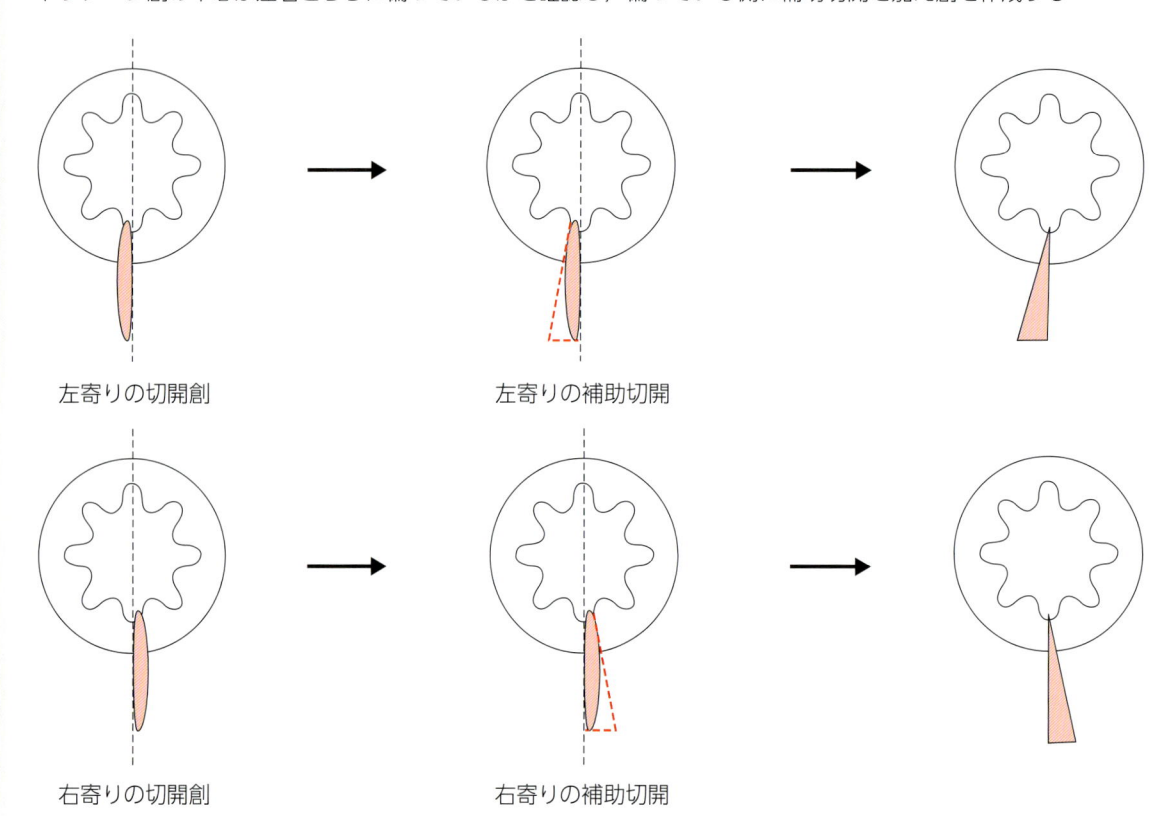

左寄りの切開創　　　左寄りの補助切開

右寄りの切開創　　　右寄りの補助切開

❷ドレナージ創の段差，瘢痕部の処理

　面積的に，肛門管内より管外が大きなドレナージ創を作成しても，まだドレナージ創としては不十分である。

　通常は瘻管を開放した創に比し補助切開を加え皮膚を剥離し形成したドレナージ創は浅い場合が多い。また，瘻管を開放した部位では肛門管内の原発巣除去部が陥凹を形成する。

　創に瘢痕があったり凸凹があると，治癒を妨げる。したがって，創をチェックし，断差がみられる部分はなだらかとなるよう切除する。

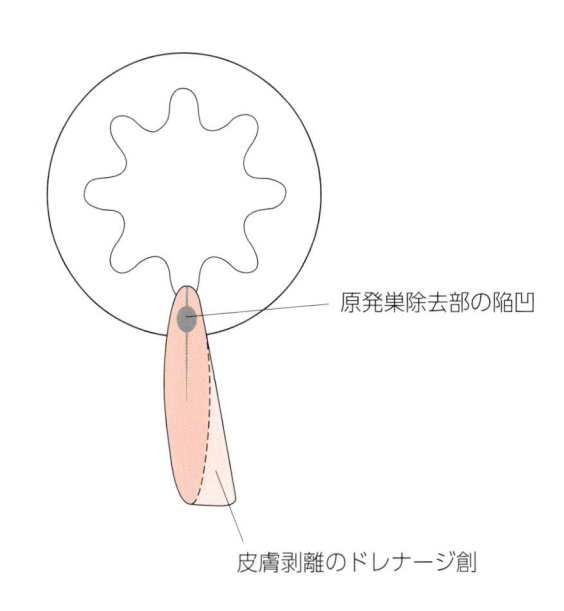

原発巣除去部の陥凹

皮膚剥離のドレナージ創

　また，瘢痕が残存しているなら瘢痕部にメスにて左右から斜め切開，乱切を加え底部以深の治癒を促す。

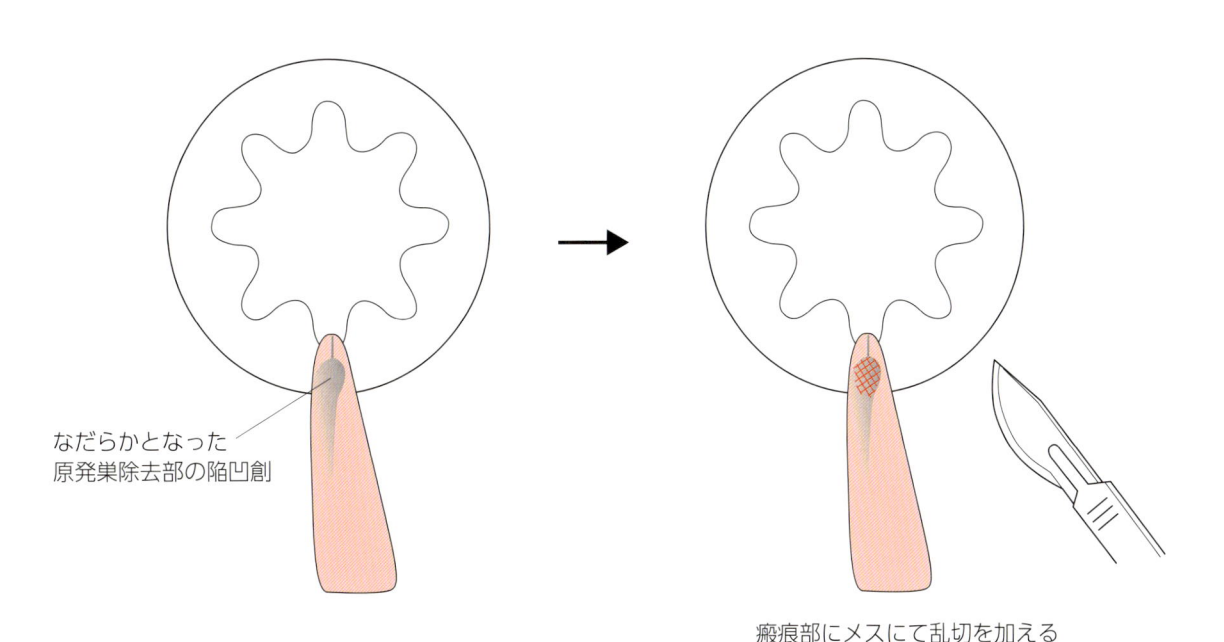

なだらかとなった原発巣除去部の陥凹創

瘢痕部にメスにて乱切を加える

第2章　痔瘻の手術　109

二次口周辺の瘢痕も残っているなら，切除し平らな創とする．

最終的に肛門内のもっとも口側の奥の創，原発口や原発巣除去部が最深となり，そこから肛門縁に向かってなだらかに至る，そして瘢痕部を処理したドレナージ創を作成する．

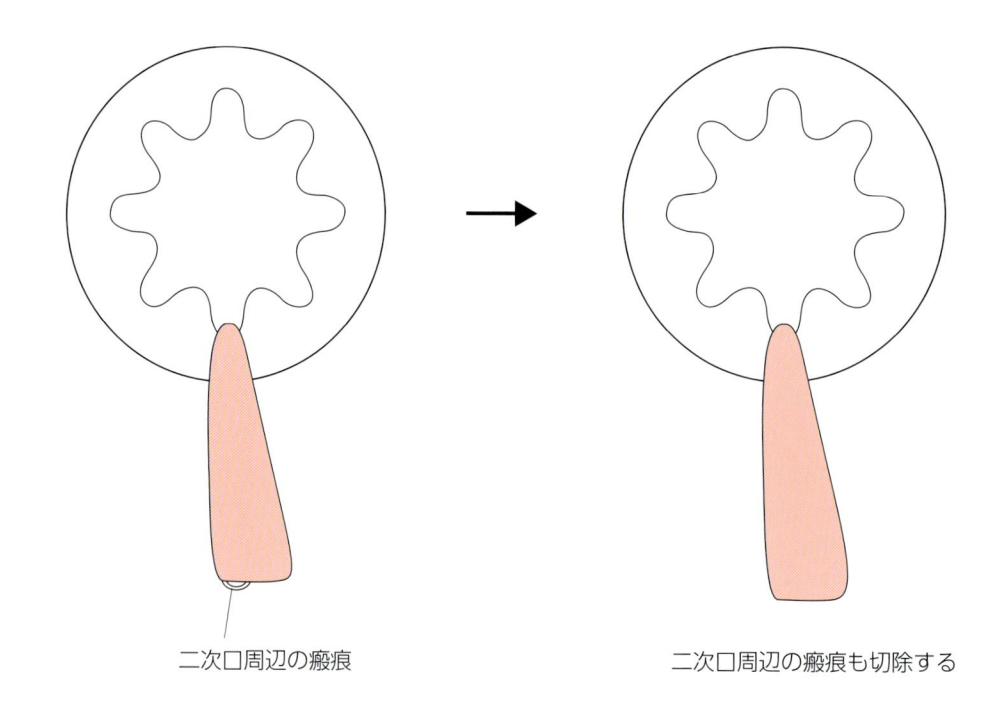

二次口周辺の瘢痕 → 二次口周辺の瘢痕も切除する

❸最終的なチェック

　臀部を牽引するテープを一旦，弛めて自然の位置でドレナージ創が十分か，つまりドレナージ創が開放創として確認できるかドレナージ創に段差が生じていないかをチェックする。

　もし，開放創として存在しなかったり段差があったなら追加切除を行う。

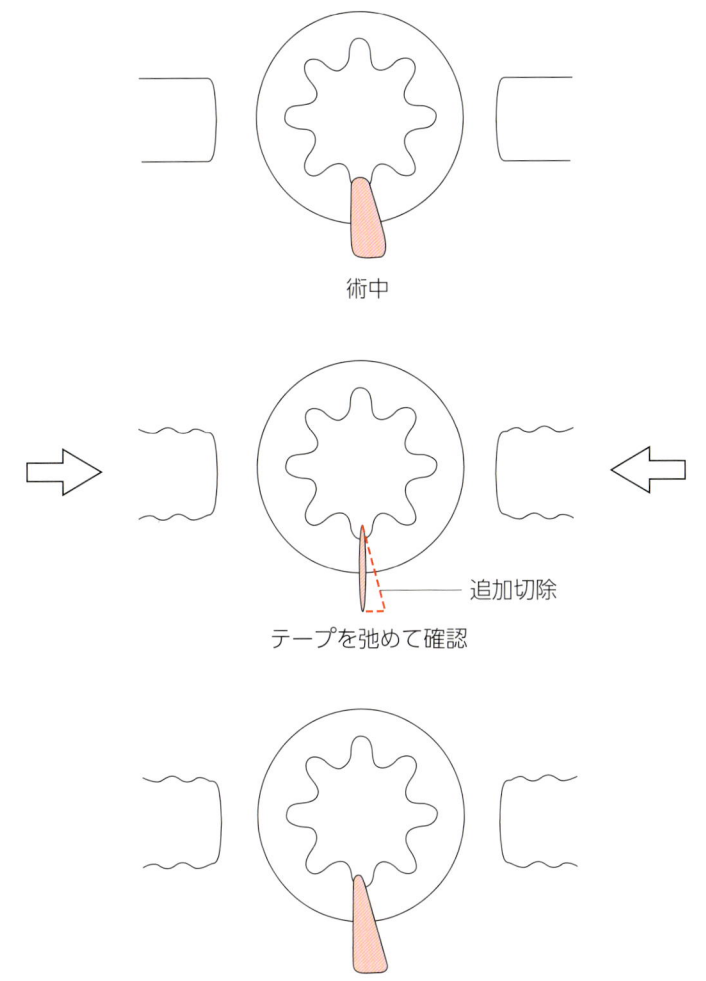

術中

追加切除
テープを弛めて確認

テープを弛めても十分なドレナージ創を作成

❹創の再建

　肛門管内の創の再建を，創縁を連続縫合することで行う。

　瘻管を切開開放しドレナージ創を作成しただけでは粘膜，肛門上皮，括約筋は離開したままである。

　創縁を連続縫合することで切離粘膜端，肛門上皮端からの止血を得ることもできる。

　また離開した粘膜，肛門上皮，括約筋は縫合固定され，創は縮小し，創の辺縁の段差も少なくなり，治癒促進が図れる。

　開創器で術野を確保した後，5.0マクソンを用いて切開縁の左，もしくは右端の肛門縁のやや外側より皮膚，次いで肛門上皮，粘膜の連続縫合をインターロックしつつ行う。

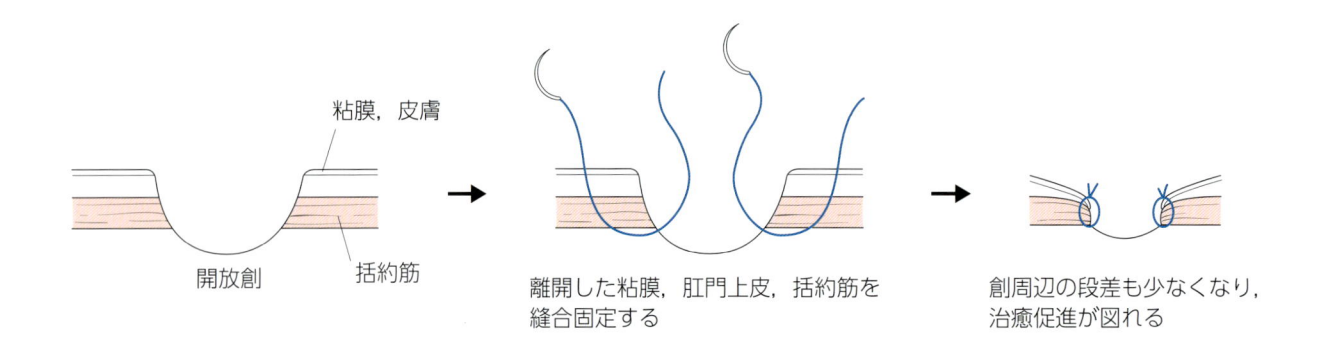

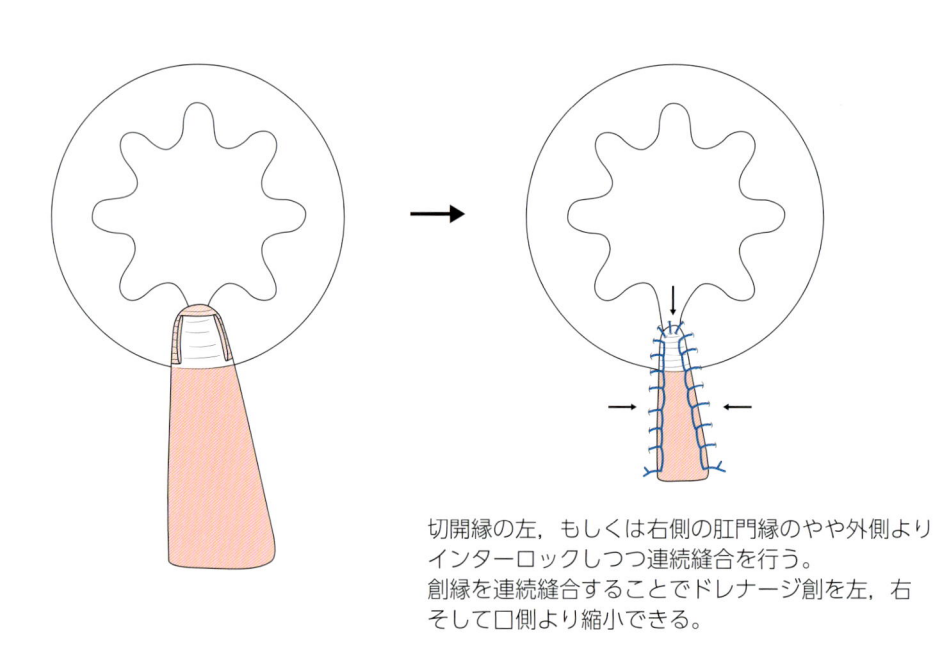

粘膜，皮膚
開放創
括約筋

離開した粘膜，肛門上皮，括約筋を縫合固定する

創周辺の段差も少なくなり，治癒促進が図れる

切開縁の左，もしくは右側の肛門縁のやや外側より
インターロックしつつ連続縫合を行う。
創縁を連続縫合することでドレナージ創を左，右
そして口側より縮小できる。

連続縫合の実際

　連続縫合の基本は，インターロックするものと，そうでないものとを混在させて行う。
　つまり，肛門管外の創は底部に固定することを基本としてインターロックしつつ連続縫合で行うが，肛門管内の創は管外の創より，より縮小させるようにインターロックしない連続縫合で行う。

①片側の皮膚縁縫合

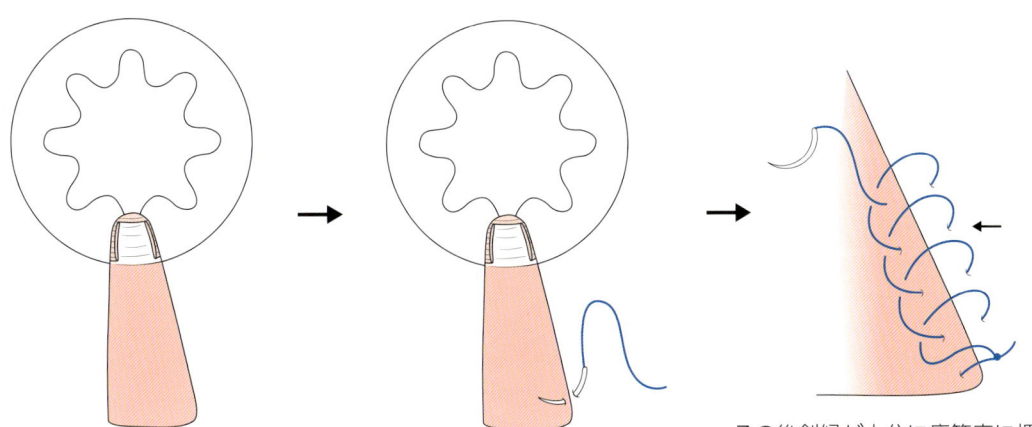

左右，どちらかの切開縁の皮膚創から深部の脂肪織に垂直に深く針糸をかけ一針固定する。

その後創縁が十分に瘻管底に押さえ込まれるように緩まないようにインターロックしつつ連続縫合を行う。縫合が進むにつれ切開開放により開大された皮膚切開創は縮小される。

②粘膜端の縫合

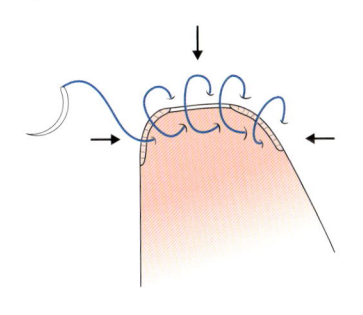

肛門上皮，粘膜端の縫合は創を内括約筋に固定しつつ縮小するように，インターロックしない連続縫合で行う。
左右を寄せ奥の粘膜を手前の括約筋に逢着させるようにして創の左右方向と奥行きの縮小を図る。

③残された側の皮膚縫合

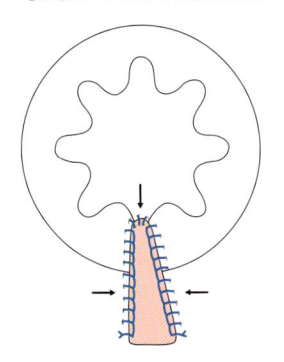

片側の皮膚，肛門上皮，粘膜縫合が終了したら残された側の皮膚縁縫合を行い，結紮する。
創縁の連続縫合で左，右そして口側の創は縮小される。

第2章　痔瘻の手術　113

3）肛門前方，側方に位置する痔瘻：創縮小術

　瘻管を切開開放する際に後壁を温存し，左右に離れた創縁，つまり皮膚縁と括約筋とを瘻管底部に縫合固定する術式である。
　創縁を瘻管底部に固定することで面積的にも縮小し，かつ創の高低差がなくなり，良好なドレナージを得る効果があるため，補助切開によるドレナージ創の追加は必要とせず，術後早期の創治癒を期待できる。
　また，創縁ならびに括約筋の瘻管底部への固定は，単に創の縮小にとどまらず，括約筋の切断による肛門変形を最小限に食い止める効果がある。

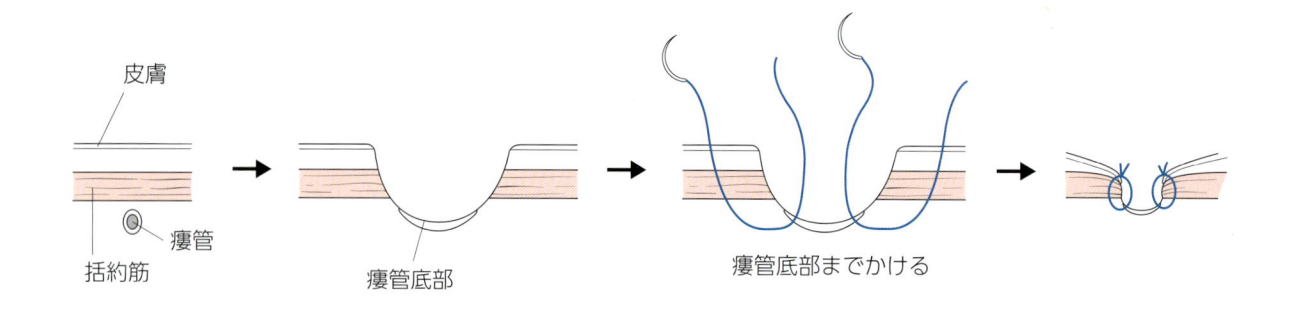

❶ 創の再建：創縁固定

　開創器で術野，つまり全瘻管の切開開放と原発口と原発口周辺の切除まで行われた創を確保する。
　5-0 マクソンを用いて切開縁の左，もしくは右端で一針固定する。
　つまり皮膚，皮下組織，離断された括約筋，瘻管底部に針糸を可及的に垂直，かつ縫い代を幅狭くかける。そして結紮し，創縁固定の基準とする。
　次いで左端，もしくは右端の皮膚の連続縫合をインターロックしつつ行う。
　針は切開縁の皮膚，離断された括約筋，瘻管底部の順に垂直にかけるように心がける。
　そして創縁が十分に瘻管底に押さえ込まれ，かつ緩まないように連続縫合する。
　縫合が進むにつれ，切開開放により開大された切開創は縮小される。
　皮膚の縫合が終了してから粘膜端の縫合に移る。
　粘膜端を内括約筋に縫合固定する際は，より一層の創の縮小のためにインターロックしない連続縫合で行う。
　奥の粘膜を手前の括約筋に縫着させ，かつ左右も寄せて創の奥行きと左右方向の創の縮小を図る。粘膜縫合が終了したら，残された側の皮膚縫合をインターロックしつつ行う。

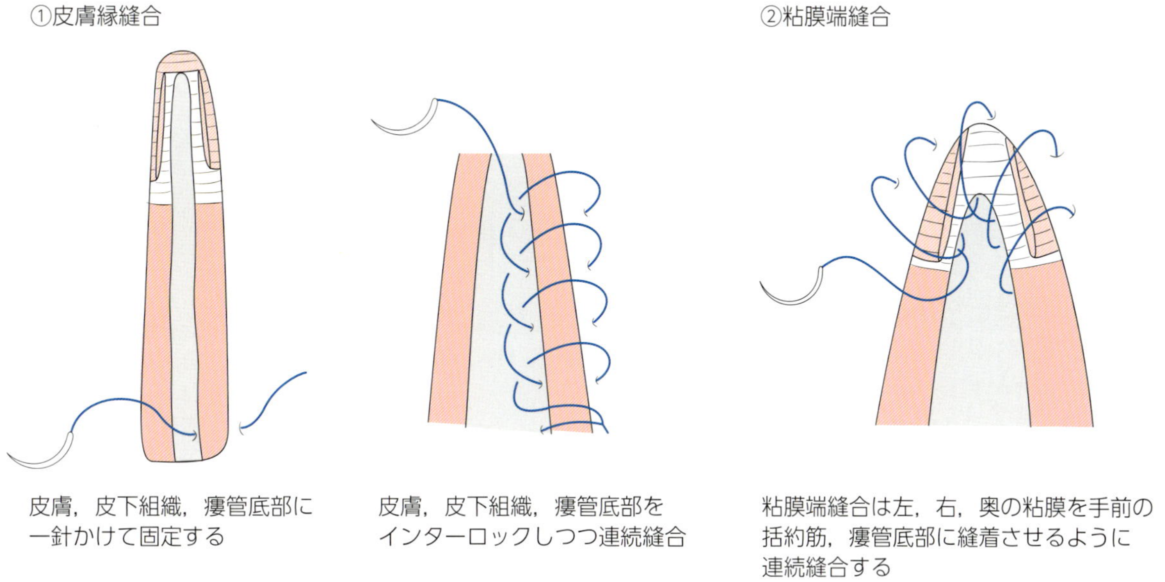

①皮膚縁縫合

皮膚，皮下組織，瘻管底部に
一針かけて固定する

皮膚，皮下組織，瘻管底部を
インターロックしつつ連続縫合

②粘膜端縫合

粘膜端縫合は左，右，奥の粘膜を手前の
括約筋，瘻管底部に縫着させるように
連続縫合する

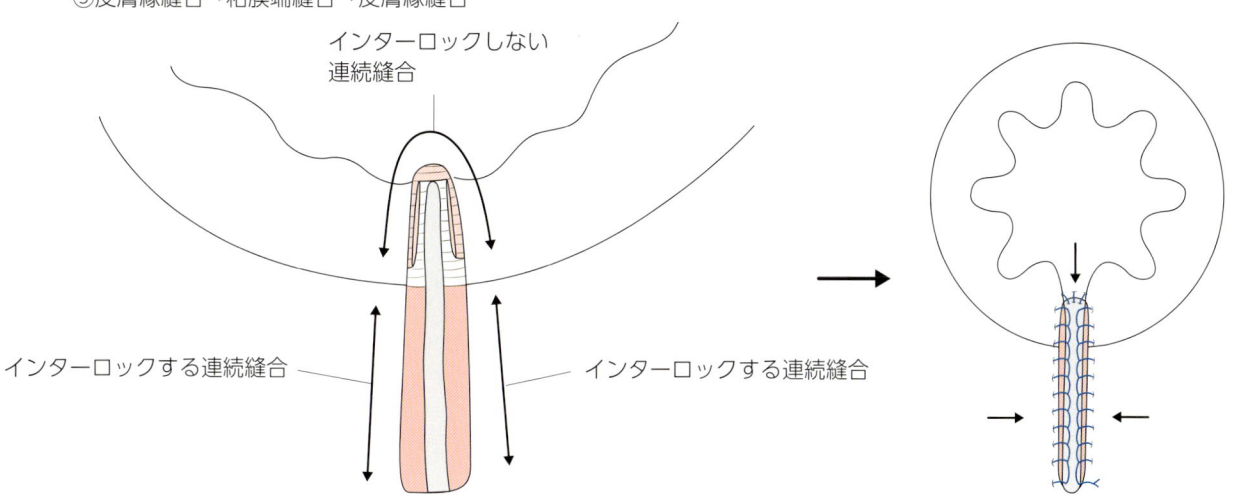

③皮膚縁縫合→粘膜端縫合→皮膚縁縫合

インターロックしない
連続縫合

インターロックする連続縫合　　インターロックする連続縫合

❷二次口周囲のドレナージ創の作成

　創縁固定が終了した時点で二次口ならびにその周辺を形成する瘢痕組織を十分に切除する。
　補助切開を加えた手術時よりドレナージ不良となりがちであるため，二次口周囲の切除は十分に行う。

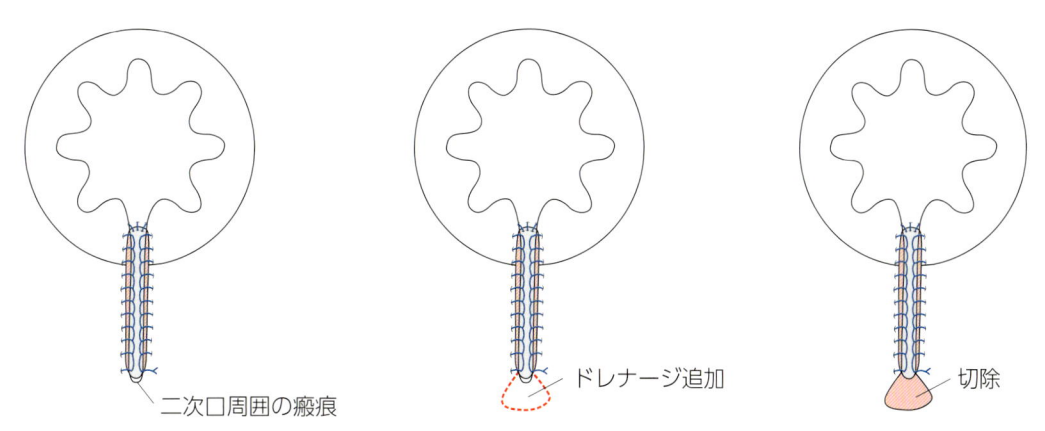

二次口周囲の瘢痕

ドレナージ追加

切除

二次口周囲の瘢痕組織を十分に切除する

第2章　痔瘻の手術

二次口は存在するが原発口が不明，瘻管走行も不明の場合はどうするか

　瘻管走行が不明なのに二次口が前方，側方にあるものに対して切開開放することは侵襲が大きすぎ，肛門変形，変異をきたす危険がある。

　いかなるタイプの痔瘻であっても原発口や瘻管走行が不明瞭な場合に，括約筋侵襲を行うべきではない。

　原発口として疑わしいcryptと隣接するcryptを含めて切除し，ドレナージ創を作成する手術にとどめる。

　つまり，二次口に近い肛門陰窩を2〜3カ所，粘膜片を作成しつつ除去する。

　そして粘膜片に連続して皮膚を剥がすようにしてドレナージ創を作成する。

　二次口周囲を切除し，ドレナージの良い形にする。

　以上の術式であれば括約筋への侵襲はない。仮に再発をきたした場合は，原発口や原発巣が確実となり根治手術が容易となる。

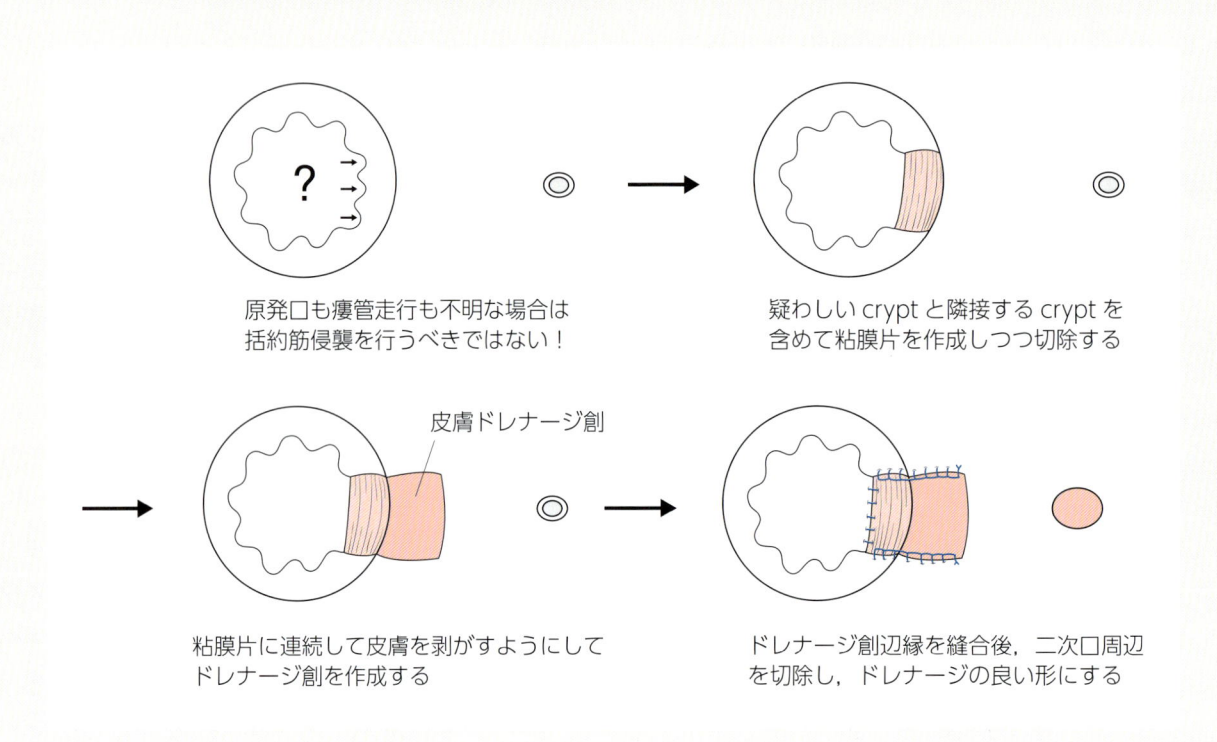

原発口も瘻管走行も不明な場合は括約筋侵襲を行うべきではない！

疑わしいcryptと隣接するcryptを含めて粘膜片を作成しつつ切除する

皮膚ドレナージ創

粘膜片に連続して皮膚を剥がすようにしてドレナージ創を作成する

ドレナージ創辺縁を縫合後，二次口周辺を切除し，ドレナージの良い形にする

2 高位筋間痔瘻の手術

　高位筋間痔瘻は原発口の80％を肛門後方に有し，瘻管が内外括約筋間の歯状線より口側に上行する痔瘻である。

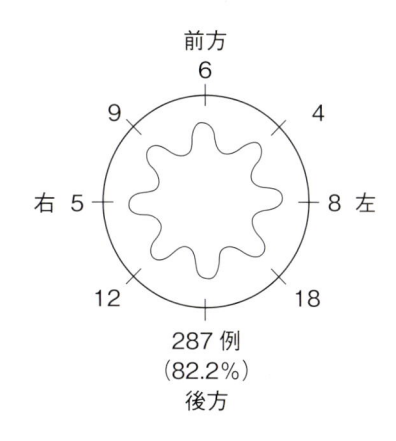

高位筋間痔瘻（349例）の原発口の位置

　歯状線より口側への切開開放は，肛門管をある一定の力で閉じている内括約筋の全長にわたる切開となり，soilingなどの閉鎖不全，機能不全状態を引き起こす。
　したがって，高位筋間痔瘻の手術では，あくまで原発口から肛門側の侵襲，つまり原発口から肛側のドレナージを作成する。
　口側の瘻管に侵襲を加えるのは，瘻管が螺旋状に直腸を上行し狭窄を生じるタイプの痔瘻に狭窄を解除するための瘻管の部分切開を行う場合に限る。

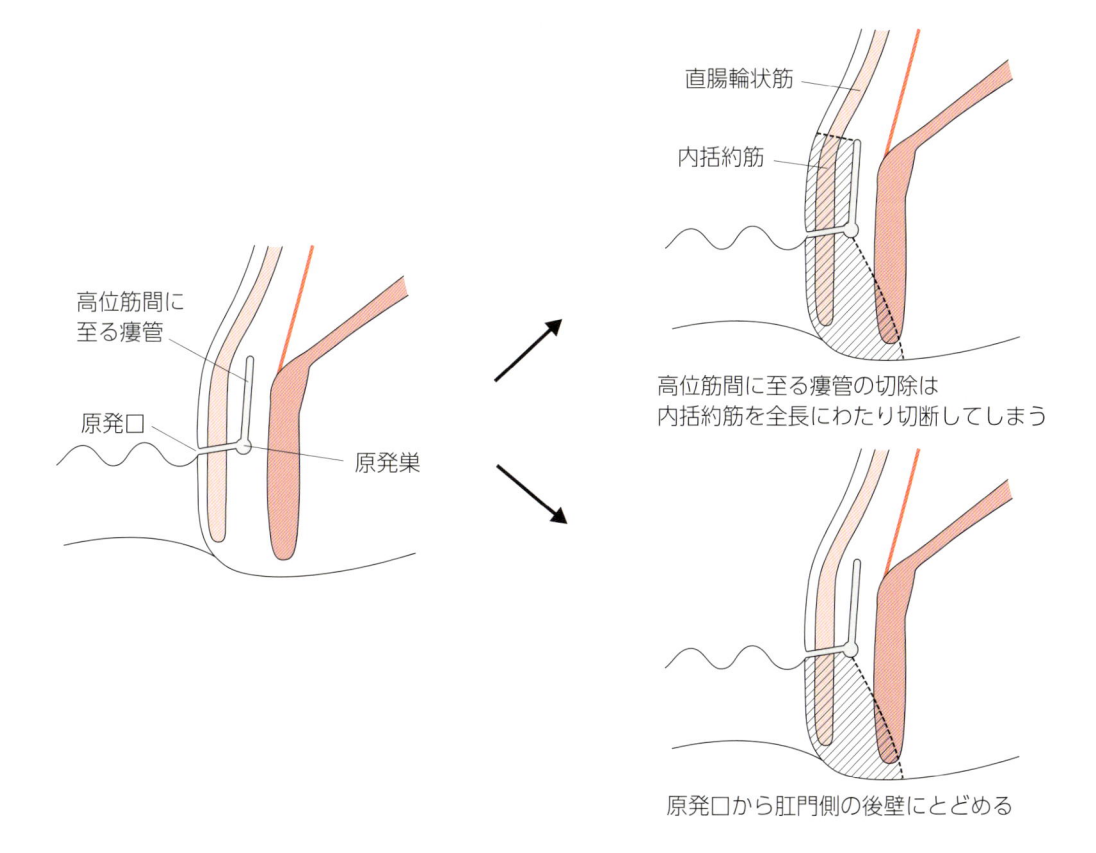

高位筋間に至る瘻管の切除は内括約筋を全長にわたり切断してしまう

原発口から肛門側の後壁にとどめる

内括約筋切開は歯状線を越えてはならない

　内括約筋は肛門管静止圧の90％以上を司る肛門閉鎖に役立っている不随意筋である。

　全長は2～4cmで，歯状線の肛側1.0～1.5cm，歯状線を越え約1.5cm口側まで存在し，直腸の輪状筋に移行する。

　内括約筋への過度の侵襲，つまり全長にわたっての切開は，術後の便漏れ，下着の汚れなどのminor incontinenceをきたす。

　痔瘻手術に際して，内括約筋への侵襲は，いかなる場合も歯状線より口側に及ばないよう心がけるようにする。

　そのため，高位筋間痔瘻における歯状線より口側への瘻管に対しては，開放しないで鋭匙による瘻管内容の除去にとどめ，原発口を切除して同部より肛門側のドレナージ創を作成することを主に行う。

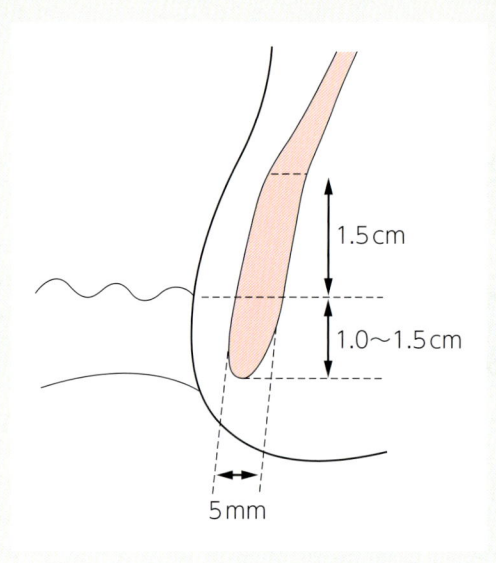

> ### 手術の手順
>
> 1. 指診にての瘻管走行，原発口の確認
> 2. 原発口部の切開，皮膚ドレナージの作成
> 3. 原発巣の確認，処理
> 4. 上行する瘻管の処理
> 5. ドレナージ創の作成

1）術式の実際

❶指診にての瘻管走行，原発口の確認

高位筋間痔瘻では，指標となる二次口が存在しない。

したがって，肛門内の指診により瘻管走行を十分に把握する。

瘻管は，粘膜下に索状に隆起した硬く触診できる。

単純なものは距離が短く直線であり，複雑なものは螺旋状に上行し，時に直腸狭窄をきたす場合もある。

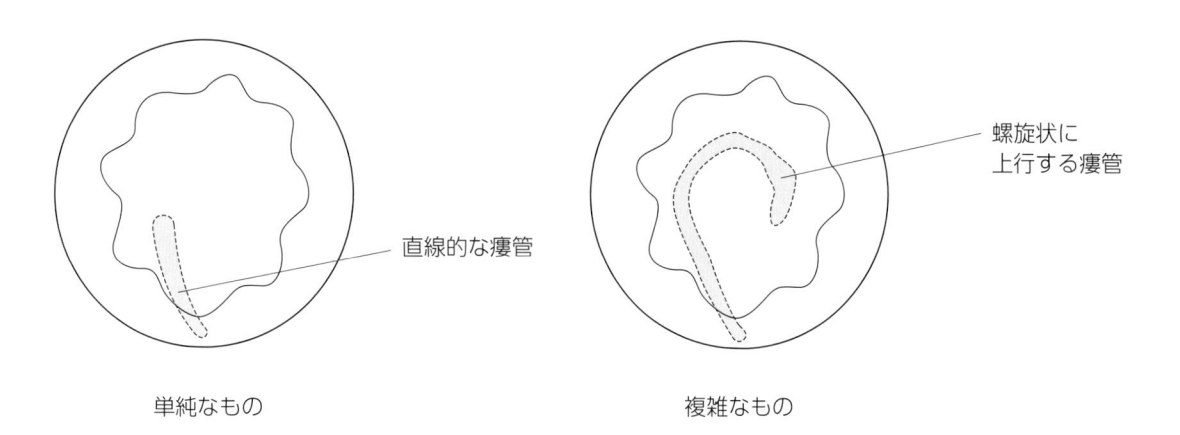

単純なもの ― 直線的な瘻管

複雑なもの ― 螺旋状に上行する瘻管

指診にて瘻管走行を確認した後，口側より瘻管をたどり，瘻管が歯状線に至る部位が，原発口の大まかな位置となる．

原発口と推定される位置の歯状線を触診し，硬い陥凹したcryptとして確認する．

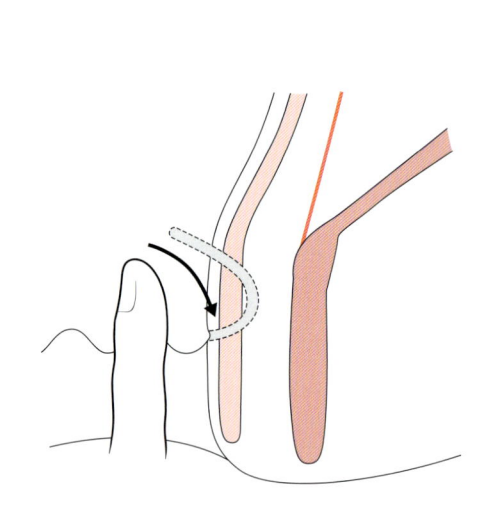

指診にて瘻管走行を確認する

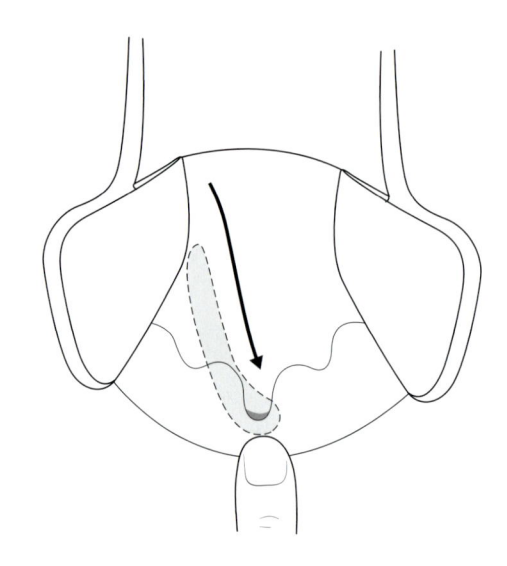

瘻管が歯状線に至る部位が原発口の大まかな位置となる

❷原発口部の切開，皮膚ドレナージの作成

原発口を中心に開創器を肛門内に挿入する．

指診で原発口と推定したcrypt部は，視診で深い陥凹を有するcryptとして確認しえる．

原発口より肛門縁をわずかに越える切開を加える．原発口を形成する後壁（粘膜）を傷つけないよう，前壁（粘膜）と内括約筋に切開を加え，肛門縁を越える．

切開は主に肛門上皮と内括約筋にとどめるが，歯状線より肛門縁をわずかに越えるまで切開を加えることで括約筋による収縮緊張がとれ，術野を十分に得られるようになる．

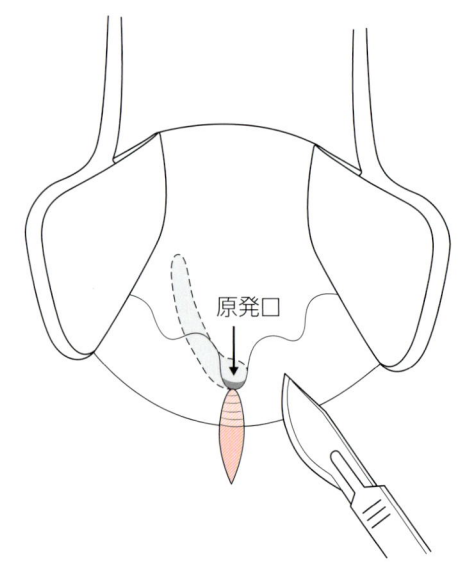

歯状線より肛門縁をわずかに越えるまで切開を加えることで括約筋の収縮緊張がとれ，術野を十分に確保できる

❸原発巣の確認,処理

　原発口切開創で輪状に走る内括約筋に入り込む粘膜成分を見出し,その外側の括約筋に縦切開を加え深さを増していく。

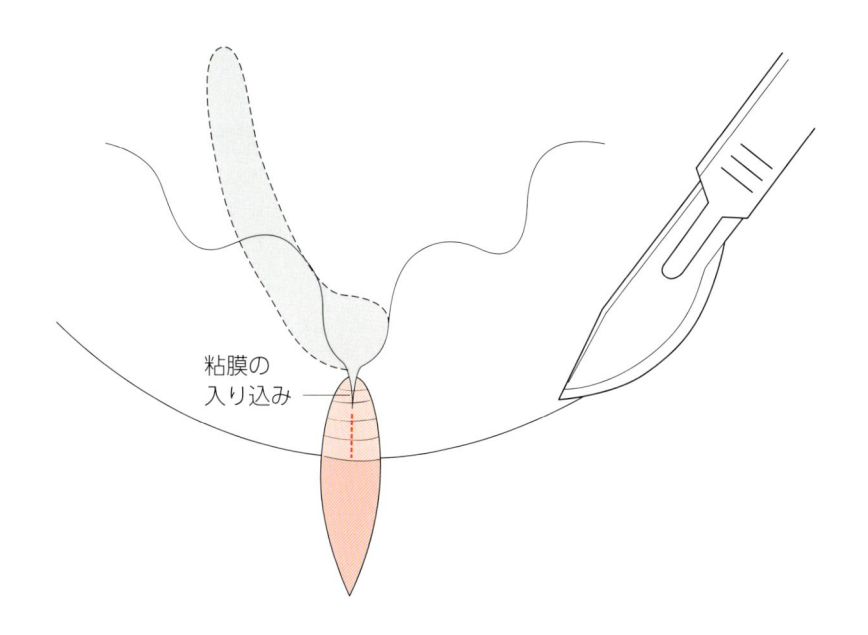

粘膜の入り込み

　不良肉芽が存在する内外括約筋間,つまり原発巣に到達し,筋間に赤黒っぽい不良肉芽を認めたら,横切開を加えて原発巣を開放する。

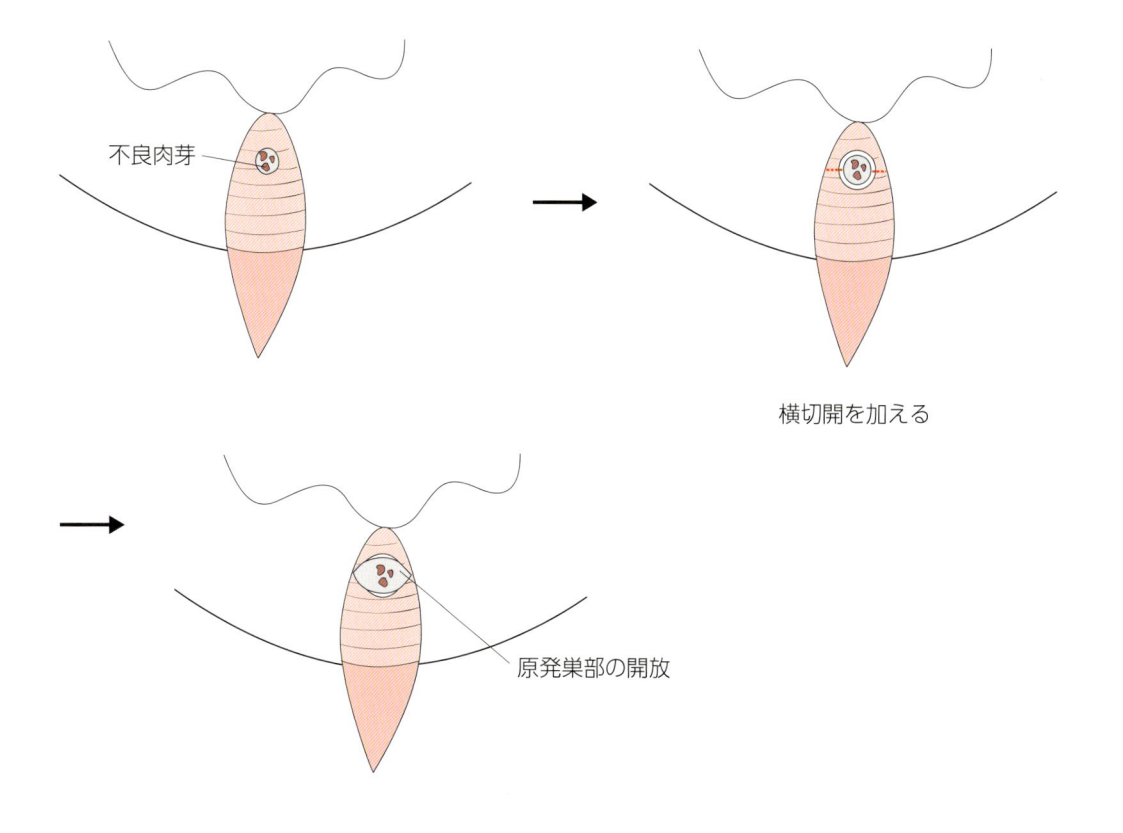

不良肉芽

横切開を加える

原発巣部の開放

そして小さな鋭匙を原発巣内に挿入し，搔把して不良肉芽を除去する。十分に広がった原発巣内に鋭匙を挿入し，直腸に穿孔しないように注意しつつ，上行する瘻管走行を確認しながら搔把する。

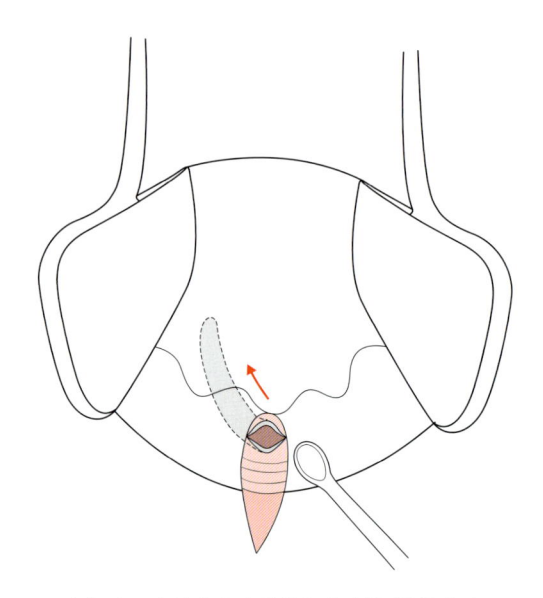

上行する瘻管走行を確認しながら搔爬する

　そして上行する瘻管の基部，つまり原発巣を形成する硬い瘢痕組織をメスにて削ぎ取るようにして切除する。

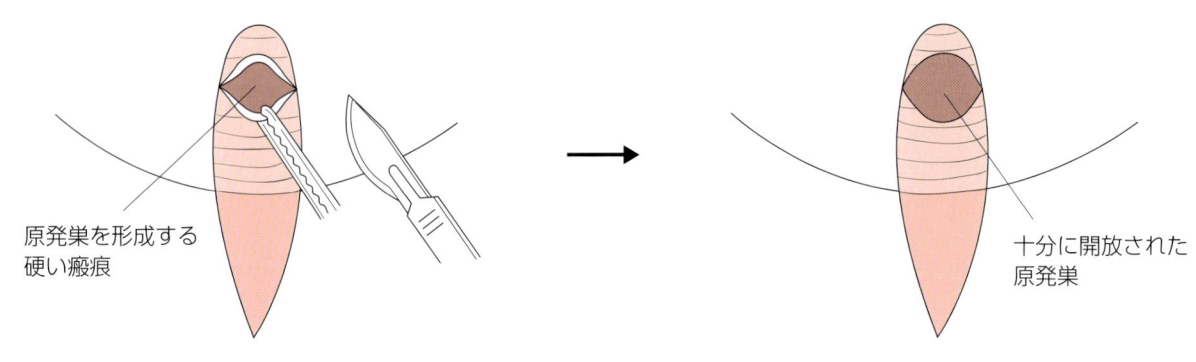

原発巣を形成する硬い瘢痕　　　十分に開放された原発巣

原発巣を形成する硬い瘢痕組織の切除

❹上行する瘻管の処理

i．通常の場合（狭窄が認められない場合）

　口側へ至る瘻管へは鋭匙で掻爬を行い不良肉芽を除去するにとどめ，それ以上は通常は侵襲を加えない。

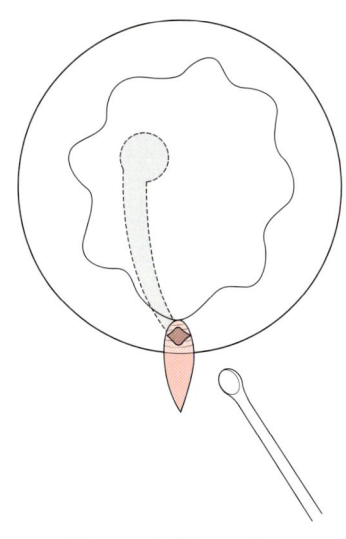

鋭匙での掻爬にとどめる

ii．狭窄が存在する場合

　直腸を上行する瘻管がとぐろを巻くように走行して直腸狭窄の原因となる場合は，瘻管に粘膜面より部分的に切開を加え，瘻管の連続性を断つ。
　瘻管の切開は動脈走行部位を避けて行う。
　まず，触診で充分に瘻管部位を確認した後に，切開部位を決め，電気メスにて鋭的に切開を行う。
　瘻管を切開し，出血がみられる際は，吸収糸で針糸をかけ止血する。

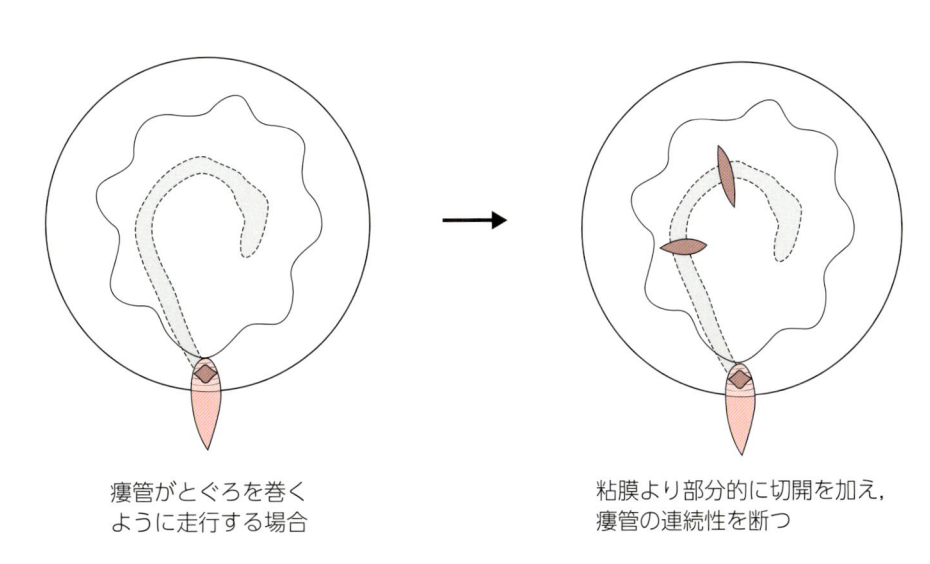

瘻管がとぐろを巻く　　　　粘膜より部分的に切開を加え，
ように走行する場合　　　　瘻管の連続性を断つ

iii．瘻管が直腸内に穿孔している場合：

　瘻管が直腸に穿孔している場合もある。
　しかし，骨盤直腸窩痔瘻と異なり高位筋間痔瘻での直腸への穿孔は，あっても僅かなもので粘膜に隆起や，その中央に小さな穿孔部位を認める場合が多い。
　穿孔部位は特に処置を行わず，そのまま放置する。

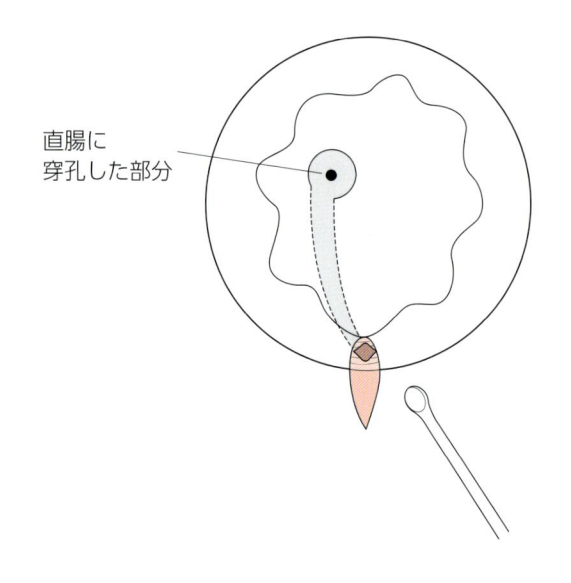

直腸に穿孔した部分

❺ドレナージ創の作成

i．ドレナージ創の作成

　筋間に存在する瘻管への入口部分つまり原発巣を形成する瘢痕がある時は，メスで乱切を加える。
　そして，原発巣部より少しずつ筋切開を加え肛門縁に向かってなだらかに至るようドレナージを追加する。

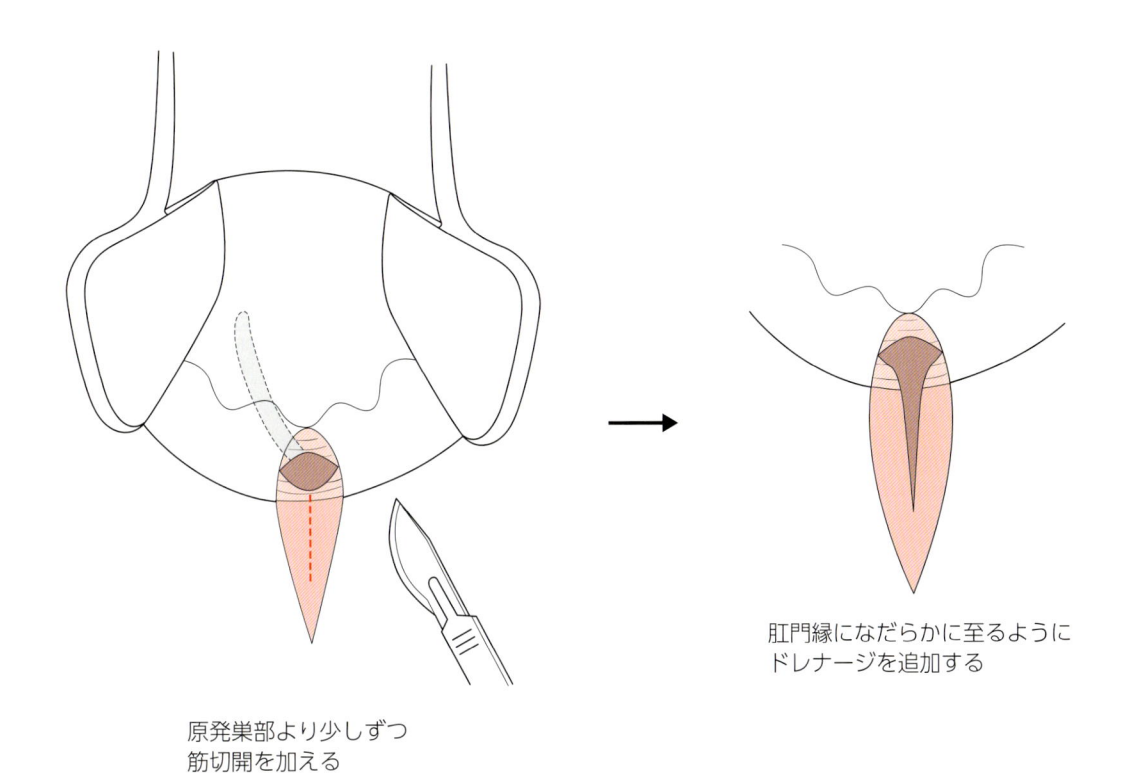

原発巣部より少しずつ
筋切開を加える

肛門縁になだらかに至るように
ドレナージを追加する

原発巣の大きさ，深さによって補助切開を加え，皮膚端をペアン鉗子で把持し，メス，鋏で皮膚を薄く削ぐようにして皮膚ドレナージを作成する。

　皮膚ドレナージ創は臀列中央に配列されないようにする。ドレナージ創の大きさは原発巣の大きさ，深さによって加減する。

　切開開放した原発口の粘膜のめくれ込みと，その原発口に隣接する anal crypt を粘膜切除しつつ切除する。

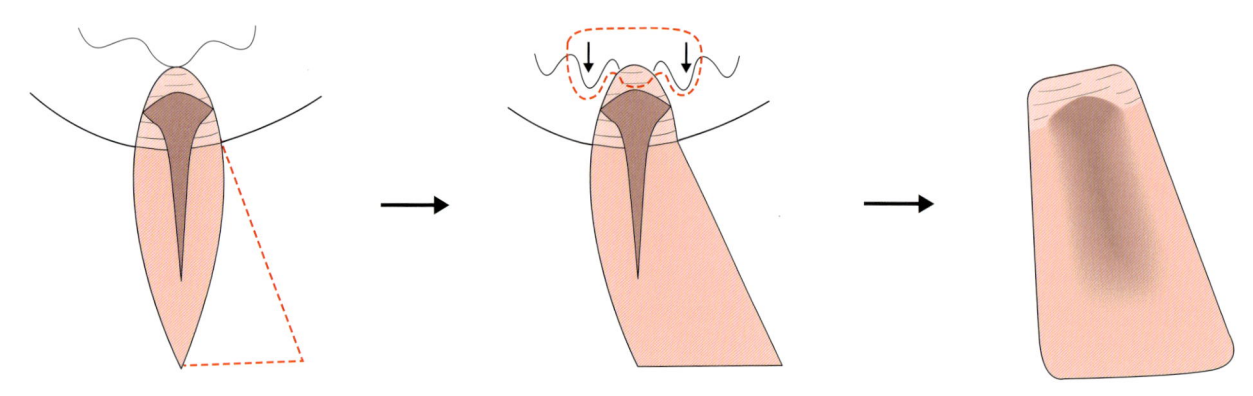

原発口の粘膜のめくれ込みと，その原発口に隣接する crypt を切除する

吸収糸を用いて低位筋間痔瘻と同様に切離粘膜端を内括約筋断端に縫着する。
その際，ドレナージを十分に生かすため原発巣除去部を覆わないようにする。

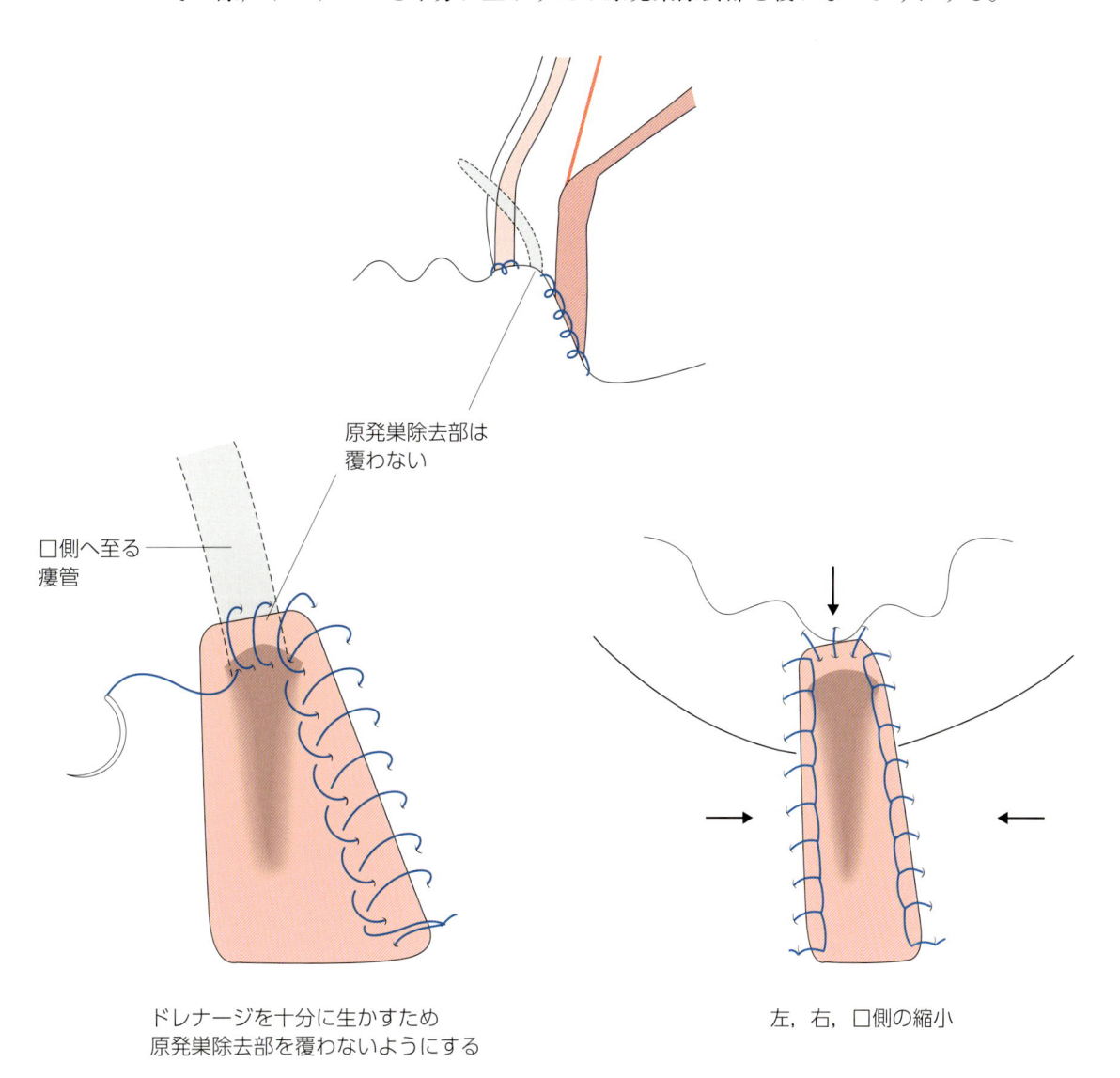

原発巣除去部は覆わない

口側へ至る瘻管

ドレナージを十分に生かすため
原発巣除去部を覆わないようにする

左，右，口側の縮小

第2章　痔瘻の手術　127

3 坐骨直腸窩痔瘻の手術

複雑痔瘻の代表的なものである。低位筋間痔瘻に次いで頻度が多く，痔瘻全体の20〜30％を占める。

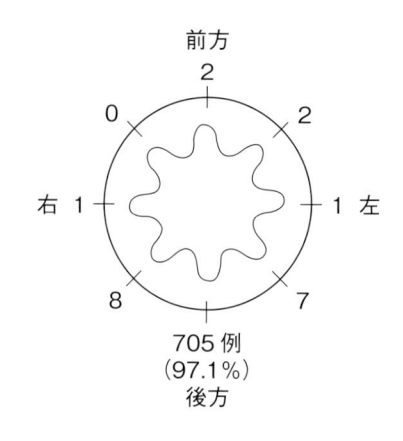

坐骨直腸窩痔瘻（726例）の原発口の位置

原発口を肛門後方のanal cryptに有し，原発巣は内外括約筋間に存在するものの他の痔瘻と比し，深く，高い位置に存在する。

そして，枝である瘻管は皮下外括約筋や浅外括約筋を貫き片側，もしくは両側の坐骨直腸窩に至る。

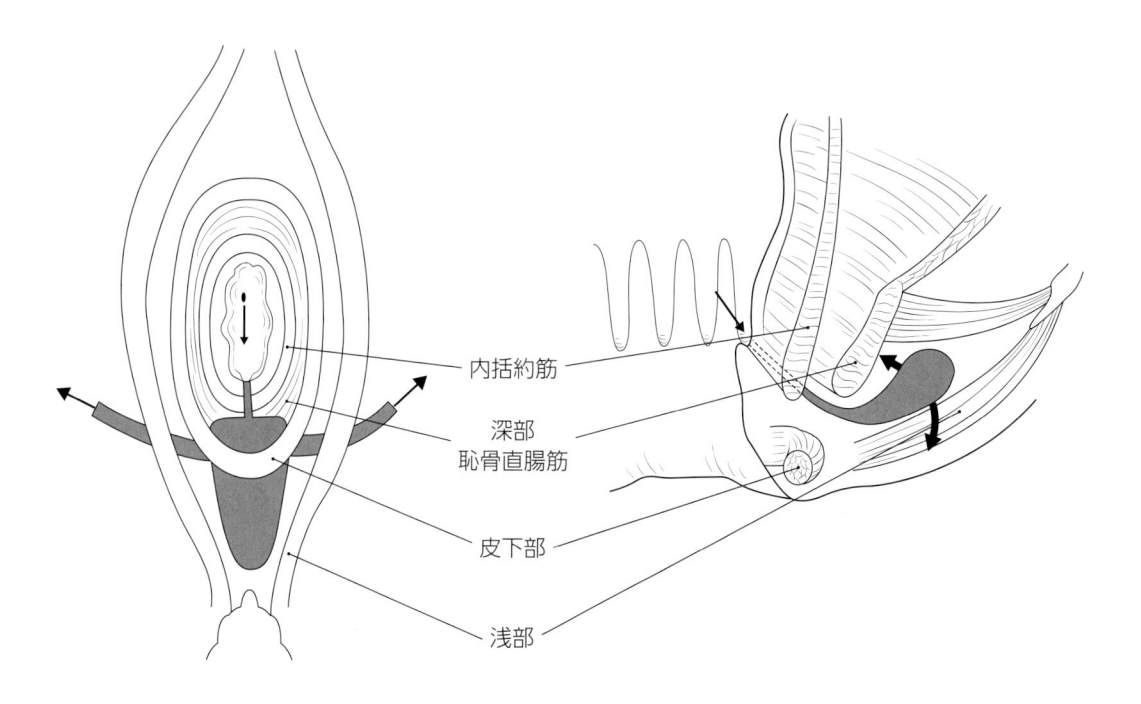

坐骨直腸窩痔瘻は肛門後方に入り口，深部，高位に原発巣を有し，そこを中心として片側もしくは両側に至る深部痔瘻であるため，全瘻管の切開開放は皮下外括約筋や浅外括約筋に侵襲を与える恐れがある．

　したがって，手術としては肛門後方の痔瘻の中心部と言える原発口と原発巣のみを切開開放し，枝である片側，もしくは両側の坐骨直腸窩に至る瘻管は瘻管内の搔把や二次口部の切除にとどめ，過度の侵襲を加えない手術（Hanley変法）を基本とする．

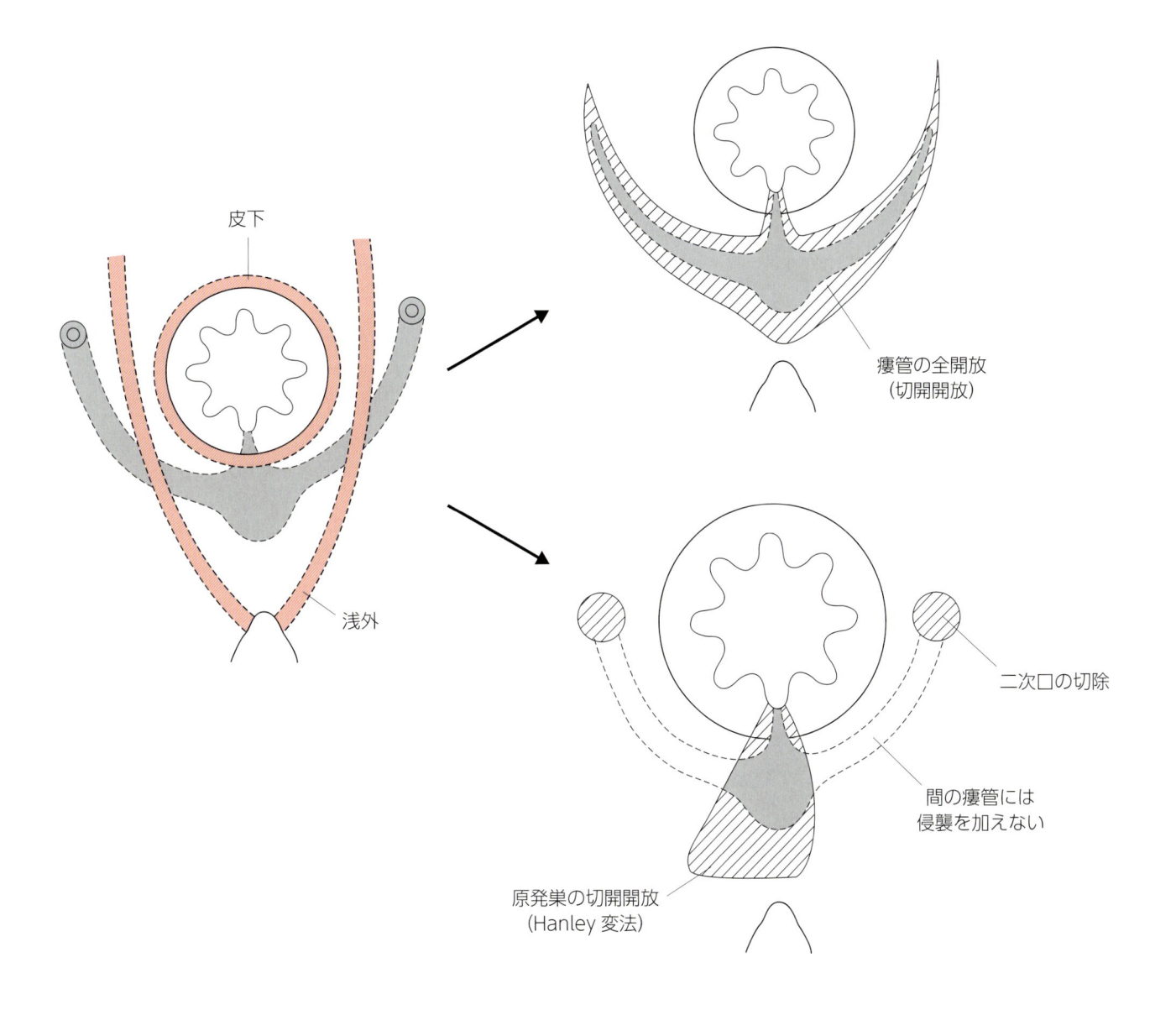

皮下
浅外

瘻管の全開放
（切開開放）

二次口の切除

間の瘻管には
侵襲を加えない

原発巣の切開開放
（Hanley変法）

第2章　痔瘻の手術　129

坐骨直腸窩痔瘻の原発巣

　従来，坐骨直腸窩痔瘻の原発巣は，浅外括約筋に左右を囲まれ深外括約筋，恥骨直腸筋を底部とする Courtney's space に存在するとされてきた。

　最近，Courtney's space だけではなく，より手前の内外括約筋間の高位レベル（深外括約筋のレベル）で健常者には認められない後方深部隙という深い部位に存在するものが多いことが判明した。

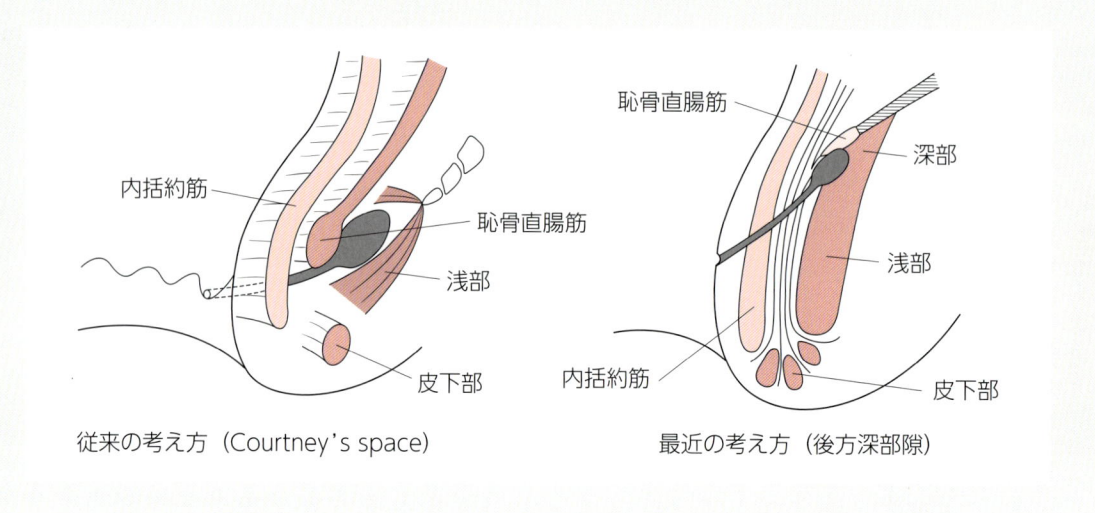

従来の考え方（Courtney's space）

最近の考え方（後方深部隙）

便失禁をきたさないためには肛門後方の肛門管と直腸膨大部との境は紙一枚の厚さでも良いので残す

　恥骨直腸筋を誤って切離すれば，完全に肛門の閉鎖機能は損われ，便失禁状態をきたす。

　恥骨直腸筋は，肛門後方において筋束というより腱状となってU字型に後方より前方に直腸肛門管を牽引するように走行し，限りなく内括約筋に接して存在する。

　したがって括約筋切開の際は，肛門後方の肛門管と直腸膨大部との境，角の部分は紙一枚の厚さでも良いので残すようにする。

　角の部分を紙一枚でも残すためには，歯状線より口側，上方には管腔内より切離侵襲を加えないようにする。角の部分が薄く紙一枚でも残っていれば，創が如何に深くとも治癒し，肉芽をもって切開創が塞がり，肛門機能は保存される。

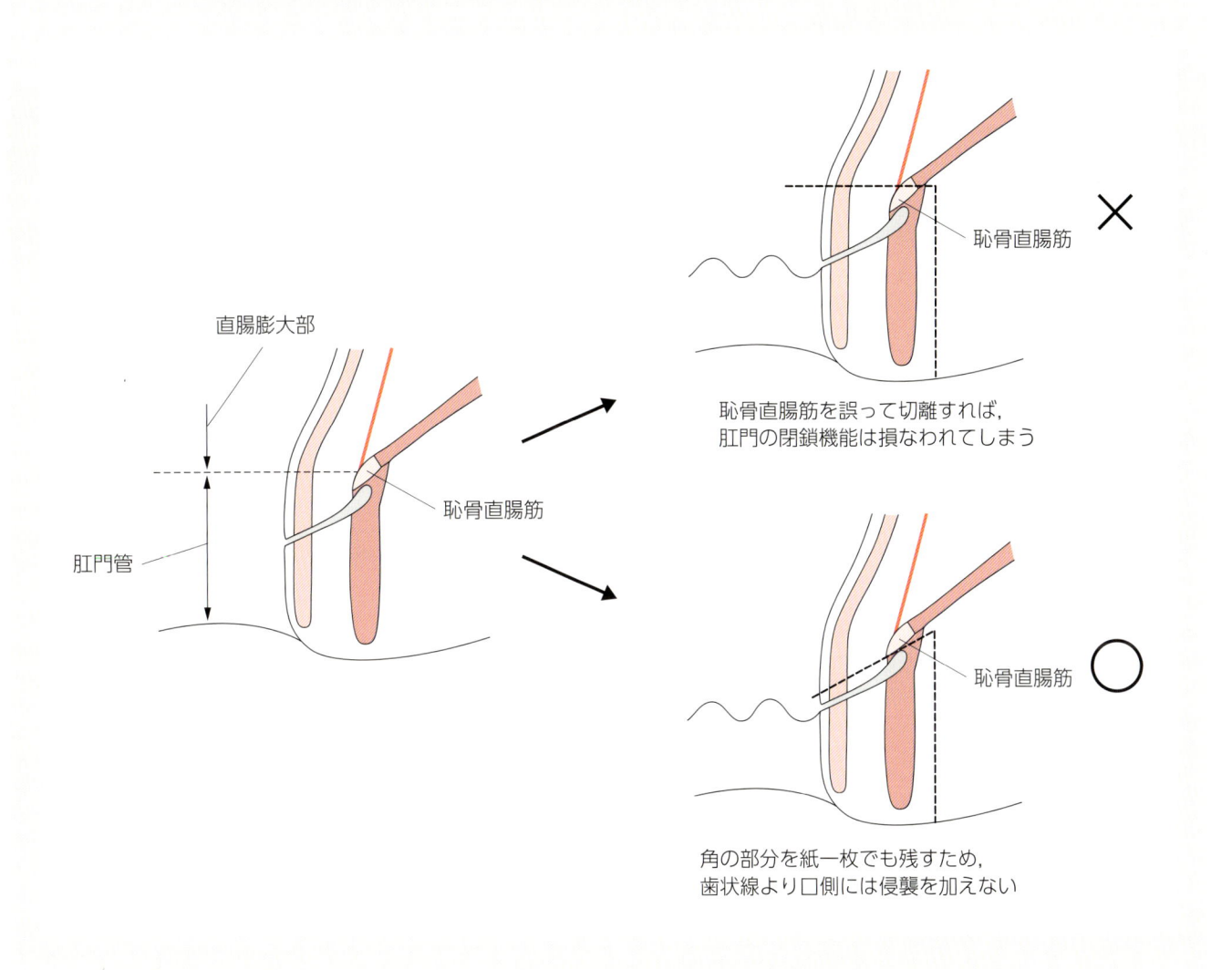

恥骨直腸筋を誤って切離すれば，
肛門の閉鎖機能は損なわれてしまう

角の部分を紙一枚でも残すため，
歯状線より口側には侵襲を加えない

> **手術の手順**
>
> 1. 原発口，原発巣の位置の確認
> 2. 原発口の同定と内括約筋切開
> 3. 原発巣への到達
> 4. 原発巣の開放
> 5. 二次口からの処理
> 6. 粘膜端，創縁の固定
> 7. 皮膚ドレナージ創の作成

1）術式の実際

❶原発口，原発巣の位置の確認

示指を肛門管内に挿入し，拇指を肛門縁に当て，挟むようにして指診を行う。
肛門管を通過し直腸膨大部へ至る角で，後方において恥骨直腸筋は硬く触れる。
硬さの及ぶ部位と広がりから，おおよその原発巣の位置，瘻管の走行を想定する。

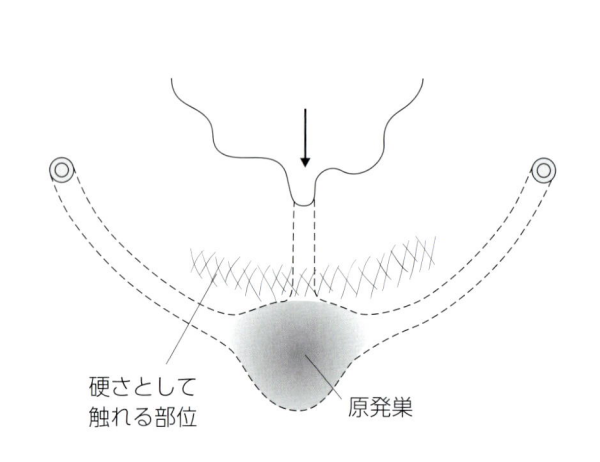

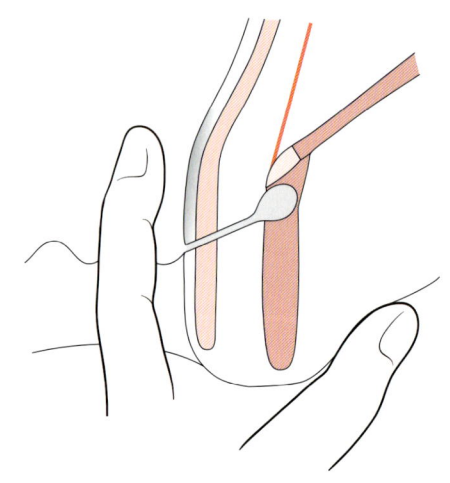

硬さとして触れる部位　原発巣

後方の直腸肛門角の部位が硬く触れる

　坐骨直腸窩痔瘻に高位筋間痔瘻が合併する場合は，指診にて索状の上行する瘻管として確認できる。
　念のため，深く硬い crypt として原発口が触診できるかをチェックする。

大きな二次口があり，曲がりのリスターの挿入が可能ならば，その先端を触診し大まかな原発口，原発巣部の位置の確認ができる。

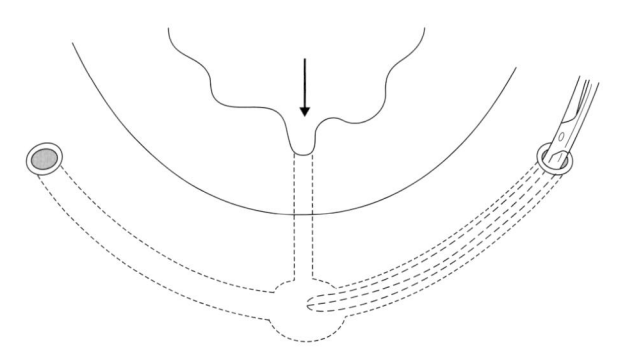

二次口から容易に曲がりのリスターが
挿入可能なら，リスターの先でおおよその
原発巣の位置が確認できる

❷原発口の同定と原発口からの内括約筋切開

肛門走行の方向を指診にて確認した後に開創器を粘膜を傷つけないように挿入し，肛門後方を術野の中心にくるようにして左右に開大する。

原発口の処理の重要性

坐骨直腸窩痔瘻の場合，いかに深部に存在する原発巣を見出し処理しようとも，直腸との交通部，つまり原発口を形成する粘膜のめくれ込みを少しでも残してはならない。一旦治癒に向かっていたとしても，ある程度の期間の後，そのめくれ込み部より汚物が再侵入し，処理した原発巣部に感染巣を再形成し，再発をきたしてしまう例を，臨床上よく経験する。

原発口は確実に見出し，粘膜成分は完全に処理しなければならない。

i．原発口が同定できない場合：通常の場合

　坐骨直腸窩痔瘻の原発口は肛門後方である。しかし，肛門後方には少なくとも3～4カ所の陰窩が存在し，実際にどの陰窩かは不明の場合が多い。

　原発口が，どの肛門陰窩かを確認するには，ボスミン加生食水を肛門後方の肛門上皮下に注入し，深い陥凹を形成する anal crypt を原発口と推定する。

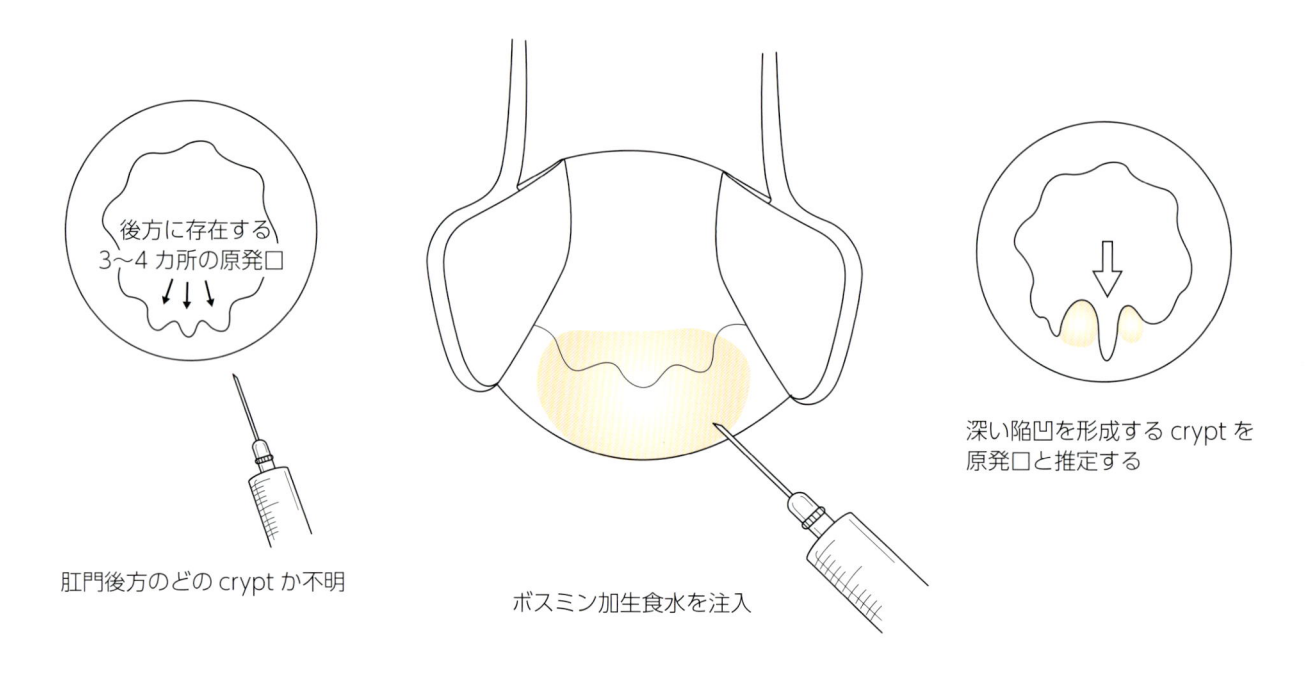

後方に存在する3～4カ所の原発口

肛門後方のどの crypt か不明

ボスミン加生食水を注入

深い陥凹を形成する crypt を原発口と推定する

　そして，より確実にするために原発口と疑わしい複数の陰窩を含める粘膜片を作成し，それを剥離しつつ，内括約筋に入り込む索状物の存在する部位の陰窩として確認する。

a) 原発口を含む粘膜片の作成

　エピネフリン含有の局麻液を原発口を疑うcryptの周辺の粘膜下，そして肛囲皮膚まで注入する。

　この操作でcryptは周囲の粘膜が浮き上がることで，その深さを増し，いよいよ，はっきりと確認できる。

　原発口を疑うcryptと隣接する左右の肛門陰窩を含むように粘膜に左右の縦切開を加える。

　次いで，陰窩を越える口側の粘膜と肛門縁のやや外側の皮膚にもペアン鉗子で把持し得る奥行きで横切開を加え，原発口を含む粘膜片を作成する。

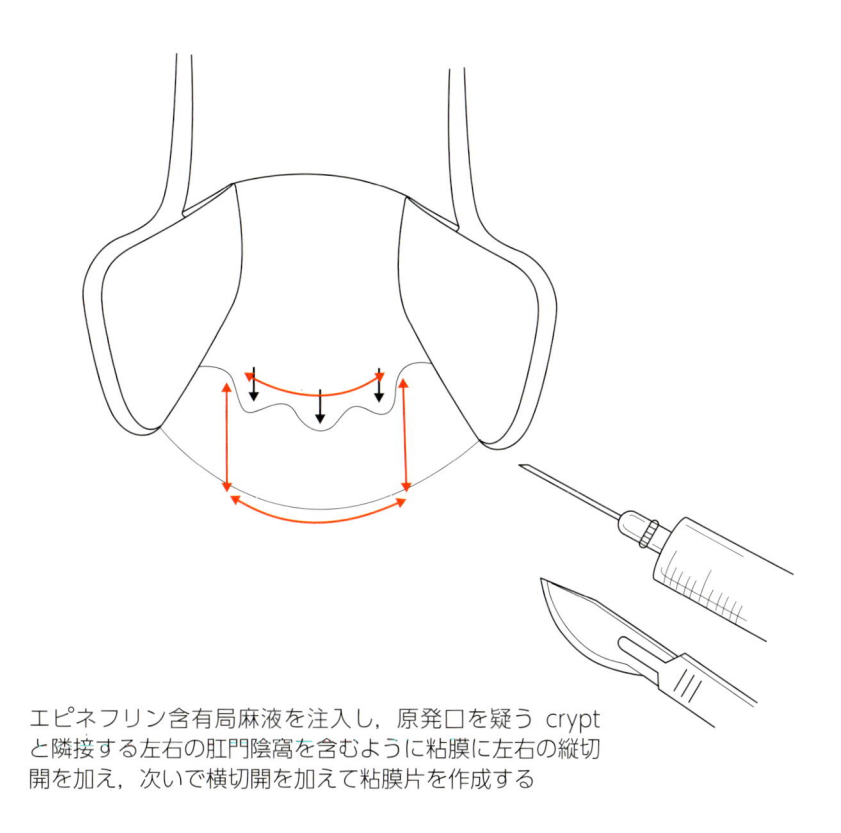

エピネフリン含有局麻液を注入し，原発口を疑うcryptと隣接する左右の肛門陰窩を含むように粘膜に左右の縦切開を加え，次いで横切開を加えて粘膜片を作成する

　粘膜片の作成は，原発口に遠いところは出血を抑えるため電気メスで行っても良いが，原発口に近いところは，原発口を損傷しないようにメスにて鋭的に行う。

b) 粘膜片の剥離

　把持するのにしっかりとした粘膜片の皮膚側，つまり肛門縁切離端をペアン鉗子2本で把持した後，粘膜片の内括約筋からの剥離を剪刀を用いて行う．

　まず，肛門縁よりcryptに至る手前までの肛門上皮を肛門側，そして左右から剥離する．

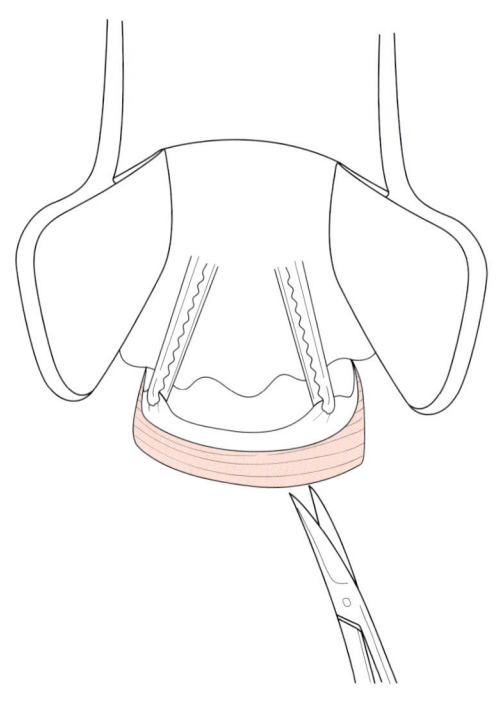

肛門縁からの剥離：cryptが内括約筋を
貫く部位を切離しないよう注意しつつ行う

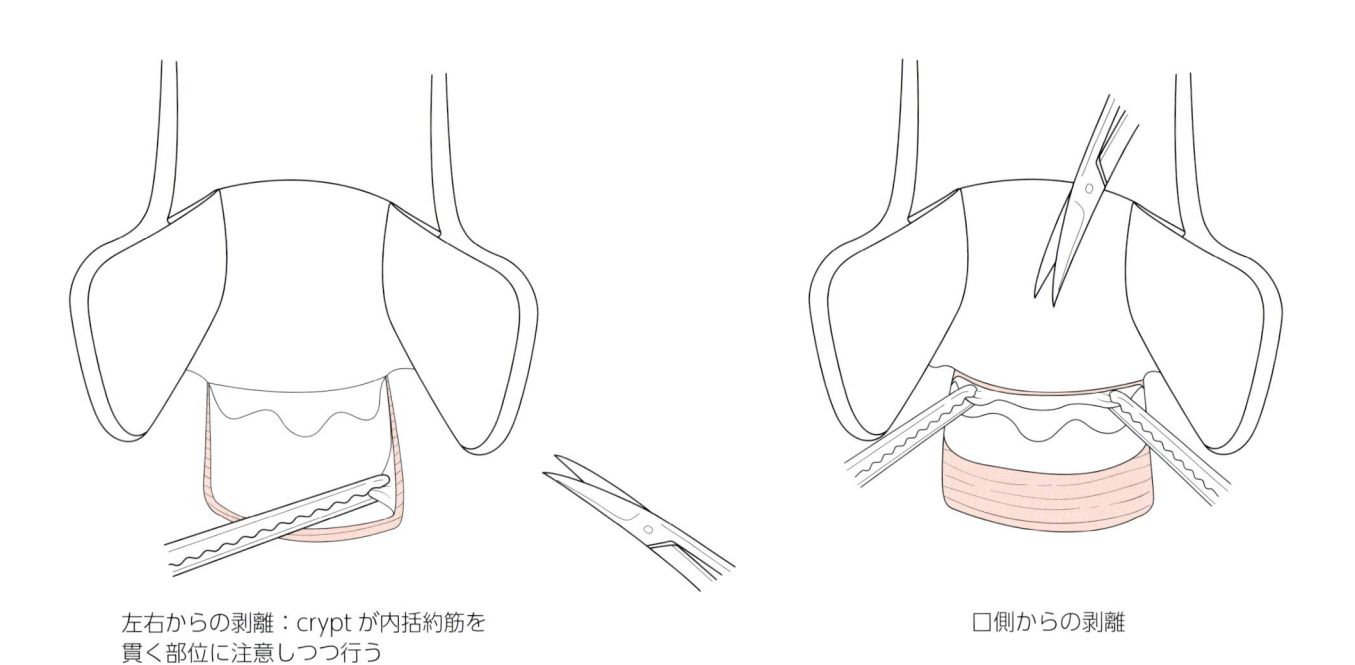

左右からの剥離：cryptが内括約筋を
貫く部位に注意しつつ行う

口側からの剥離

その際にcrypt部が内括約筋を貫く部位を切離しないように注意する。つまりcrypt部に及ばないように剥離を進める。肛門側，左右からの剥離が終了した段階で，口側からも粘膜片をペアン鉗子で把持した後に剥離する。

　粘膜片を把持するペアン鉗子の牽引を強くすると千切れてしまうため，その場にとどめるような，保持するつもりで行う。

　以上のように，剪刀にてcryptが内括約筋を貫く部位，原発口を残すように前後左右から剥離を進めていく。

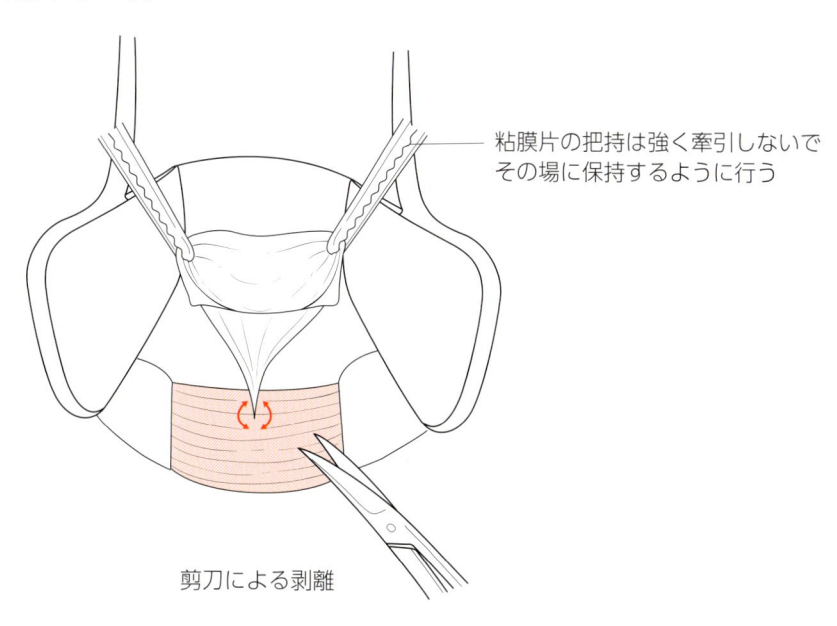

粘膜片の把持は強く牽引しないでその場に保持するように行う

剪刀による剥離

　剪刀による粘膜片の剥離が十分に終了した時点で，メスにて鋭的に切離しつつ，内括約筋を貫ぬく細い瘻管部を見出す操作に移る。

　内括約筋を貫く細い瘻管の後部をメスにて現わすように，後部→左右→前方の順で切開を加え，瘻管をはっきりさせる。

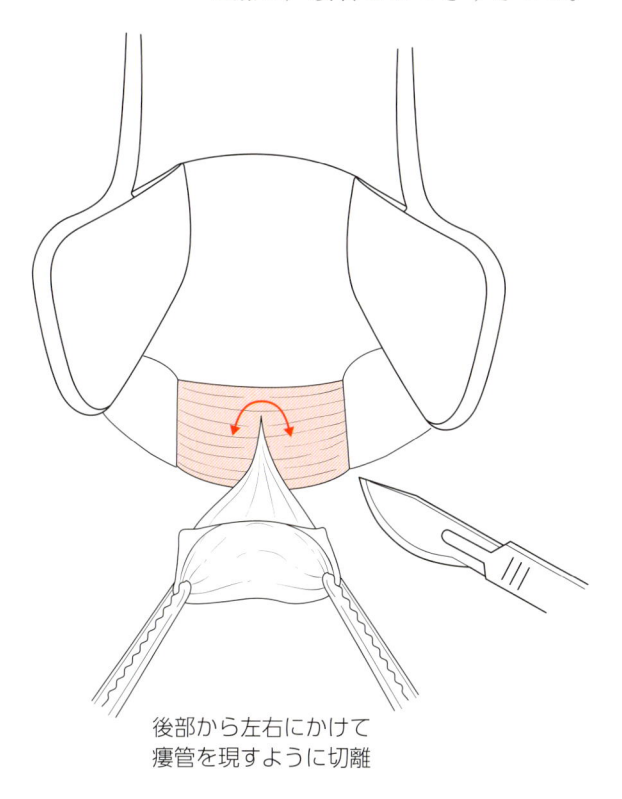

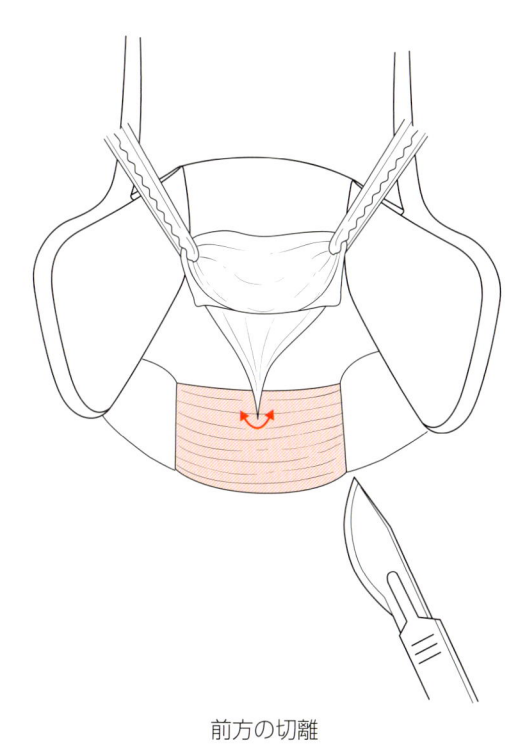

後部から左右にかけて瘻管を現すように切離

前方の切離

第2章　痔瘻の手術　137

c) 原発口からの括約筋切開

　瘻管がはっきりとした時点で，原発口からの括約筋切開を行うが，その前に粘膜片作成の際の創の外側に皮膚切開を延長し，次いで皮膚を剥離して新たな皮膚切開部を含めた皮膚ドレナージ創を作成する。

　ドレナージ創が作成されてから細い瘻管が内括約筋を貫く部位から外側に向けて肛門縁にかけて括約筋に対して垂直にメスで縦切開を加える。

　この縦切開は，内括約筋を貫く細い瘻管から外側の肛門縁の角をとるつもりで行う。

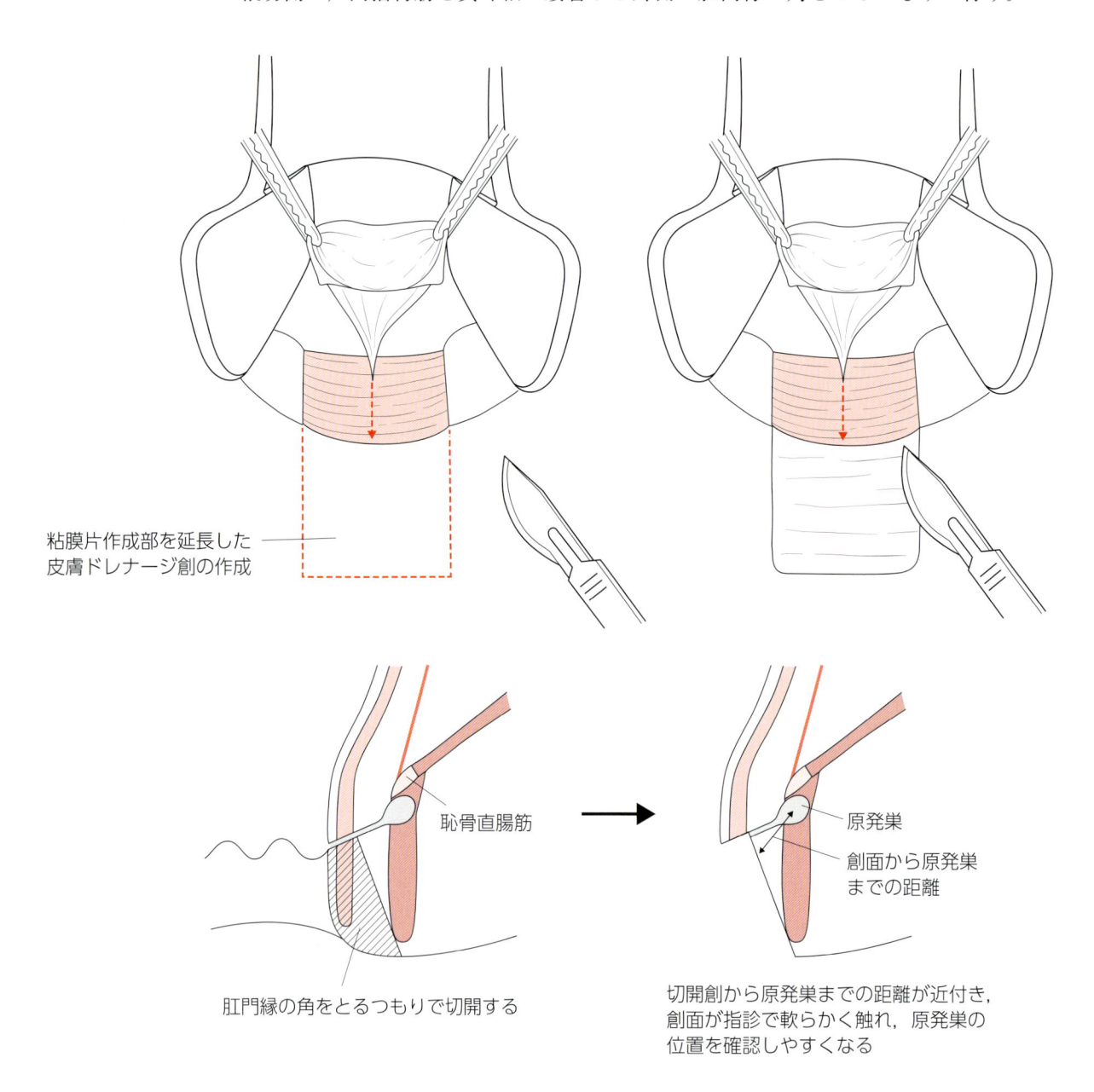

粘膜片作成部を延長した
皮膚ドレナージ創の作成

恥骨直腸筋

原発巣
創面から原発巣
までの距離

肛門縁の角をとるつもりで切開する

切開創から原発巣までの距離が近付き，
創面が指診で軟らかく触れ，原発巣の
位置を確認しやすくなる

　この縦切開により，内括約筋と皮下外括約筋の一部が切開され，創面は指診で軟らかく触れる筋間組織となる。

　縦に切開する括約筋切開に慣れないうちは躊躇するが，後正中線上の縦切開では尾骨に付着し肛門を左右より挟むように走行する紡錘状の浅外括約筋を切断する恐れはない。

　また，肛門陰窩より外側の肛門側を切開する限り，恥骨直腸筋を切開する恐れもない。

　以上の括約筋切開を行うことで，切開創から原発巣までの距離は近づく。

ii．原発口が明らかで大きな場合

　特に原発口が大きく明らかな場合があるが，そのような場合の手術は容易である．

　曲がりのリスターやゾンデが入るくらいの大きな原発口の場合は，同部に曲がりのリスターやホールゾンデを挿入する．

　そして，その外側部分，原発口の屋根，つまり原発口を形成する肛門上皮，内括約筋を陰窩より外側方向に切り込んでいく．

　陰窩より内側には切り込まないように注意する．

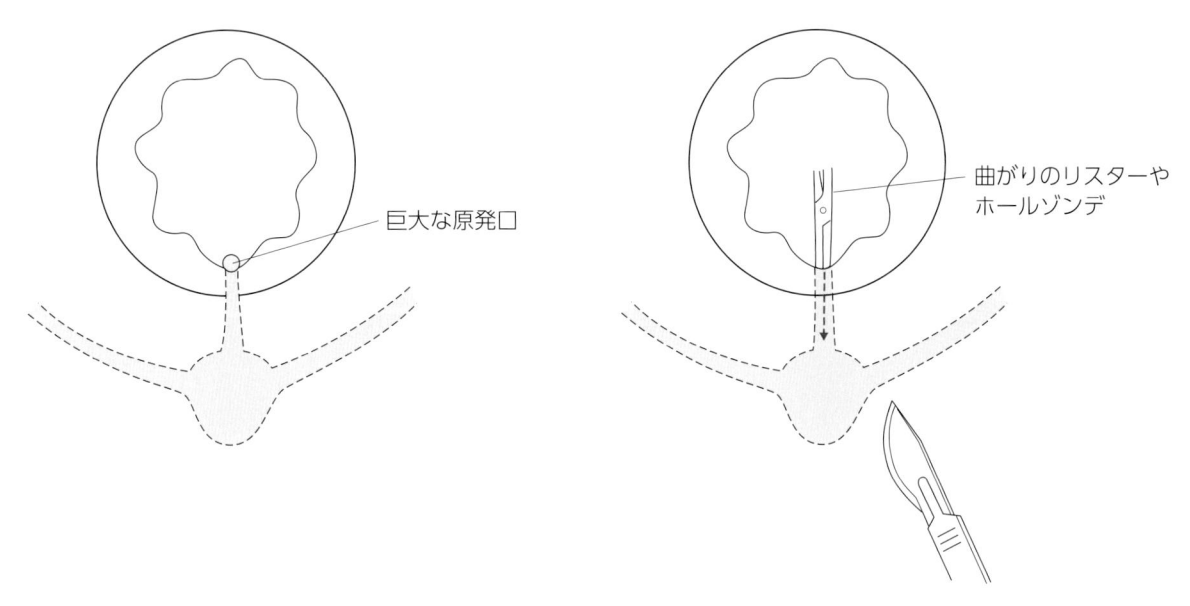

巨大な原発口

曲がりのリスターやホールゾンデ

曲がりのリスターやホールゾンデを用いての切開

坐骨直腸窩痔瘻の原発巣への到達法

　原発口から原発巣へ至るまでの瘻管を目で確認し，それを切開開放しつつ原発巣へ至るのが理想である。しかし，深部に原発巣を有する坐骨直腸窩痔瘻の場合は原発口からの瘻管は細く，その瘻管走行を追って原発巣へ至ることは極めて難しい。したがって，原発口から内括約筋を貫く瘻管を見出した後は，様々なアプローチで原発巣へ到達する。

　原発巣へ到達するためのアプローチ切開法には，原発口から肛門縁に至る縦切開を内括約筋，皮下外括約筋に加えつつ到達（縦切開法）する方法と，原発口から括約筋走行に沿った横切開を加えつつ到達する方法（横切開法），肛門縁から内括約筋に沿って，その外側に弧状切開を加え，その深さを徐々に増してゆき，内外括約筋間から到達するといった方法（内外括約筋間法）がある。

　縦切開法は，原発口からの瘻管走行を確実に目で確認しつつ行え，括約筋の発達が強度で奥深い位置に原発巣が存在していようとも括約筋を部分的に切開するために緊張がとれ，術野の確保が容易となり，したがって原発巣への到達が容易となる。

　したがって，最もオーソドックスな基本的な方法である。

　横切開法，内外括約切開法は，輪状に走行する括約筋に沿って輪状に分け入る切開を加えて到達する方法であり，括約筋に対しての侵襲が少なく，心理的に安心して行える。

　しかし，深い位置に存在する原発巣の場合は，切開部から奥まった位置にある原発巣へ到達していく際の術野の確保が難しいために，慣れとテクニックを要する。

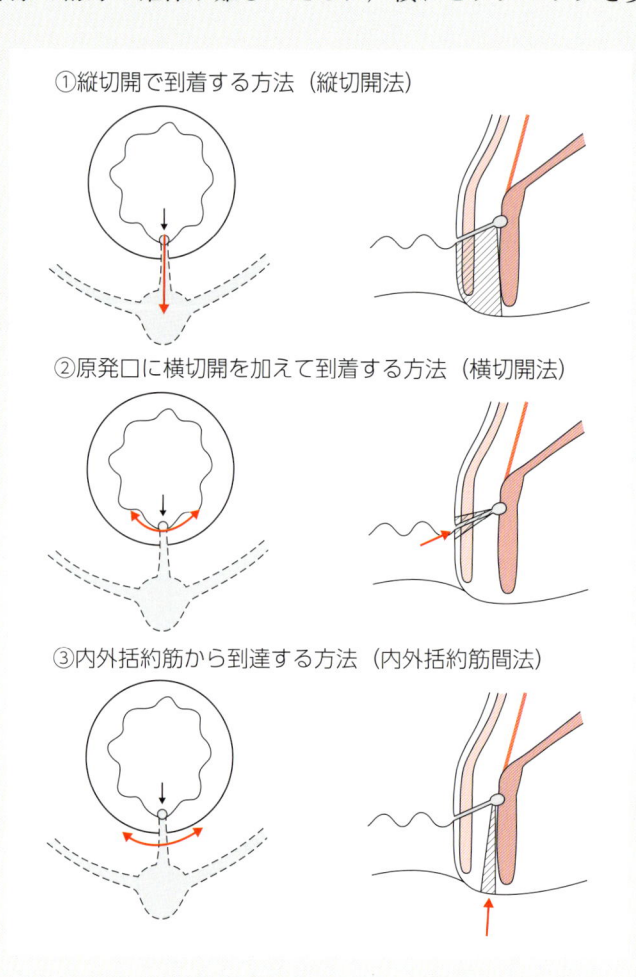

①縦切開で到着する方法（縦切開法）

②原発口に横切開を加えて到着する方法（横切開法）

③内外括約筋から到達する方法（内外括約筋間法）

❸原発巣の確認と原発巣を目指しての切開

　原発口からの括約筋切開を行った後，原発巣へ至る瘻管を見出し，それを切開して原発巣に到達するのが理想であるが，深部痔瘻である坐骨直腸窩痔瘻の場合，原発巣へ至る瘻管を視診で確認するのは不可能である。

　そのため，肛門内に示指を，原発口から内括約筋や皮下外括約筋切開により生じた切開創内に拇指をあて，挟むようにして双指診を行い，硬結として触れる部位を探る。

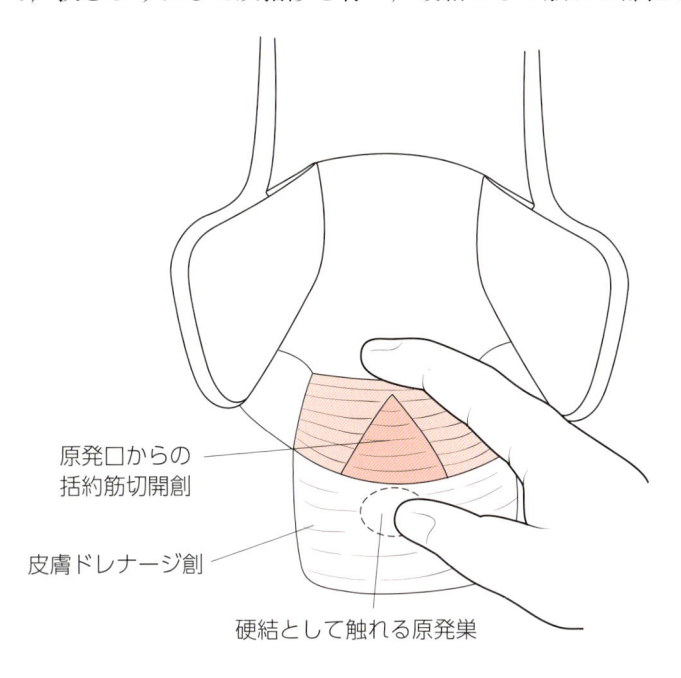

原発口からの括約筋切開創
皮膚ドレナージ創
硬結として触れる原発巣

原発巣を如何に見出すか：原発巣の触診

　坐骨直腸窩痔瘻の手術のポイントは，触診により原発巣を見出す点にある。十分に時間をかけ，硬結部を確実に見出す。双指診にて原発巣の硬結が不確実の場合は，原発巣は尾骨より前方に位置する点から触診が容易な尾骨を参考にして，原発巣の位置を推測し触診を繰り返す。

　また，二次口から曲がりのリスターが容易に挿入し得る場合は，その先端部位によって原発巣の大まかな位置の目安をつけても良い。

　ほとんどの場合，原発巣は想像より内側，つまり内括約筋側に存在する。

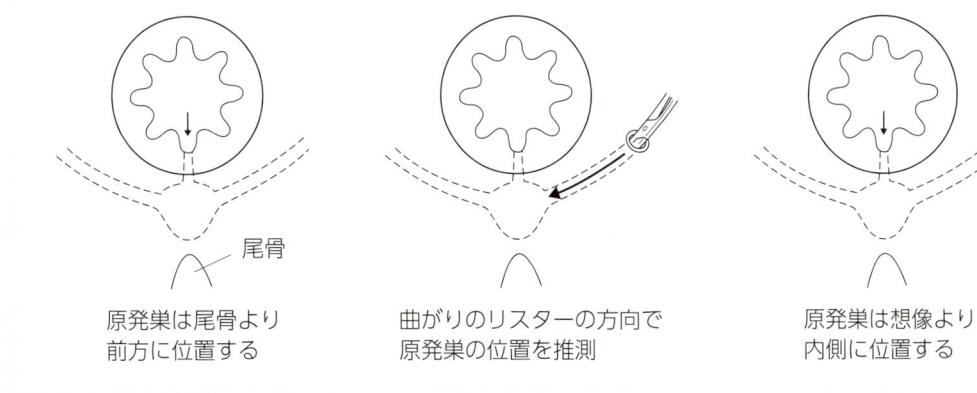

尾骨

原発巣は尾骨より前方に位置する

曲がりのリスターの方向で原発巣の位置を推測

原発巣は想像より内側に位置する

触診にて確認した硬結部（原発巣部）を目指してメスで少しづつ切開を加えていく。
その際，切開の方向は括約筋に損傷を与えない括約筋走行に分け入る横方向で行う。

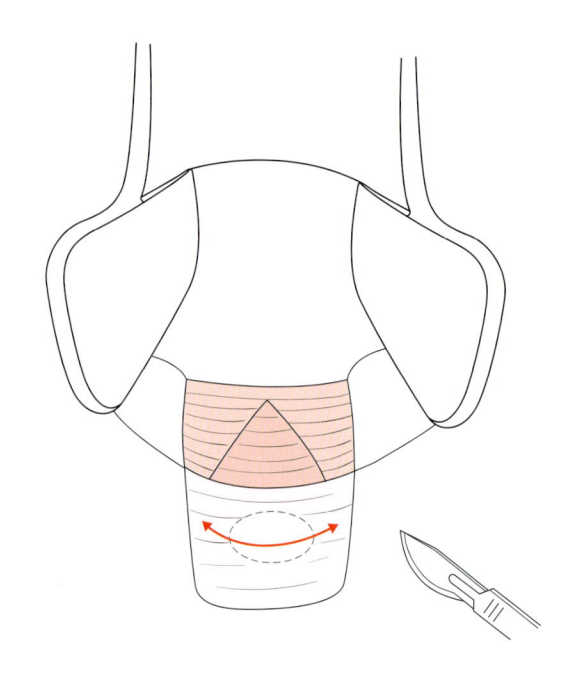

直腸内腔への損傷を避けるため，双指診にて直腸内腔との距離を常に確認しつつ切開していく。

切開し生じた創部より再度，触診し硬結部を確認する。そして，硬結部を目指してメスにての切開を加えていく。

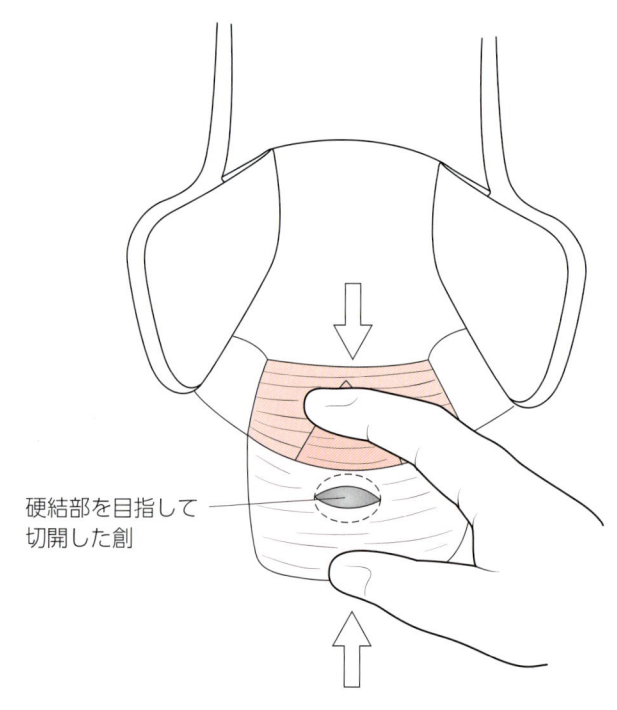

硬結部を目指して切開した創

双指診による硬結部位の確認

切開が深まるに従い術野の確保が困難となるため，小さな鈎をかけるか，切開縁外側をペアン鉗子で把持し，外方に牽引することで術野を確保する。

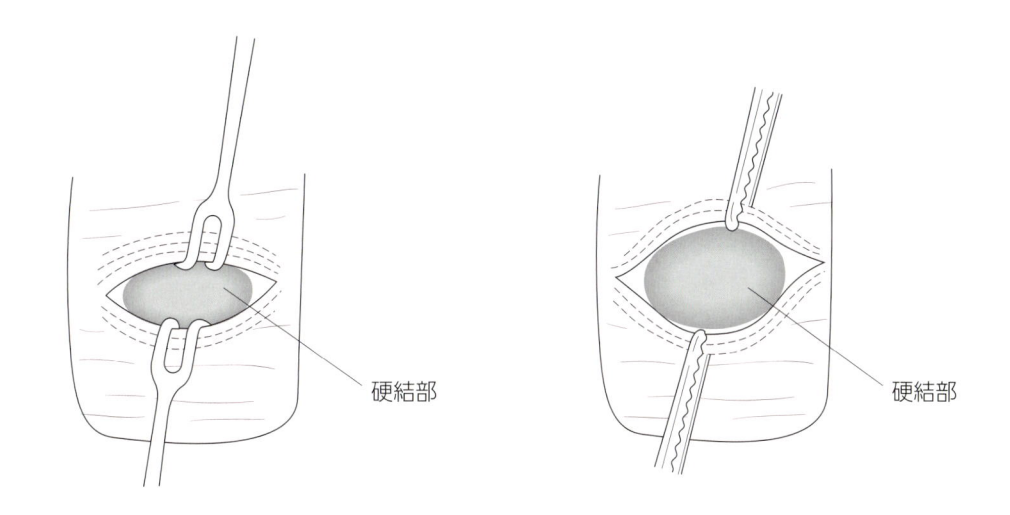

硬結部

硬結部

❹原発巣への到達

原発巣存在部の確認のための触診，そして切開を繰り返し行っていくと，切開創内に炎症性の硬い白っぽい瘢痕性部分，つまり原発巣を形成している膿瘍壁を確認できる。

確認した白っぽい炎症性の瘢痕部を鑷子やコッヘル鉗子などで把持しつつメスで削り取ることを繰り返す。

最終的に原発巣内に到達すると，赤黒っぽい不良肉芽内容を確認する。

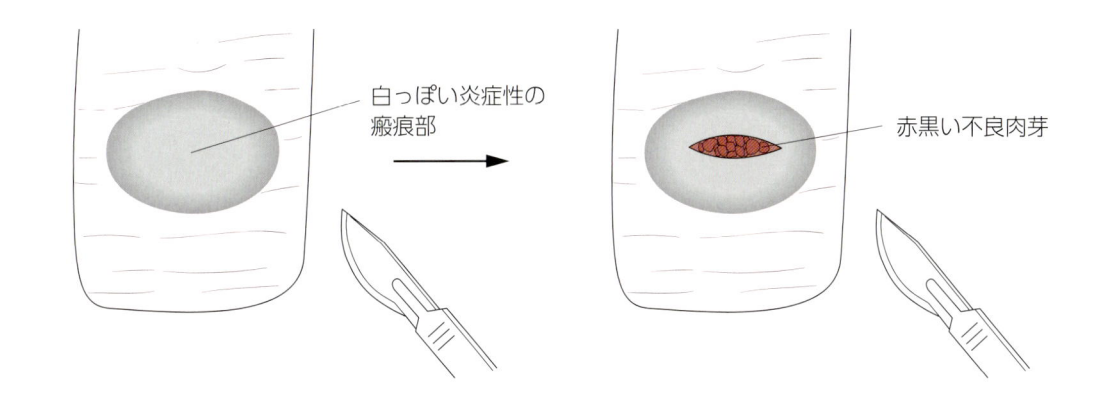

白っぽい炎症性の瘢痕部

赤黒い不良肉芽

❺原発巣の開放

　原発巣内の赤黒い不良肉芽が現われたことは，原発巣が部分的に開放されたことを意味する。

　部分的に開放された部位よりホールゾンデ，ないしは曲がりのリスターを挿入し，原発巣の左右方向に切開を延長する。

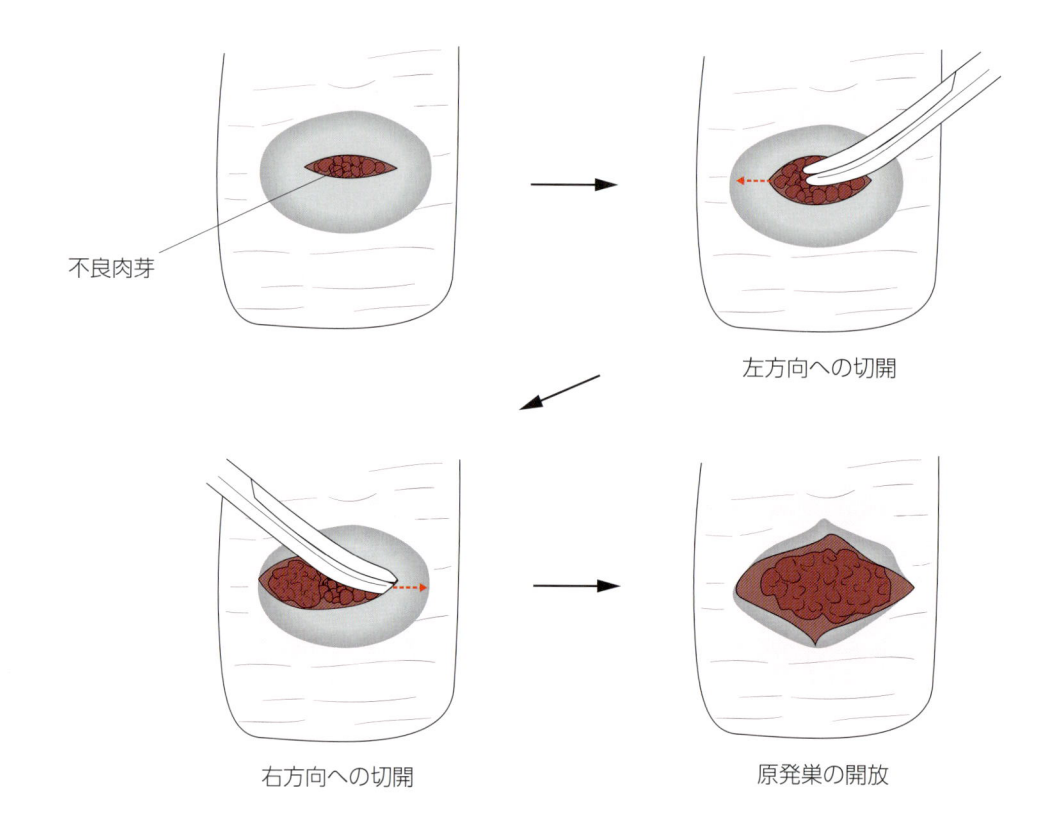

不良肉芽

左方向への切開

右方向への切開

原発巣の開放

切開縁，つまり原発巣を形成する後壁部分の膿瘍壁をコッヘルまたはペアン鉗子で把持しつつ，少しづつメスで切除し十分な開放創とする。

　開放となった原発巣内に鋭匙を挿入し，赤黒い不良肉芽を除去し，原発巣の全体像を明かとする。

　全開放された原発巣より内側，つまり原発口方向への瘻管の有無を十分に確認する。瘻管が存在したなら十分に開放切除する。

　最後に，原発巣の底部を残すようにして膿瘍壁を形成する瘢痕部分をメスにて切除する。

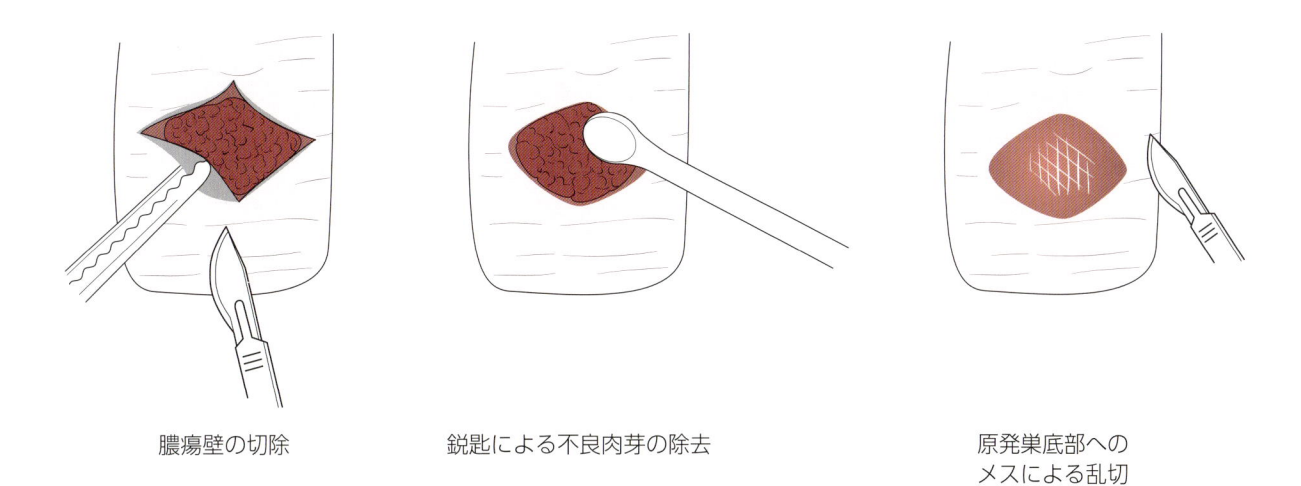

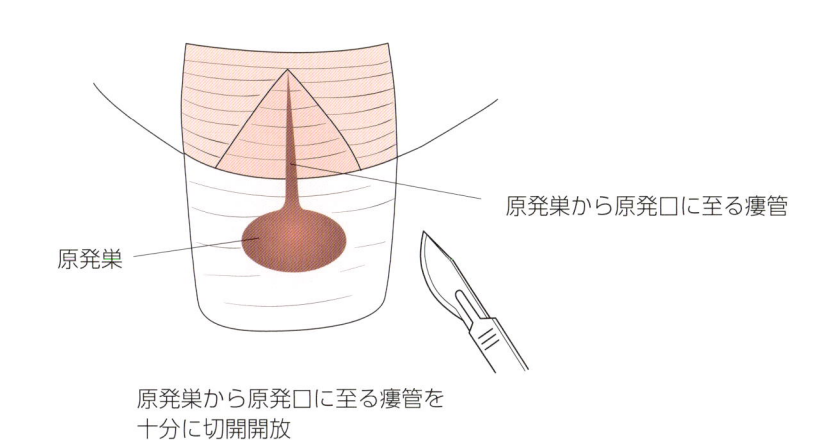

膿瘍壁の切除

鋭匙による不良肉芽の除去

原発巣底部への
メスによる乱切

原発巣から原発口に至る瘻管

原発巣

原発巣から原発口に至る瘻管を
十分に切開開放

❻二次口からの処置

二次口より曲がりのリスターを挿入し，原発巣内にその先端が出現することで原発巣であることを再確認する。

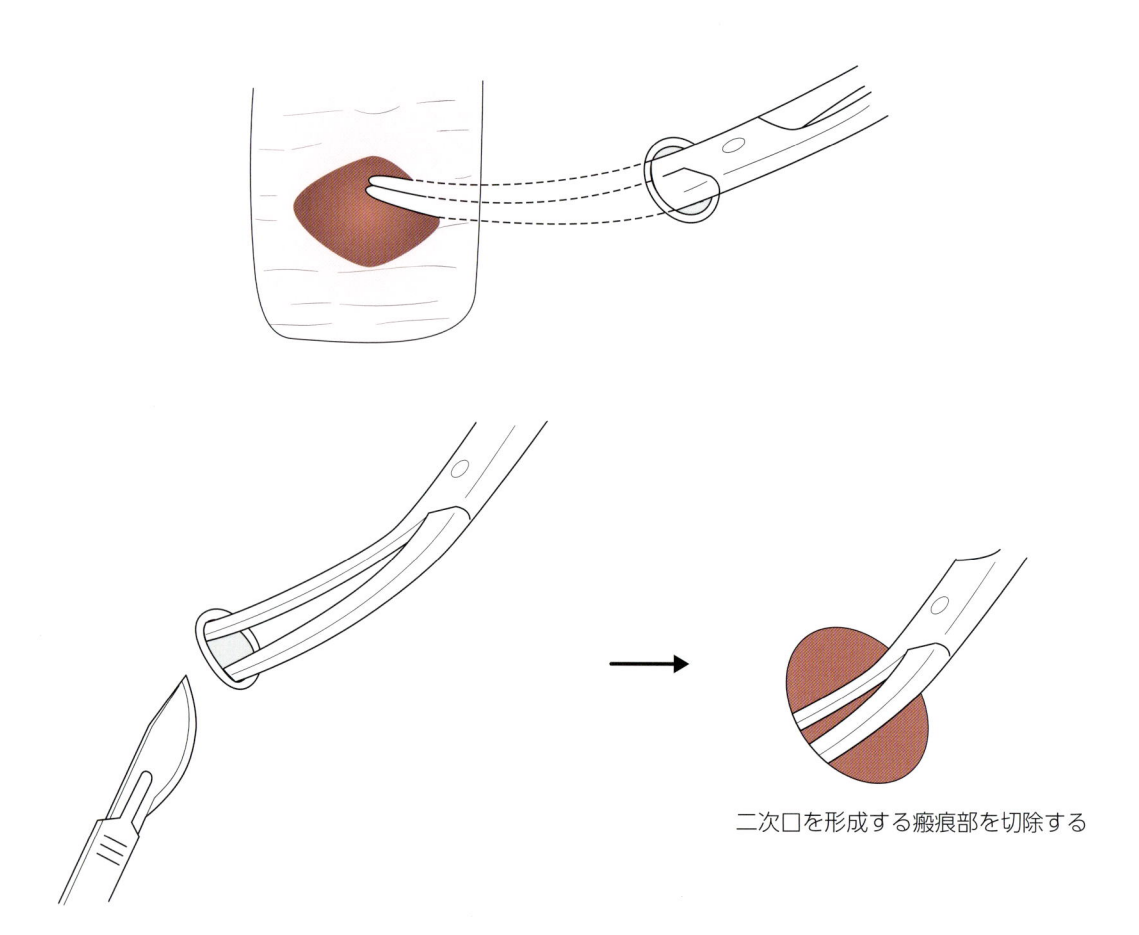

二次口を形成する瘢痕部を切除する

二次口から挿入した曲がりのリスターを開き，メスにて二次口に切開を加える。

切開は皮下脂肪組織の部分までとし，外括約筋に至らないようにする。

二次口を形成する皮膚の瘢痕組織部を切除し，二次口除去部を大きくし，術後のドレナージを良くする。

二次口から鋭匙を挿入し，原発巣部へ鋭匙が顔を出すまで瘻管内を十分に搔爬し，内部の不良肉芽を除去する。

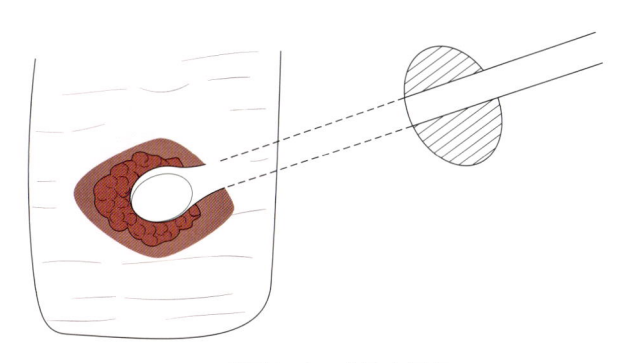

鋭匙による瘻管内搔爬

瘻管内の不良肉芽が多い場合は，二次口から原発巣除去部へ曲がりのリスターを挿入し，その先でガーゼをつかみ，原発巣除去部から二次口までをガーゼによる摩擦で十分な搔爬を行う。

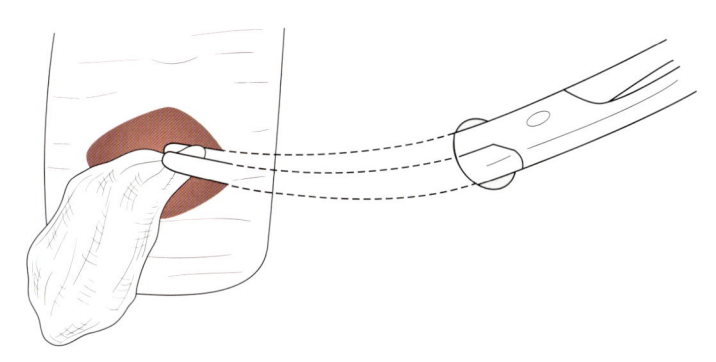

ガーゼによる瘻管内搔爬

第2章 痔瘻の手術　147

❼ドレナージ創の作成

　切開開放された原発巣を中心としたドレナージを作成する。ドレナージ創は原発巣部が最深部で肛門縁に向かってなだらかに至らなければならない。

　坐骨直腸窩痔瘻では原発巣除去部が深いため，肛門縁になだらかに至るためには，より遠位側までの，つまり大きなドレナージ創が必要となる。

　ドレナージ創の形は，原発口切除部，つまり原発口となった anal crypt とその左右の隣接する crypt を含めて切除した幅を頂点とし，皮膚ドレナージ部を底辺とする台形とする。

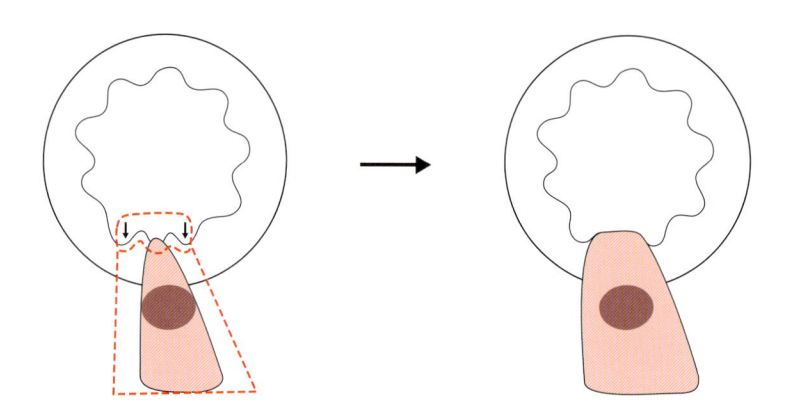

　その際に注意すべきは，ドレナージの底辺が臀裂中央にこないように左右どちらかにずらしてデザインする。

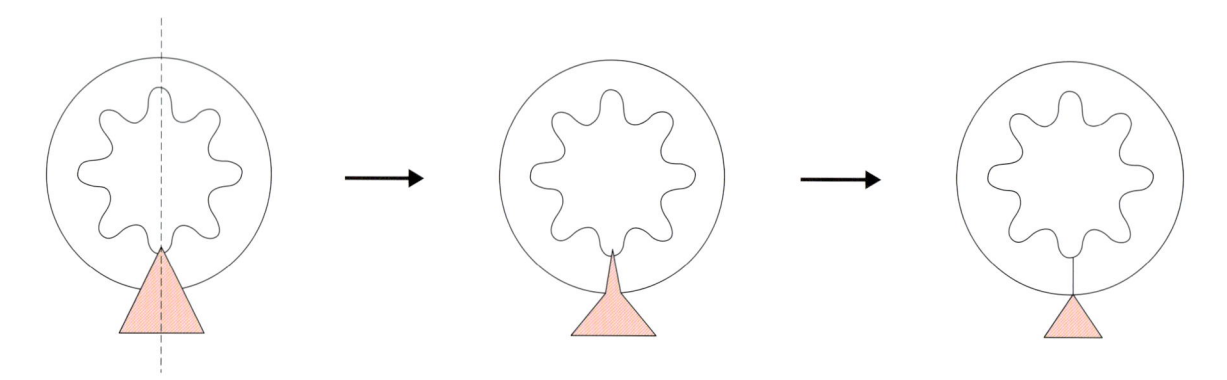

臀裂中央のドレナージ創は左右の臀部が癒着するため創が乾燥せず，難治創となる

括約筋は，ほぼ後正中線上で切開が行われているために，その切開線を基準として左右どちらかに偏らせて補助切開を加え作成する。

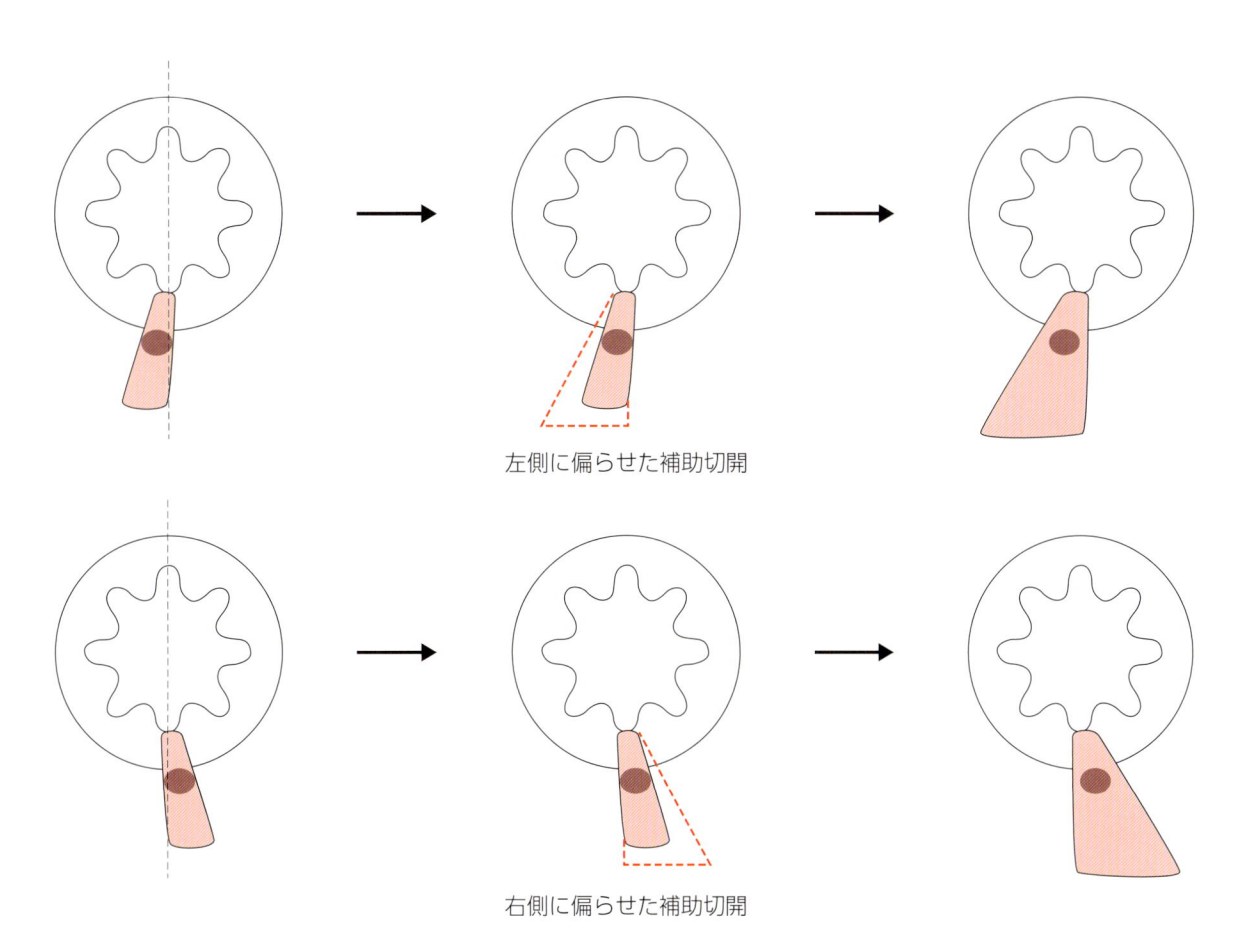

左側に偏らせた補助切開

右側に偏らせた補助切開

ドレナージ創の作成は，メスにて周囲皮膚へ浅く，デザインのための皮膚切開を加え，その後，電気メスにて切開を深める．

そして皮膚切離縁をペアン鉗子で把持し，薄く削ぐように剥離し，皮膚ドレナージ創を作成する．

皮膚ドレナージ創が作成されただけでは原発巣除去部は深い陥凹として残ってしまうため，次いで原発巣除去部のドレナージを行う．

原発巣除去部は深く陥凹しているため，創の外側の角を切除し，可及的に段差をなくすようにする．

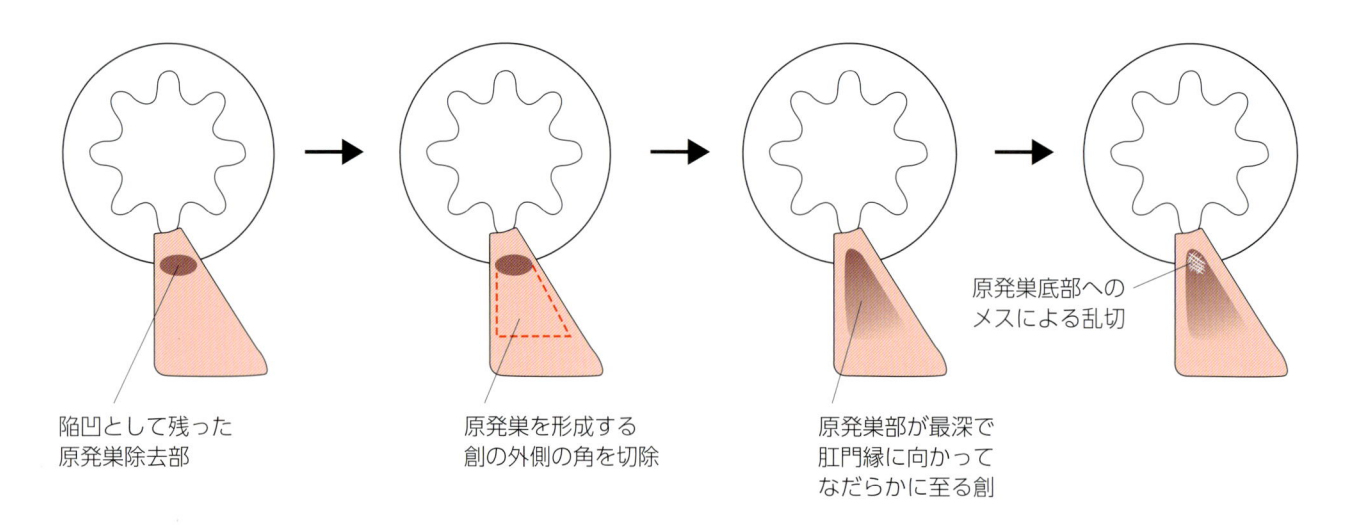

陥凹として残った原発巣除去部

原発巣を形成する創の外側の角を切除

原発巣部が最深で肛門縁に向かってなだらかに至る創

原発巣底部へのメスによる乱切

そして原発巣部が最深部で肛門縁に，なだらかに至る創とする．以上の肛門縁に至るならだかな創とするための切除部分は，ほとんどが脂肪織である．

最終的に臀部を牽引する伴創膏を弛め，ドレナージが十分であるか，皮膚縁に至る創がスムースであるかを確認する．

最後に，原発巣底部には後の肉芽の盛り上がりがないようにメスにて乱切を加える．

❽創の再建

切開創縁である皮膚，粘膜，皮膚を連続縫合することで創の再建を行う。

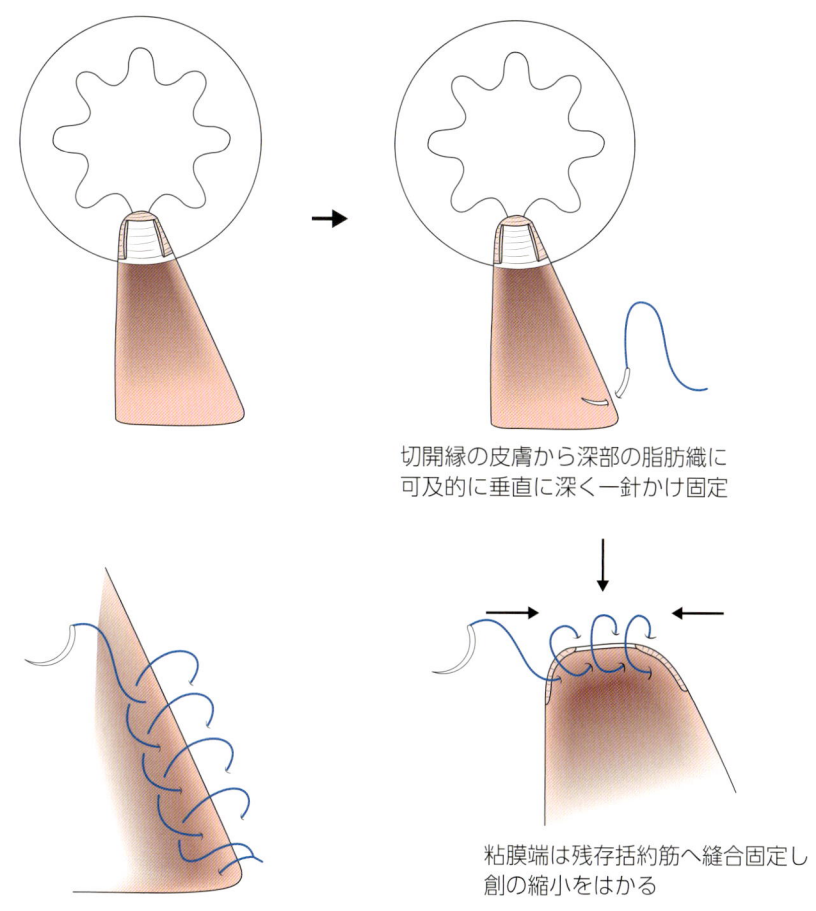

切開創縁の皮膚から深部の脂肪織に
可及的に垂直に深く一針かけ固定

創縁が十分に創底部に押さえ込まれるように
連続縫合をインターロックしつつ行う

粘膜端は残存括約筋へ縫合固定し
創の縮小をはかる

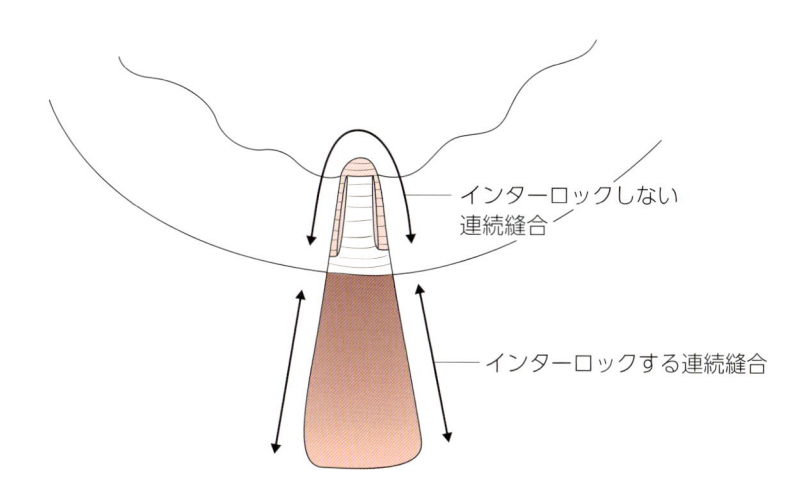

インターロックしない
連続縫合

インターロックする連続縫合

第2章 痔瘻の手術　151

創の再建は，創縁からの出血を防ぐ効果と，創を縮小し辺縁の段差を少なくして良好なドレナージ創とするだけでなく離開したままとなっている皮膚，括約筋を縫合収縮させる効果を目的として行う。

　開創器で術野を確保した後，5-0マクソンを用いて切開縁の左端，もしくは右端の皮膚創縁より皮膚の連続縫合をインターロックしつつ行う。

　切開縁の皮膚から深部の脂肪織に垂直に深く針糸をかけ，一針固定する。創縁が十分に創底部に押さえ込まれるように緩まないように連続縫合する。

　縫合が進むにつれ，切開開放により開大された皮膚切開創は縮小される。

　皮膚の縫合が終了してから肛門管内，つまり肛門上皮，そして粘膜端の縫合に移る。

　肛門上皮と粘膜端を内括約筋に縫合固定する際は，インターロックしない連続縫合で行う。

　奥の粘膜を手前の括約筋に逢着させ，かつ左右も寄せて創の奥行きと左右方向の創の縮小を図る。

　粘膜縫合が終了したら再度残された左端，もしくは右端の皮膚縫合をインターロックしつつ行う。

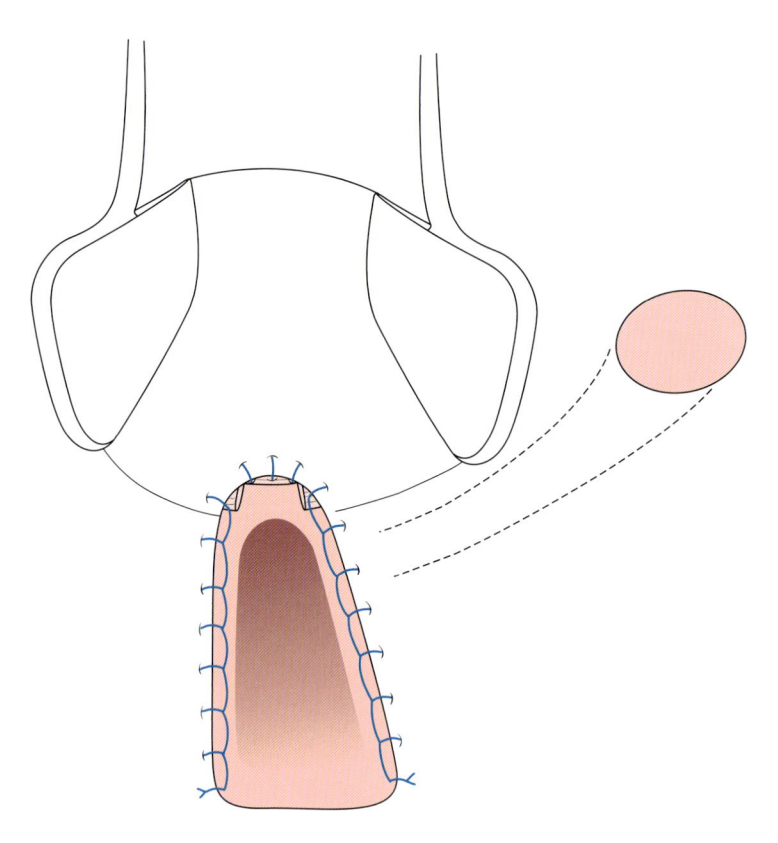

切開創縁の連続縫合により創は縮小され，かつ辺縁の段差は少なくなり良好なドレナージ創となる。また，離解したままの皮膚，括約筋を引き寄せる効果もある。

4 骨盤直腸窩痔瘻

　通常の痔瘻，つまりcrypt glandular infectionによるものだけでなく，クローン病の腸病変や大腸憩室炎，悪性腫瘍など骨盤腔内からの炎症が波及したタイプのものも含まれる。

　つまり，crypt glandular infectionによる坐骨直腸窩痔瘻が医原性に骨盤直腸窩痔瘻に進展したものと，高位筋間痔瘻が骨盤直腸窩に進展したものと，骨盤腔病変から炎症が波及したものがある。

　坐骨直腸窩痔瘻の進展したタイプのものや，高位筋間痔瘻が進展したようなものは，通常の坐骨直腸窩痔瘻や高位筋間痔瘻に準じて大きなHanley変法を行う。

　骨盤腔病変から炎症が波及したものには，第一に骨盤腔内病変の処置が必要となる。

　骨盤直腸窩の病変が大きい場合や直腸壁への穿孔が存在する場合は，経仙骨的に手術を行い，骨盤直腸窩に到達し不良肉芽を除去したり穿孔部の処置を行う。

　症例によっては便の遮断，つまり中心静脈栄養や人口肛門造設などが必要となる。

　いずれにせよ稀な例であるため，今回は省く。

第 3 章

裂肛の手術 LSIS, SSG

Ⅰ 裂肛手術に必要な知識，裂肛病変とは

1 裂肛とは

　裂肛は肛門上皮に生じた創をいう。したがって，その程度は，びらんや亀裂の浅いものから潰瘍などの深いものまで様々である。

　俗にキレ痔と称され，肛門疾患のなかで頻度が多く，痔核，痔瘻とともに肛門の三大疾患とされている（図：痔疾患の頻度）。

　女性に多く，好発部位は肛門後方で80％程度を占め，次いで前方が15％であり，その他の部位は少ない。

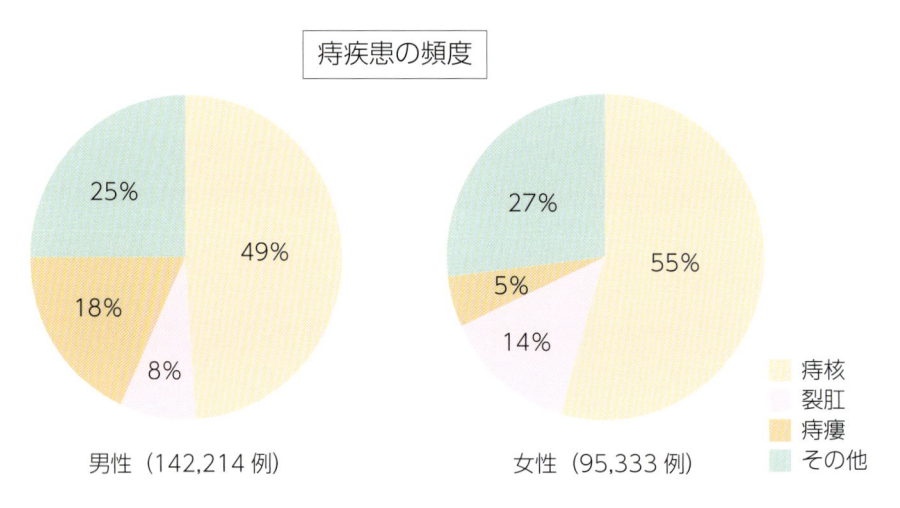

痔疾患の頻度

男性（142,214例）: 痔核 49%, 裂肛 8%, 痔瘻 18%, その他 25%

女性（95,333例）: 痔核 55%, 裂肛 14%, 痔瘻 5%, その他 27%

社会保険中央総合病院大腸肛門病センターにおける外来統計（1960〜2009年）

2 裂肛の種類

成因や病態などから急性，慢性，随伴性，その他に分類できる（表：裂肛の種類）。

急性裂肛は肛門上皮のみの浅い裂創であり，主として硬い便や激しく出る下痢便により生じた損傷である。

慢性裂肛は裂創が難治性の潰瘍となったもので，急性裂肛が陳旧化し潰瘍化して生じる。

随伴性裂肛は他の病変に随伴して生じた裂肛をいう。内痔核，肛門ポリープなどの肛門内病変が肛門外に脱出することにより，その茎部の脇に生じたタイプのものが多い。他に肛囲皮膚の湿疹，真菌感染などの肛門外病変が肛門上皮を脆く薄弱化させて生じたタイプのものもある。

その他の裂肛は特殊な疾患，つまり結核，梅毒，クローン病，ベーチェット病，肛門部の悪性腫瘍などに付随した裂肛である。

以上のうち臨床上は断りのない限り，急性裂肛または慢性裂肛を指し，急性裂肛は保存療法の適応となるため，手術適応となるのは慢性裂肛である。

裂肛の種類

- 急性裂肛
- 慢性裂肛
- 随伴性裂肛
- その他の裂肛

3 裂肛の急性期と慢性期

1）急性期

　裂肛は最初，硬い便や下痢便の排出により生じ，肛門上皮のみの浅い裂創である。
　そのため，裂創底部は縦走筋線維よりなっており，視診で縦走する線維を確認できる（図：裂肛の急性期と慢性期）。
　また，裂創には脊髄神経の知覚神経終末端が露出するため，排便時の激痛が生じる。
　排便時の疼痛は内括約筋の反射的な痙攣を生じるため，排便後も持続する疼痛を引き起こす。

2）慢性期

　急性期の疼痛，つまり排便時と，その後も持続する疼痛は患者に排便を躊躇させることとなり，便秘，しいては硬い便を惹起するため，ますます裂創は深く難治となる（次頁：裂肛が悪化する機序）。
　その他にも肛門陰窩や肛門腺の感染による肛門上皮の破壊，何らかの局所の要因による裂創の慢性化などで難治性の潰瘍となると，潰瘍底は筋層に達し横走する内括約筋が露出するようになる。
　また，潰瘍には汚物が滞るため，潰瘍の口側には肥大乳頭（肛門ポリープ）が，肛門側には skin tag（皮膚痔，sentinel tag）などの突起物が炎症性に二次的に形成される。
　そして内括約筋には炎症によって線維化が生じ，肛門管の伸展性は失われて器質的肛門狭窄をきたす。

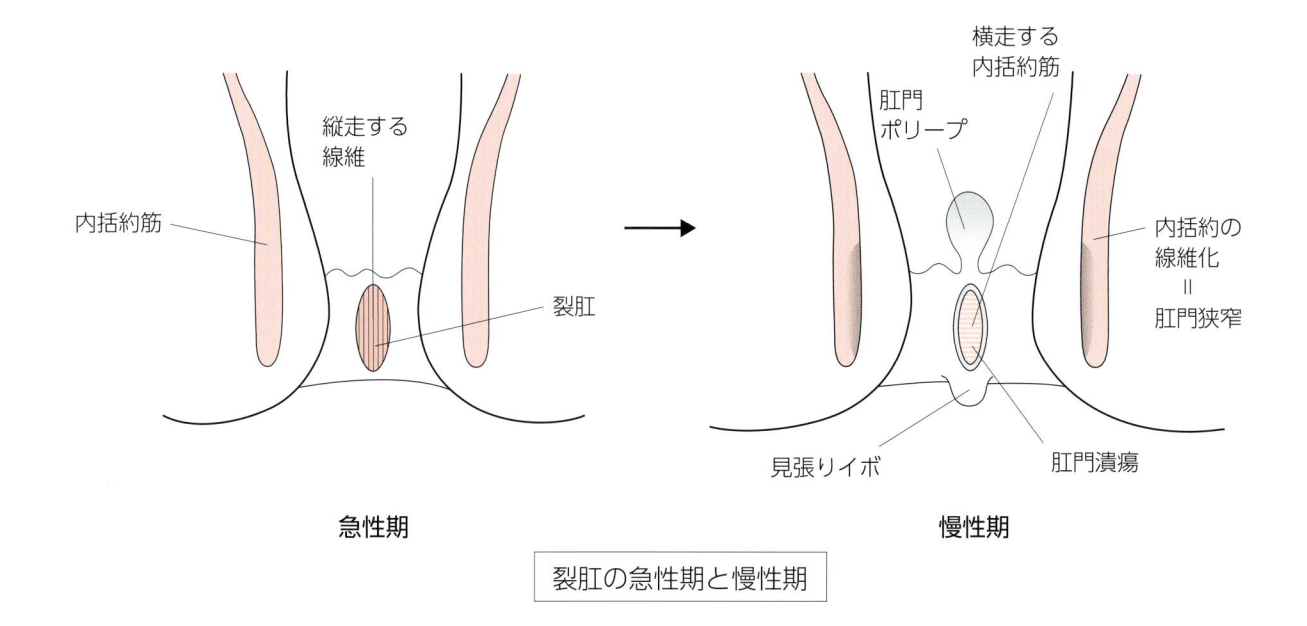

裂肛の急性期と慢性期

裂肛が悪化する機序

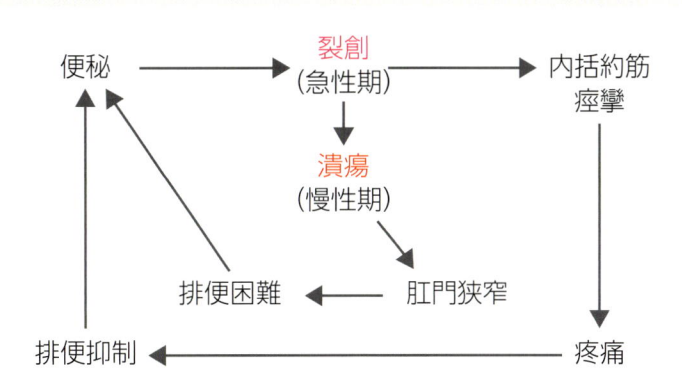

たまたま便秘となり，硬便により裂創が生じ，疼痛をきたす。

その疼痛により内括約筋は痙攣を生じるため，排便後も痛みは持続する。

そうすると，自然と排便を抑えるため便秘，つまり硬便となる。

以上のサイクルを繰り返していると，裂創は慢性化し，深く潰瘍性となり，肛門狭窄も生じ，排便困難つまり便秘となる。

虚血性の潰瘍が裂肛との考え

裂肛が単なる外傷ではなく，内括約筋の過緊張状態に伴う虚血性の潰瘍との考えが定着しつつある。

肛門内圧測定により，裂肛患者は肛門管静止圧が高い，つまり内括約筋の緊張亢進状態にあることが証明された。

そして，その圧は麻酔をして疼痛を抑えても，また保存療法で裂肛が治癒した後でも高いことから，裂肛の疼痛によるものでないことが明らかとなった。

さらに肛門管静止圧が高い裂肛患者は，laser Doppler flowmetry による血流測定から肛門上皮の血流が乏しいことが明らかとなってきた（図：肛門上皮の血流）。

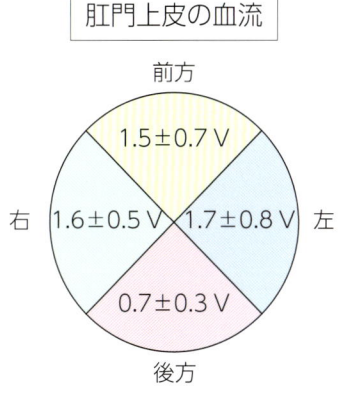

laser Doppler flowmetry による血流測定では，裂肛の好発部位である後方は側方や前方の 1/2 以下の血流

(Schouten, 1996)

以上から，高い肛門管静止圧，つまり内括約筋の過緊張状態が肛門上皮の虚血状態を生じ，裂肛の発生に関与しているのでは，と推測されている。

実際，裂肛患者に LSIS で内括約筋切開を加え治癒を認めた場合，静止圧は下がり，血流は増加することも確認されている。

II 裂肛の手術方法

　裂肛手術は，単に病変である裂肛部分を切除するのではなく，如何に裂肛の原因となっている内括約筋の過緊張状態や肛門狭窄を解除するかにある。
　術式としては，内括約筋を切開することで肛門管静止圧を下げ，肛門上皮の血流を増加させて治癒しようとするLSISと，病変を含め切除して狭窄を解除し，創部を皮膚弁でカバーするSSGがある。

1 術式

1）LSIS；lateral subcutaneous internal sphincterotomy

　LSIS（側方内括約筋切開術）は，側方で内括約筋を切開することによって肛門の攣縮を取り，肛門管の伸展を取り戻す術式である。
　LSISにも様々な術式がある（次頁：LSISの種類）が，メスを内括約筋と肛門上皮の間に入れて外側に刃を向け内括約筋を切断するNotaras法がもっとも侵襲が少ないため，これを基本術式とする。
　LSISは低侵襲で術後の肛門機能障害も少ない。通常の裂肛には適しているが，根治性の点でSSGに劣る。

LSISの種類

　LSISには直視下に内括約筋を切断するOpen法と見えない状態で行うBlind法がある。

　Open法は内括約筋を目で確認して切断する方法で，肛門側方に弧状切開をおいて内括約筋を十分に露出して剪刀で内括約筋を直視下に歯状線の高さまで切断し，止血後，創をカットグットで閉鎖縫合するParksの方法が代表的なものである。内括約筋を直視下に確認しつつ切断するため確実である。しかし，内括約筋を露出させるためには創が大きくなり，かつ内括約筋の歯状線より下の部位全てを切断するため，侵襲が大きな手術となる。

　Blind法は内括約筋を目で確認しないで切断する方法で，メスを内括約筋と肛門上皮の間に入れて外側に刃を向け内括約筋を切断するNotaras法と，メスを内外括約筋間に入れて刃を内側に向けて内括約筋を切断するHoffman, Goligher法がある。

　Open法は確実だが，創が大きく術後出血の危惧があり，かつ内括約筋への侵襲も大きくなる点は否めない。Blind法は不確実だが，創は小さく内括約筋侵襲も小さくて済む。

　Notaras法，Hoffman, Goligher法いずれもOpen法に比し，手術時の侵襲，つまり切開創は小さく，括約筋への侵襲も少ないが，慣れるまで括約筋切開の度合いが難しい。

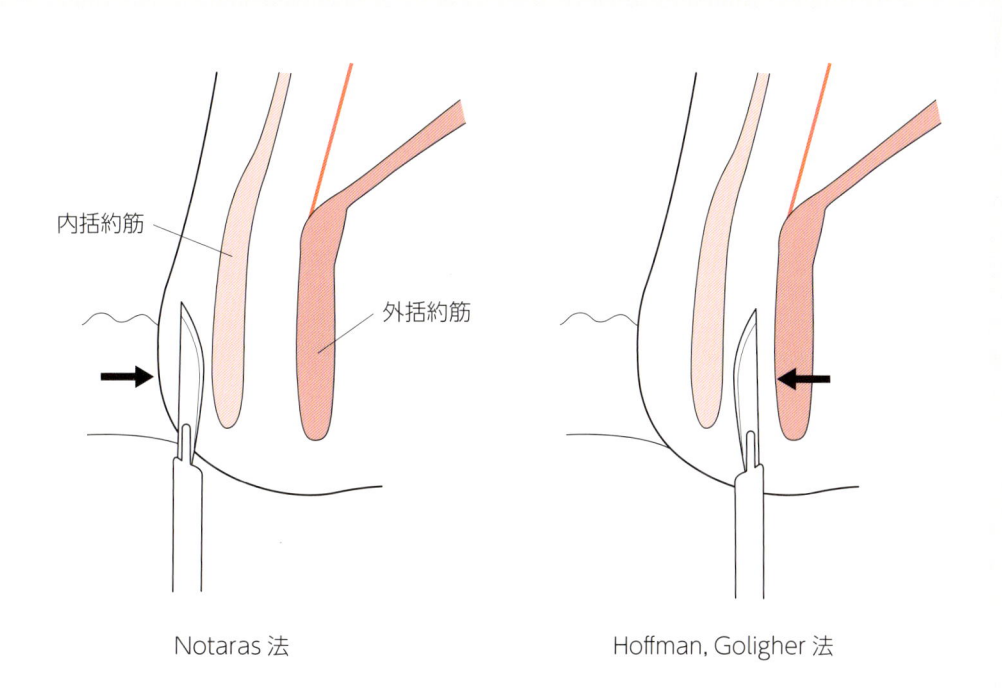

Notaras法　　　　　　Hoffman, Goligher法

Blind法によるLSIS

2）SSG；sliding skin graft

　SSGは，裂肛切除後に有茎皮膚弁によって裂肛切除創部を覆う方法としてCarmelが発表したsliding skin graftを応用した術式である．裂肛および肛門ポリープ，skin tagなどの合併病変を切除し，その部位にて括約筋を切開し拡張する．そして粘膜皮膚縫合により創を閉鎖し，その外側に減張切開を加え，皮膚弁を肛門管内に移動する．

　SSGは簡単な術式であるにもかかわらず，再発しにくい．また肛門狭窄の強度例，合併病変を伴うもの，そして肛門手術後障害としての肛門狭窄における肛門上皮瘢痕形成例などにも適応できる．そのため，本邦では裂肛，肛門狭窄に対しての術式として広く行われてきた．

　しかし，手術の仕方によっては侵襲が大きくなる術式であり，下着の汚れ，ガス漏れ，下痢便の漏れが20～30％にみられる点や長期経過後，粘膜皮膚縫合部の口側の粘膜面に発赤が生じるなどの欠点もある．

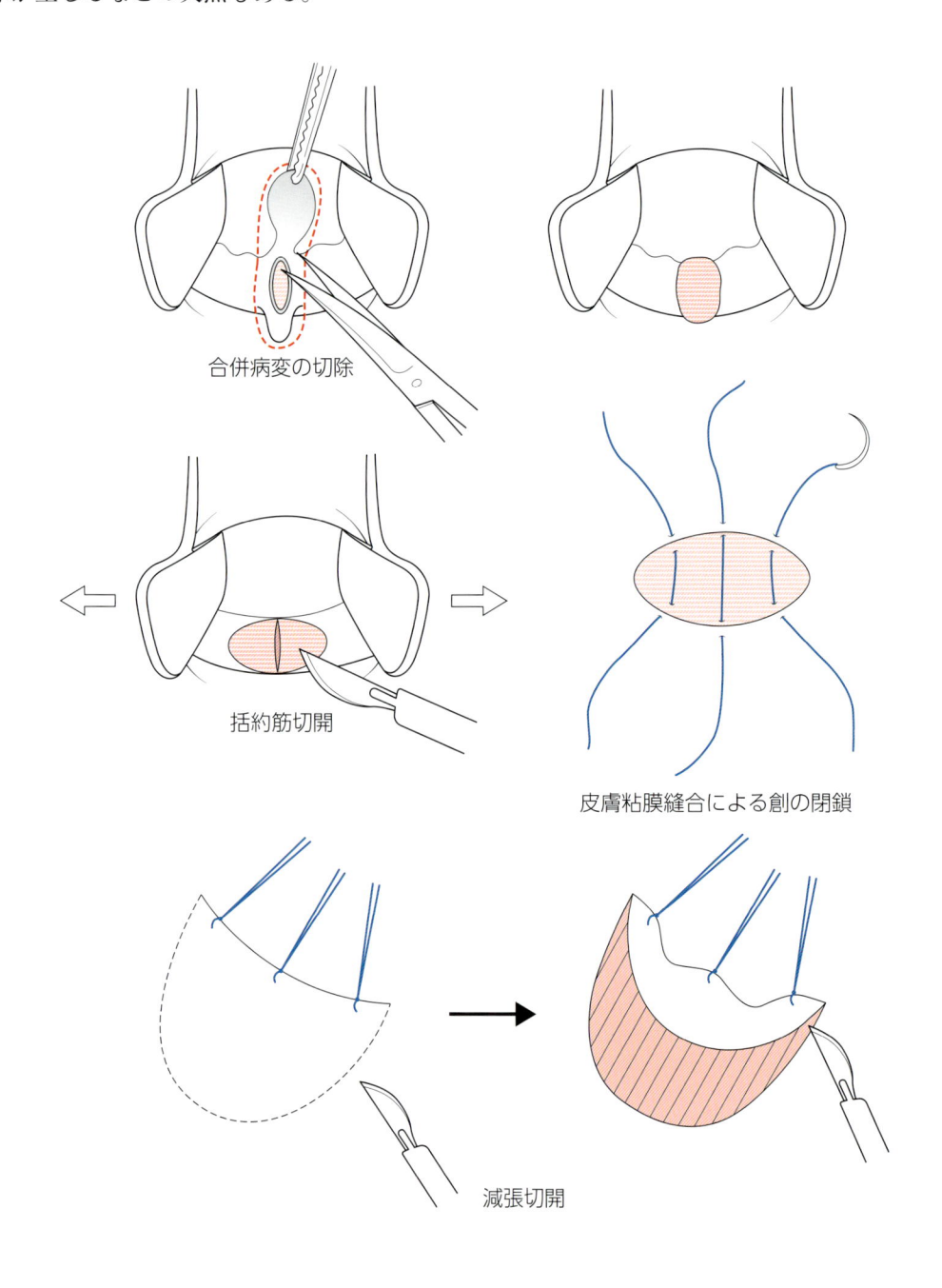

合併病変の切除

括約筋切開

皮膚粘膜縫合による創の閉鎖

減張切開

術式選択は再発の有無を考慮して

　LSIS は SSG と比し侵襲が少ない術式である。

　裂肛であるならば如何に肛門狭窄が強度であっても，また付随した合併病変が大きくても合併切除することで LSIS での手術が可能である。

　しかし裂肛は，たまたま排便時の外傷により生じたのではなく，日々の生活上の問題点で慢性化し発症している。そのため，他の肛門病変と比較して術後再発が多い傾向にある。

　したがって裂肛手術は，生活習慣病的な面が強く再発を繰り返しやすいことを考慮し，侵襲を大きめに考えた方が良い。

　つまり程度の軽い比較的新しい裂肛以外，特に手術適応となる裂肛では根治性を考えて SSG を第一選択とする。

III LSIS

　術式の要点は，いかに侵襲を少なく確実に過不足なく内括約筋の切除を行うかにある。

痔核手術の手順

1. メス挿入部位の決定
2. 開創器の挿入
3. 浸潤麻酔
4. メスの挿入
5. 内括約筋の切開
6. 切開後の圧迫止血
7. 合併病変の処理

1 メス挿入部位の決定

LSIS をどの部位で行うかを決定する。
基本的に，前，後方向，合併病変部位を避けてメス挿入部位を決定する。

メスを挿入する部位

1. 前後方向は避け側方を

左もしくは右側方が第一選択部位で，少しずらしても可能である。
ただし前方，後正中方向は避ける。
前方は，陰部つまり前立腺，膣に近く血管が豊富であり出血をきたしやすい。
後方は，裂肛病変の存在により瘢痕創が生じ，肛門上皮と内括約筋間にメス挿入の隙間がないことが多い。

2. 合併病変のない部位を

痔核などの合併病変がない部位を考える。
痔核病変存在部位はメス挿入の際に血管を損傷し術後出血や血腫形成，腫脹をきたしやすい。
当然ながら裂肛の潰瘍病変の存在部位は肛門上皮と内括約筋間にメス挿入の隙間がないため，避ける。

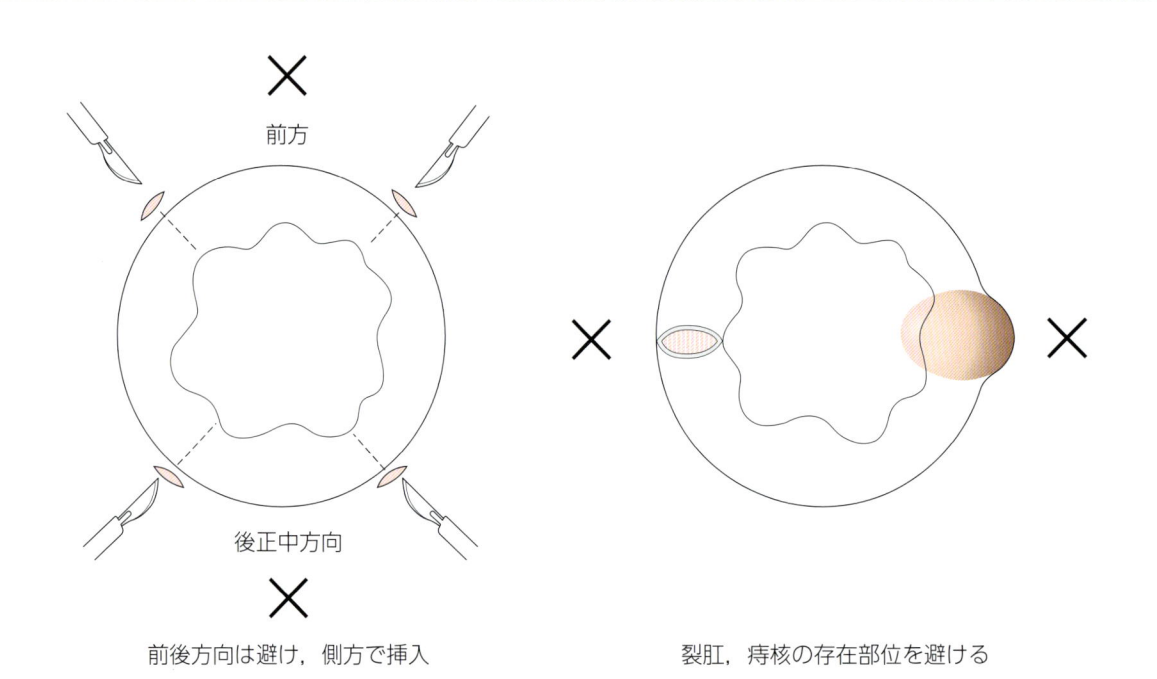

前後方向は避け，側方で挿入

裂肛，痔核の存在部位を避ける

2 開創器の挿入

メスを入れる部位を中心に開創器を閉じた状態で肛門内に挿入する。

メス挿入が左側方なら左側方が術野の中心となるように開創器を設置する。

そして抵抗を感じられるまで，指診にて索状の内括約筋下縁を十分に触知しえるようになるまで開創器を開く。

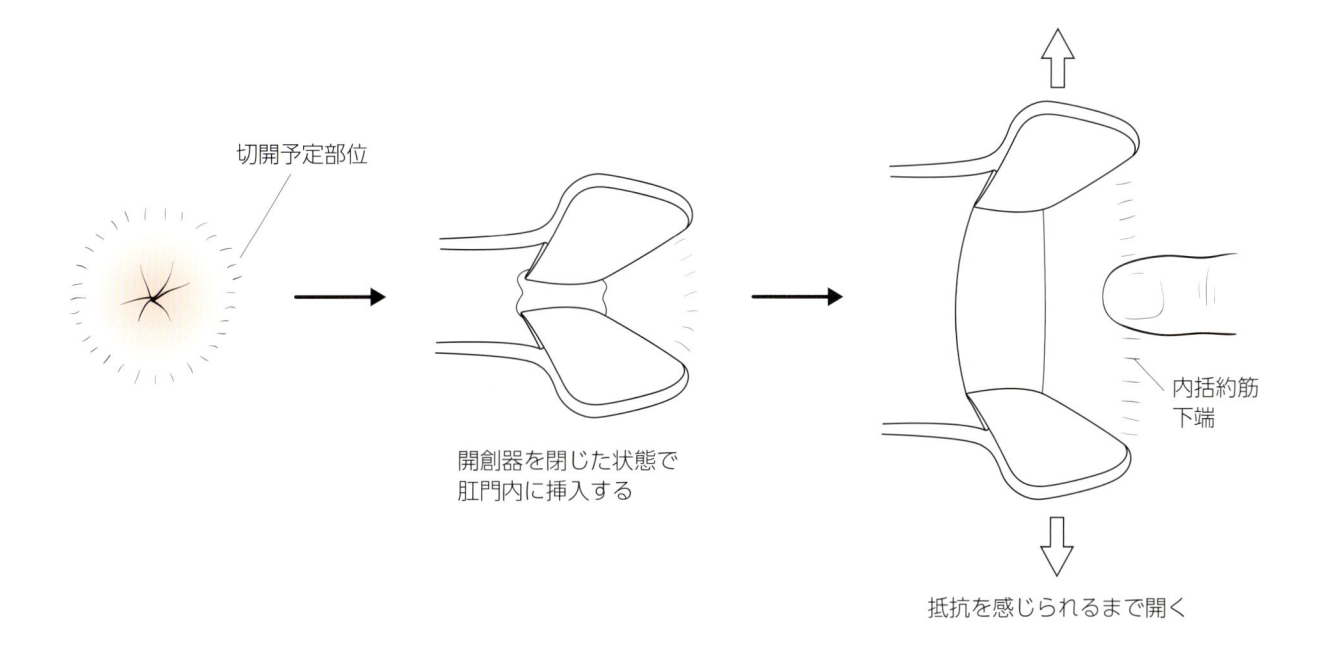

切開予定部位

開創器を閉じた状態で肛門内に挿入する

内括約筋下端

抵抗を感じられるまで開く

開創器の開大

内括約筋切開の加減を容易に行うコツは，括約筋に十分な緊張を与えた上で切開を行う点にある。

開創器を開くことで，たるんでいた内括約筋が索状に触れられるようになる。

つまり，切開すべき内括約筋を十分に確認できる。

また，内括約筋が十分に伸展，緊張するため，メスにての切開の加減が容易となる。

開創器の開きが不十分だと，内括約筋下端の触知が不十分となり，括約筋切開の加減が把握しにくくなり，結果として過度の侵襲をきたしたり，逆に不十分な切開になってしまう。

3 浸潤麻酔

　ボスミン加生食水をメス挿入部位の肛門縁外側から歯状線を超える部位まで，cryptが2〜3カ所含まれる程度の幅で皮下，肛門上皮下に注入し，肛門上皮と括約筋間に隙間を形成する。

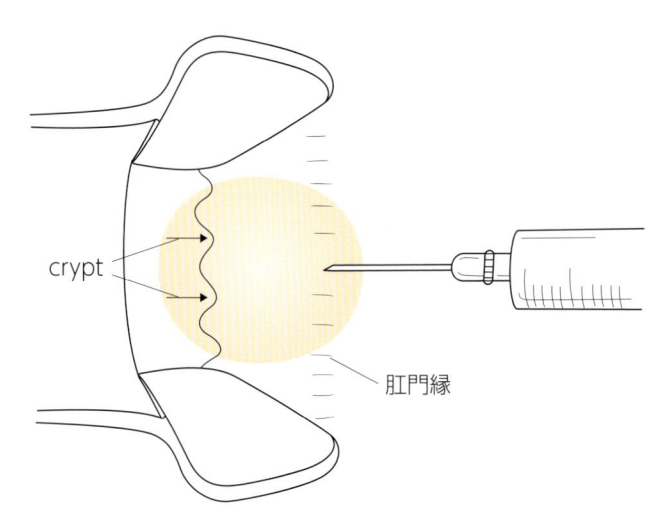

肛門縁外測から歯状線を越える部位まで注入する

4 メスの挿入

1）どの部位から

　索状物として触れる内括約筋を指診で確認し，その外側から歯状線の crypt と crypt の間をねらってメスを挿入する。

　Crypt 部では mucosal suspensory ligament により肛門上皮，直腸粘膜が内括約筋に支持固定されている。

　したがって肛門上皮，直腸粘膜と内括約筋間に隙間がないため，メスの挿入により粘膜損傷をきたし，術後に痔瘻を形成する危険性がある。

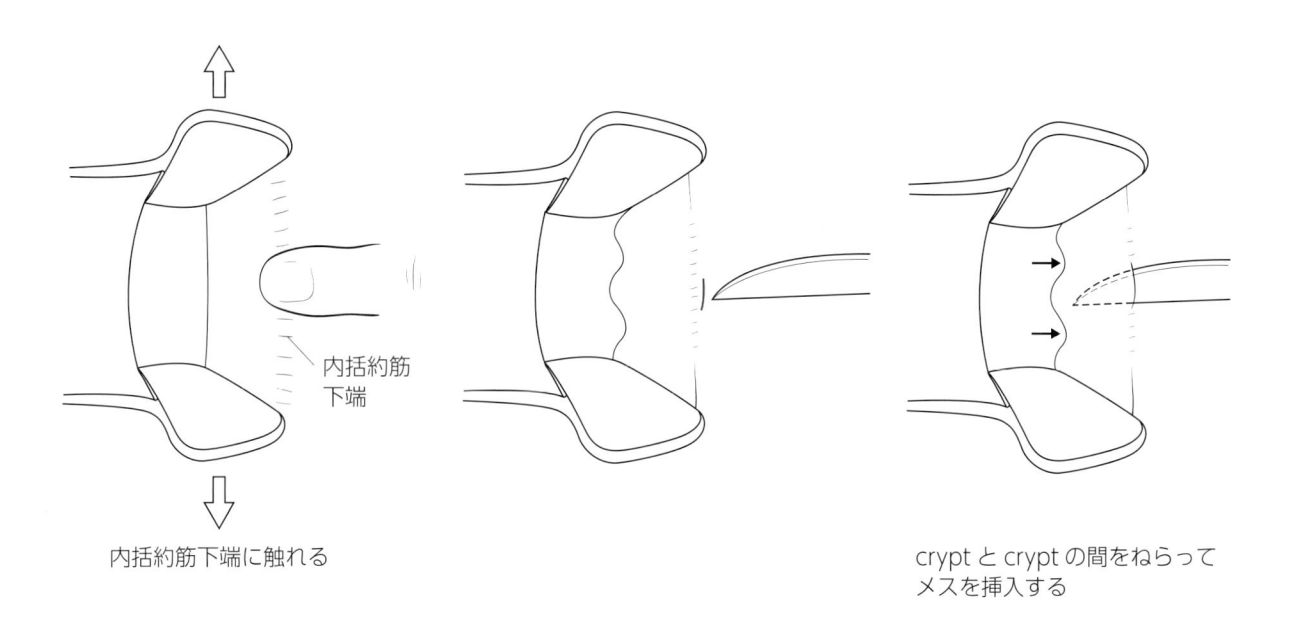

内括約筋下端

内括約筋下端に触れる

crypt と crypt の間をねらってメスを挿入する

2）どの高さまでメスを入れるか

刃先を肛門上皮下に透見しながら，メスが歯状線を越えない部位まで挿入する。

歯状線を越えての挿入は内括約筋の全長にわたる切開になり，術後に下着の汚れ，ガス漏れ，下痢便の漏れを生じる危険がある。

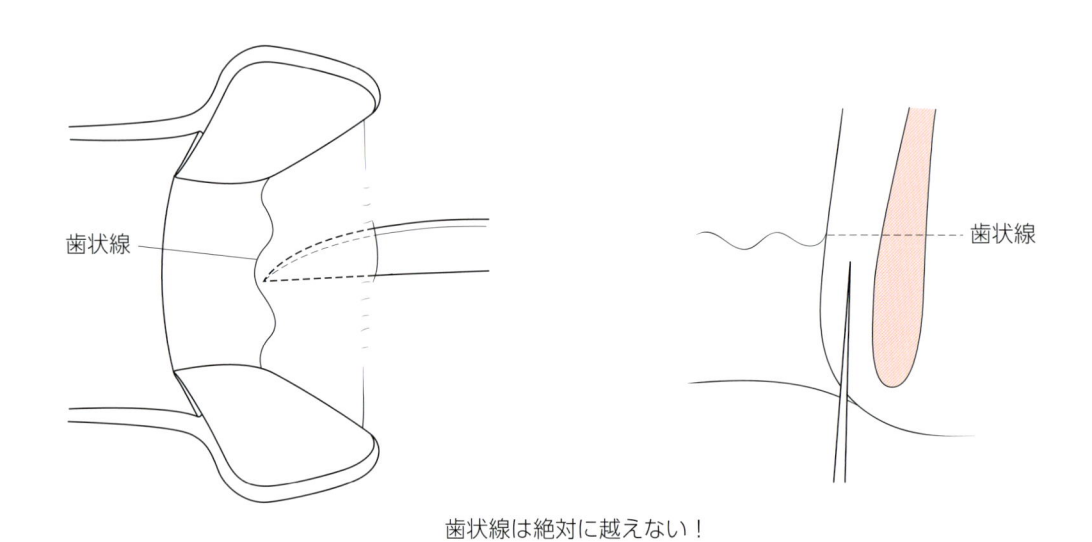

歯状線は絶対に越えない！

内括約筋の解剖

内括約筋は肛門管静止圧の85％を司り，自律神経支配で意志の力と関係なく，ある一定の力で肛門を閉じる働きをする。

内括約筋の全長の切開は術後のガスもれ，下着の汚れ，下痢便の漏れなどを生じる。

内括約筋は厚さ5mm，全長3cm程度であり，歯状線より肛門側は1.0±1.5cmで，全長の40〜50％を占める。

つまり，歯状線が内括約筋の全長のほぼ真ん中と考えて良い。

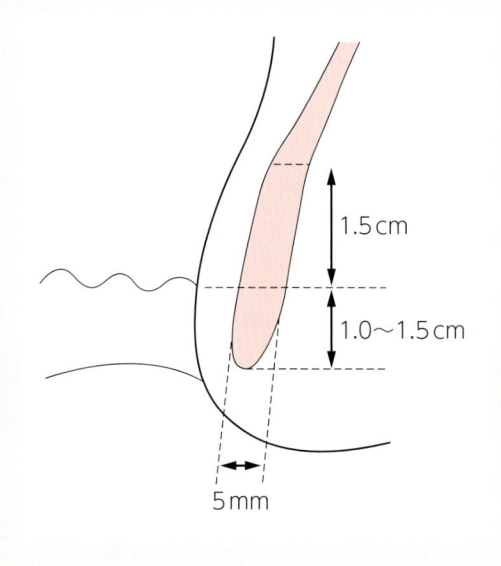

5 内括約筋の切開

　歯状線までメスが挿入されたことが肛門上皮下に透見できたなら，メスの刃を外方に向け，内括約筋の切開にとりかかる。

　まず開大した開創器をさらに開大させ，内括約筋を伸展させることで，メスを当てて切開する際の手応えを容易とする。

　切開は内括約筋の厚さ全てでなく少な目に，つまり 1/3 の厚さ以下に止めるつもりで行う。

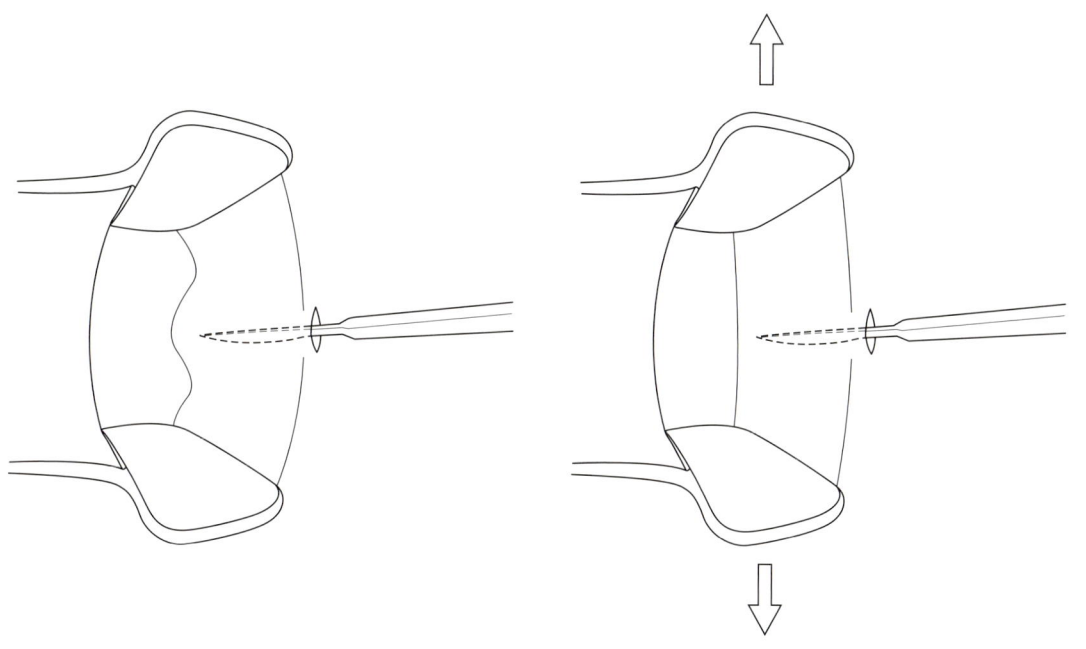

開創器をさらに開大させ＝内括約筋の伸展

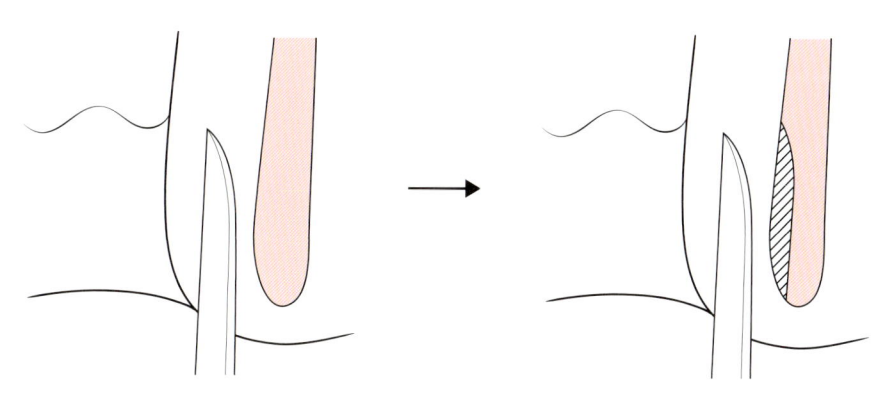

内括約筋の 1/3 の厚さにとどめる

メス切開後はメスを抜去し，示指で切開部を stretching し，段差つまり陥凹が感じられるくらいに筋の離断を行う。

　内括約筋をどの程度切開するかは手技が盲目的でもあり，その加減は難しい。

　慣れないうちは一度で程良い切開を行おうとせず，少な目に切開して，あとは示指で括約筋切開部を圧迫しつつ stretching で加減して程良い筋の離断を行う。

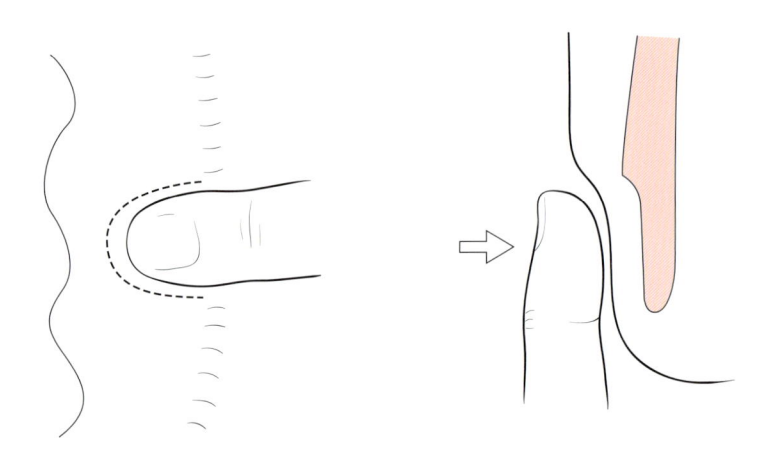

示指で括約筋切開部を圧迫しつつストレッチングして，程よく筋を離断する

1 カ所の LSIS で拡張が不十分だった場合

　強度の拡張例では 1 カ所で LSIS を行っても結果として拡張が不十分な場合がある。

　その際は，LSIS を行った対側にて LSIS を行い拡張を得る。

　つまり，2 カ所の LSIS で対応する。

　また，狭窄強度例を 1 カ所だけで括約筋切開を行うと，その 1 カ所だけに過度の侵襲をきたしがちとなる。

　左なら対側の右，右なら左の 2 カ所で行うと，1 カ所あたりの括約筋侵襲が少なくて済み，かつ，ある意味で均等な拡張を得ることができる。

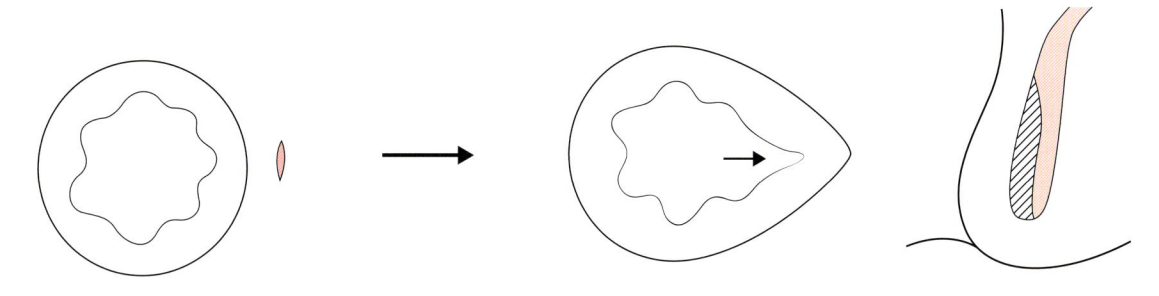

1 カ所だけで括約筋切開を行うと，その 1 カ所だけに過度の侵襲をきたしがちとなる

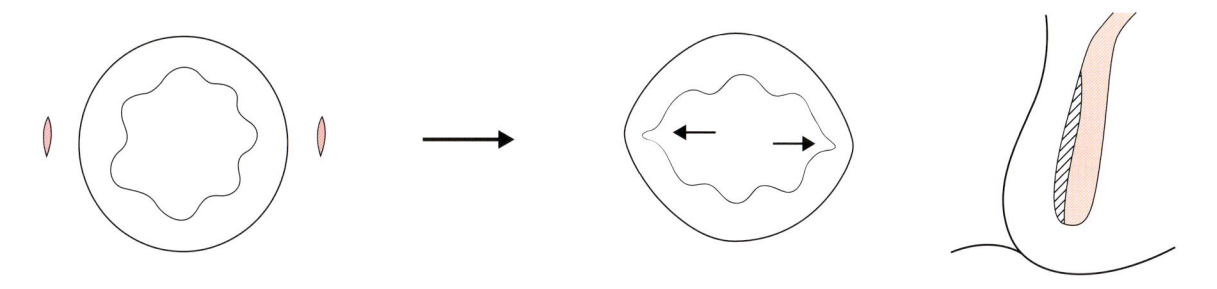

2 カ所で行うと 1 カ所あたりの括約筋侵襲が少なくて済み，均等な拡張を得られる

6 切開後の圧迫止血

　開創器の柄を切開部に押し当て拡張したまま内括約筋切開部を粘膜面より圧迫し，止血をはかる。

　2〜3分圧迫後，開創器を外し皮膚切開創に止血用ガーゼを当て，圧迫止血を行う。

　皮膚切開創から出血しても，縫合しない。一晩の圧迫止血で術後出血は生じない。

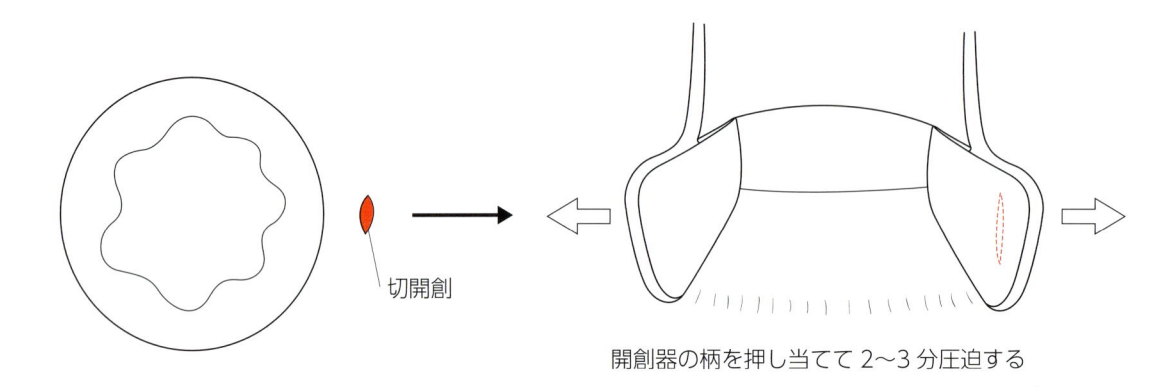

切開創

開創器の柄を押し当てて2〜3分圧迫する

7 合併病変の処理

　肛門狭窄が改善されたら，次に裂肛病変の処置にかかる。
　裂肛病変が小さい場合，つまり肛門ポリープやskin tagが小さく裂創も浅い場合は，放置する。
　肛門ポリープを切除する場合は基部を残して単に突起部だけを切除しがちであるが，基部が残存すると術後に再度，炎症性ポリープを生じてしまう場合が多い。
　したがって，基部を含めて痔核結紮切除術に準じて完全に切除する。
　なお，その際，裂肛では裂創周囲の肛門陰窩が深く，その陰窩炎により肛門ポリープが発生している場合もあるため，肛門ポリープ左右の肛門陰窩も含めて切除する。

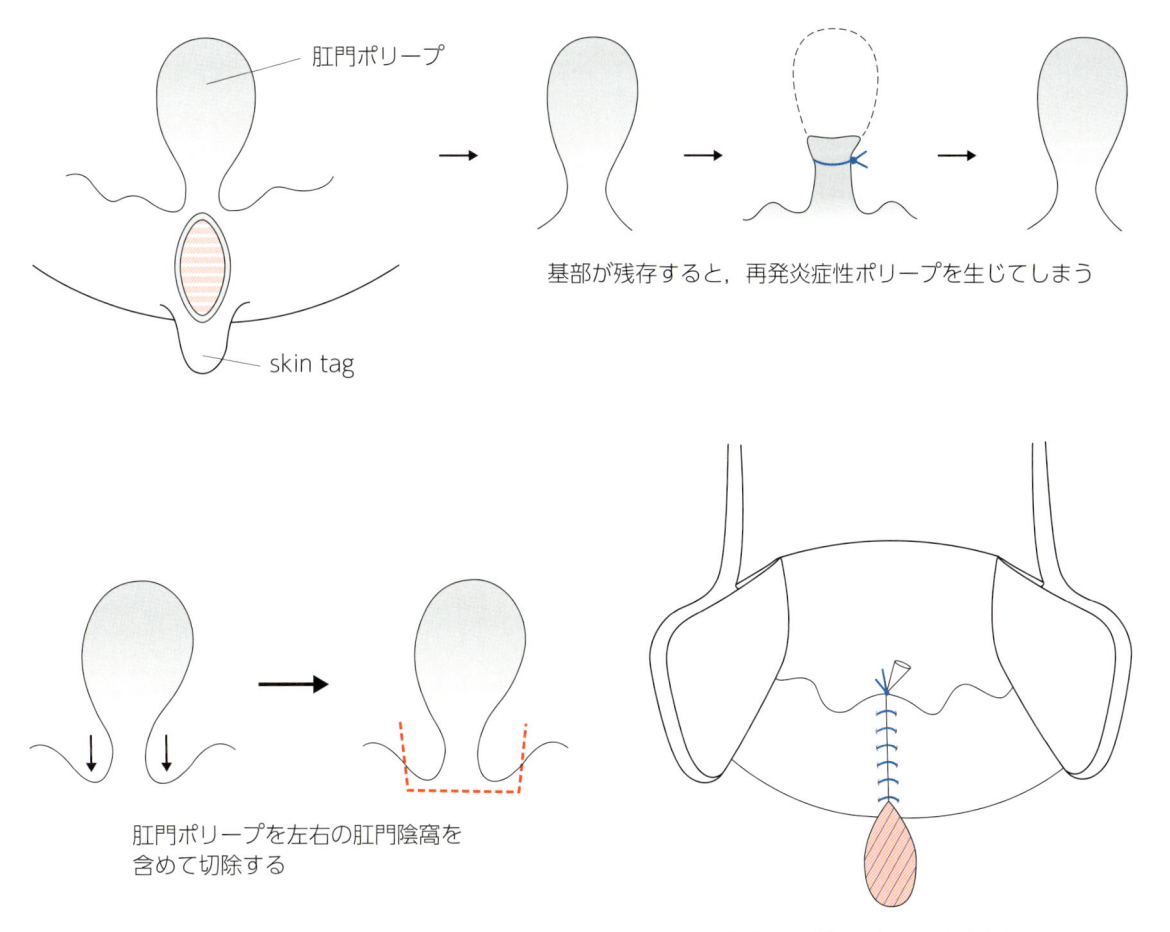

肛門ポリープ

skin tag

基部が残存すると，再発炎症性ポリープを生じてしまう

肛門ポリープを左右の肛門陰窩を含めて切除する

肛門ポリープを左右の肛門陰窩を含めて切除し，半閉鎖とする

IV SSG

術式の要点は，裂肛病変を切除し肛門拡張した後に，如何に必要最小限の大きさで皮膚弁を作成し肛門管内に移動させ十分な拡張を得るかにある。

痔核手術の手順

1. 開創器の挿入
2. 潰瘍周辺の切除
3. 括約筋切開
4. 粘膜皮膚縫合
5. 皮膚弁移動の仕方
6. 最後の処置

1 開創器の挿入

　肛門潰瘍や skin tag，肥大乳頭などの合併病変の存在する部位を中心に開創器を挿入する。

　狭窄強度で開創器が挿入できない場合は，有柄肛門鏡にて視野を確保した後，メスにて後正中線上にて一時的な切開を行い，開創器が挿入できる程度の拡張を行う。

　そして開創器を挿入する。

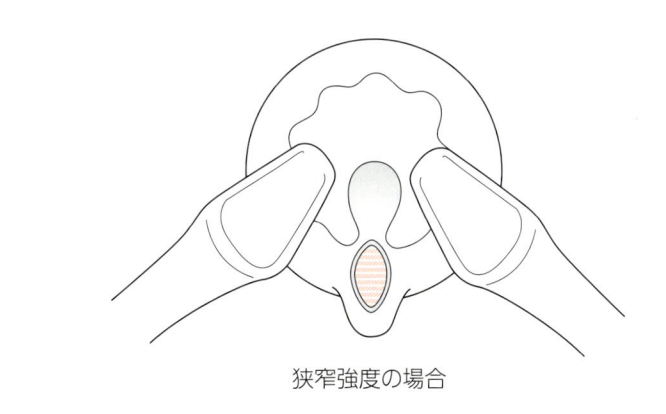

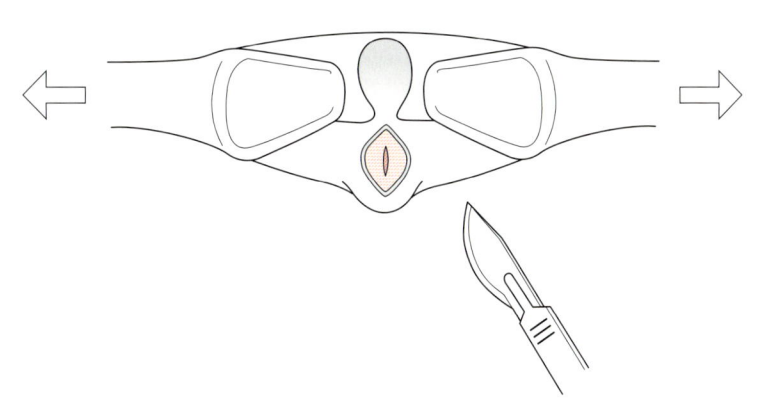

狭窄強度の場合

有柄肛門鏡にて視野を確保し，メスにて一時的に切開する

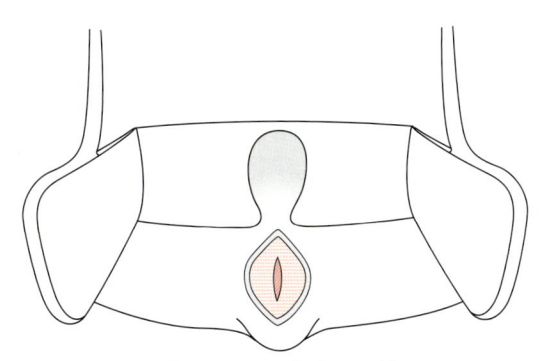

開創器が挿入できる程度まで拡張する

2 潰瘍周辺の切除：周りのポリープや skin tag の処理

　肛門ポリープ，そして潰瘍底ならびに潰瘍の周堤，skin tag などの周辺の病変を切除し，平坦な創とする。
　術後の創治癒遷延を防ぐために裂肛に隣接する deep crypt も切除する。

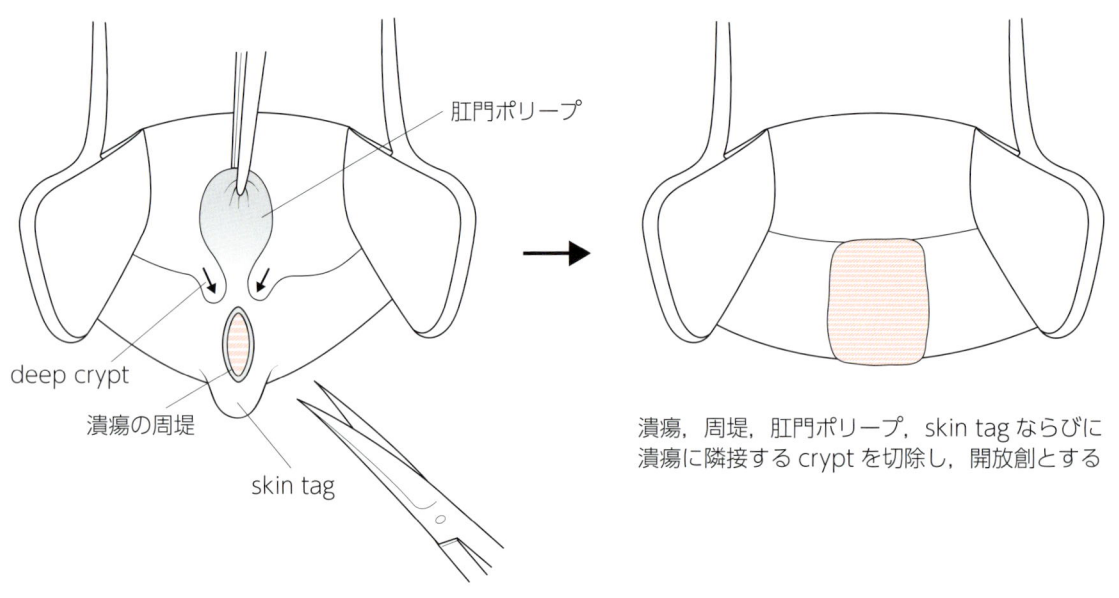

肛門ポリープ
deep crypt
潰瘍の周堤
skin tag

裂肛に隣接する deep crypt も切除する

潰瘍，周堤，肛門ポリープ，skin tag ならびに潰瘍に隣接する crypt を切除し，開放創とする

3 括約筋切開

1）どの位置で括約筋切開するか

潰瘍周辺の切除で生じた開放創部で括約筋切開を行う。

2）どこまで，どの深さで括約筋切開するか

肛門を十分に開大し，内括約筋に十分な緊張を与えた後に，メスにて内括約筋の切開を行う。
　切開は1カ所で深く行うのではなく，3カ所程度に分けて少しずつ行う。
　時々，開創器を外し，指診にて確認する。
　そして2本の指が容易に入る程度の広さとなるまで行う。

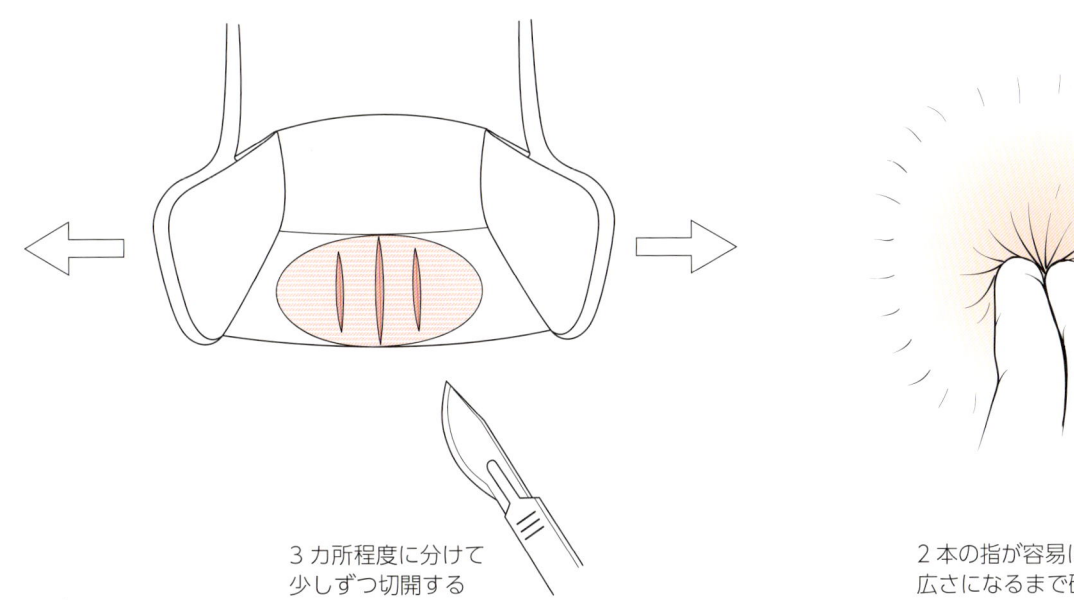

3カ所程度に分けて
少しずつ切開する

2本の指が容易に入る程度の
広さになるまで確認する

4 粘膜皮膚縫合

1）縫い代はどの程度にするか

　縫い代は，粘膜側がおよそ10 mm，皮膚が1〜2 mmを目安とする。
　そして針をかける深さは粘膜側は筋層までしっかりと，針を出す位置は創部の中間よりやや手前とする。
　粘膜側を深くかけるのは，皮膚弁を肛門管内に十分に移動させるためである。
　粘膜側より1針かけ，そのかけた針を一旦，出した後，筋層から皮膚に針をかける。

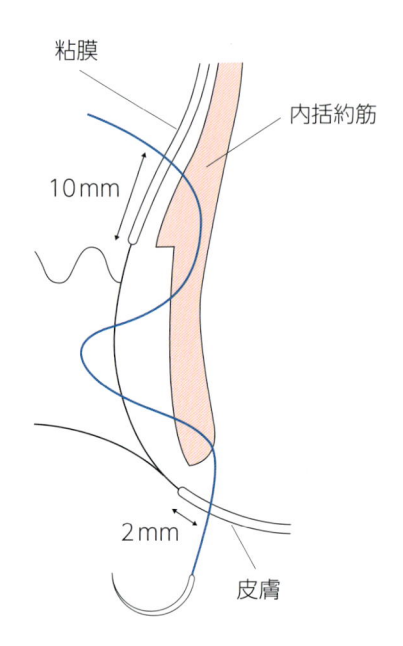

粘膜，皮膚側とも内括約筋に
針糸をかけ，縫合後の哆開を防ぐ

2）縫合に使用する糸

　吸収糸を用いるが，同一ではなく異なる種類の糸を用いる。

　モノクリルなどの吸収の遅い糸は，ある程度の期間残存して縫合部の哆開を防ぐが，逆に糸の残存が肛門部違和感などの術後愁訴の原因となる。

　吸収の早い糸，つまり痔核手術に用いるバイクリルは早く吸収される分，縫合部の違和感は減少するが，縫合不全となりやすい。

　狭窄が強度で縫合部の緊張が強くなる場合は，吸収が遅い糸を多用する。

3）縫合は何カ所にするのが理想か

　ともすれば狭窄解除のために皮膚弁の幅を大きくしがちであるが，SSGでは皮膚弁の幅を如何に狭くするかがポイントとなる。

　つまり，肛門管内に送り込まれる皮膚弁は肛門管に輪状に配列されるため，術後に程度の差はあっても輪状瘢痕を形成する。

　輪状の瘢痕の口側には日々の排便時の負担から長期間経過後に粘膜発赤，出血などの愁訴をきたしやすい。

　幅広い輪状瘢痕であればあるほど，その傾向にある。

　したがって，皮膚弁の幅は1.5横指程度とし，如何に広くても肛門の1/4周以下とする。

　以上から，縫合箇所はもっとも多い場合で真ん中と左右の3カ所をモノクリルで，その間の2カ所をバイクリルで縫合する5カ所となる。

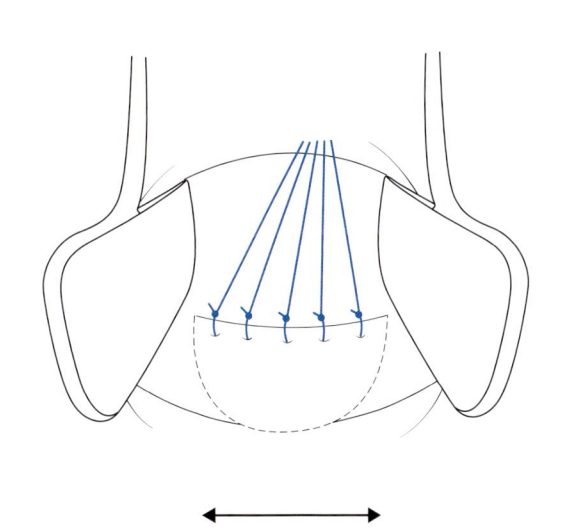

皮膚弁の幅は1.5横指程度とし，
肛門の1/4周以下とする

糸使用の実際

まずはモノクリルで真ん中と左，右を縫合する。
追加縫合が必要な場合は，その間をバイクリルで縫合する。

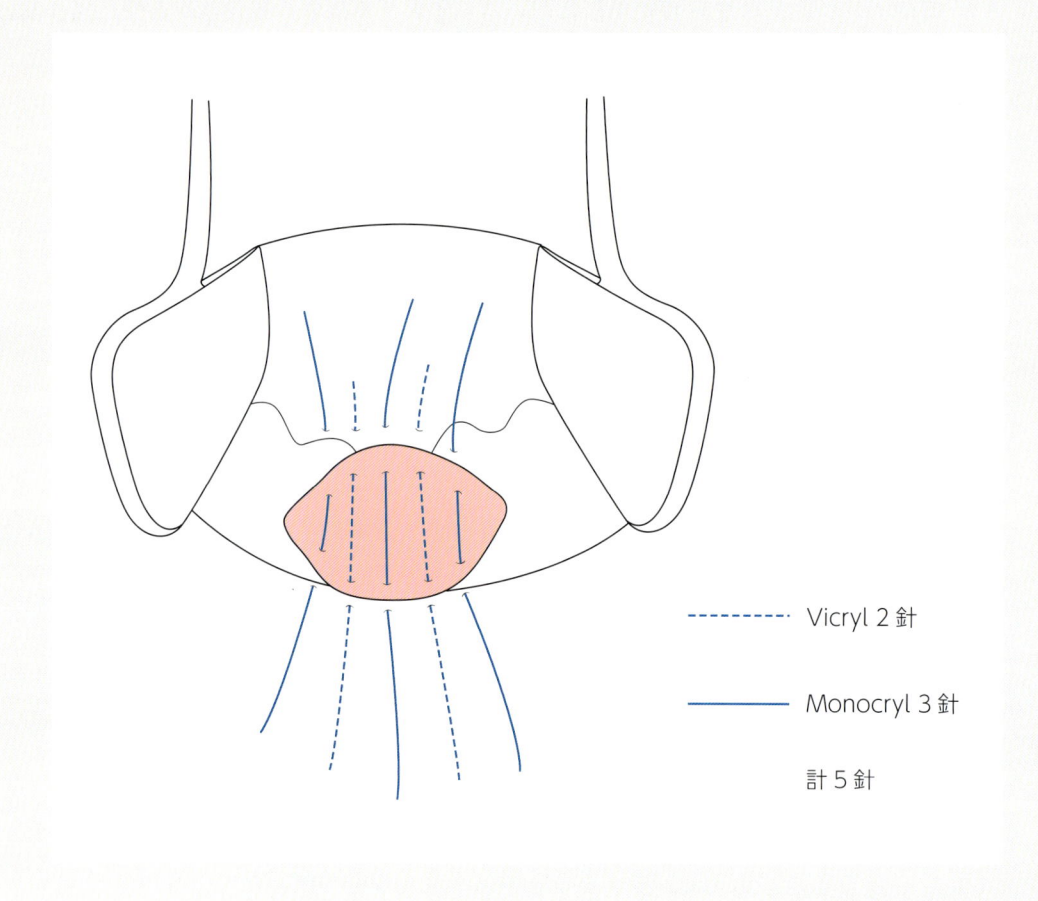

------- Vicryl 2 針

――― Monocryl 3 針

計 5 針

4）縫合の際の注意事項

　粘膜皮膚縫合の針糸が全てかけられた時点で糸の結紮を行う。
　結紮する際，結紮部位に緊張がかり組織が離断されないよう臀部を牽引していたテープの左右どちらかを緩める。
　粘膜皮膚縫合の結紮により生じた結び目は，肛門管外に位置すると術後の異和感の原因となるため，肛門管内に移動させる。

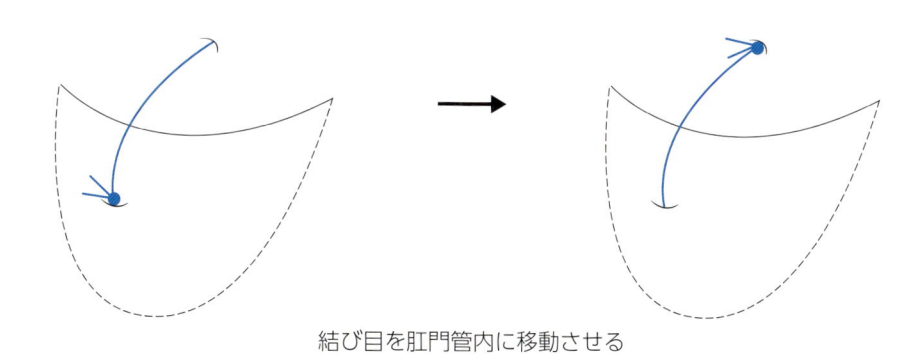

結び目を肛門管内に移動させる

5 皮膚弁移動の仕方

　皮膚弁を肛門管内に移動するためには，粘膜皮膚縫合外側に皮膚切開，つまり減張切開を加える。
　縫合部は緊張しているため，減張切開を加えることで皮膚弁が肛門管内に移動する。
　粘膜皮膚縫合の結紮の際に緩めておいたテープを再度牽引し，縫合部を緊張させた上で減張切開を加える。
　皮膚弁を作成し移動させるためには様々なポイントがある。

1）皮膚弁作成の位置

　減張切開を加えての皮膚弁作成は，皮膚弁移動後の皮膚欠損部が正中に存在すると左右創部の相互の癒着により創治癒の遅れとなるため，可及的に真ん中に位置しないよう左右どちらかにずらすように作成する。

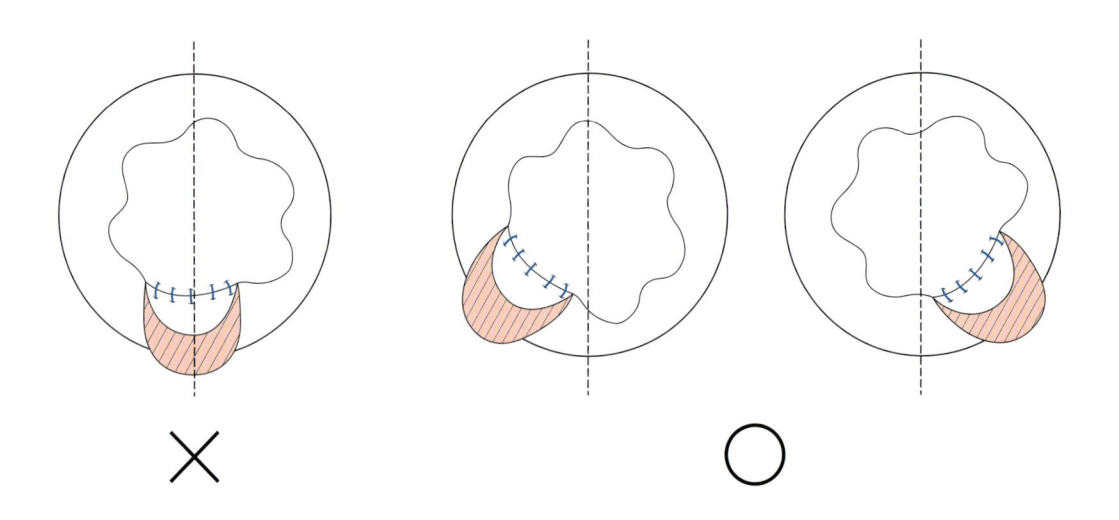

182

2）減張切開の深さ

　皮膚切開は術後瘢痕形成をきたさないように，なるべく浅く行う。

　そのためには，まず皮切の刃が深く達しないように前もって皮下を浸潤麻酔で十分に浮かせる。

　そして開創器をかけ，術野を十分に進展させた後，粘膜皮膚縫合した糸をペアン鉗子で把持し，それを内側に牽引しつつ，縫合部外側に減張切開を加える。

　切開はメスにて，皮膚弁が移動できるのに必要最小限の深さで行う。

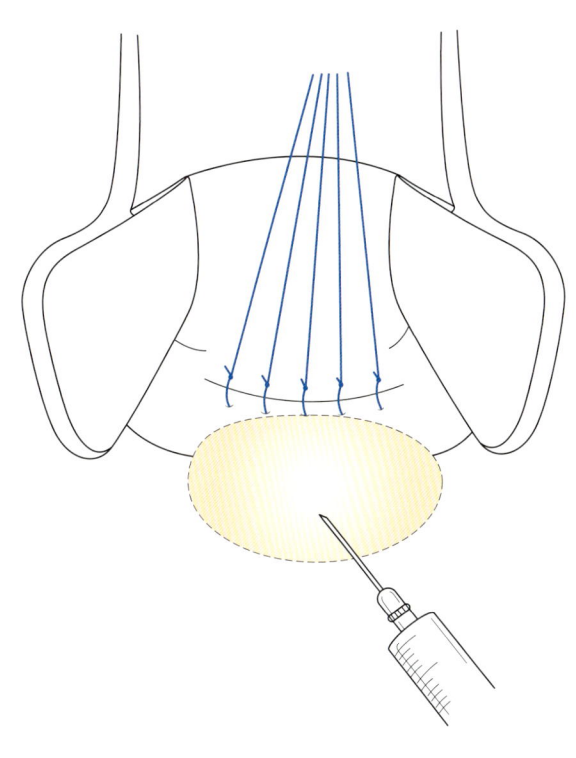

皮膚切開の刃が深く達しないように
前もって皮下を浸潤麻酔で十分に浮かせる

3）どのように減張切開するか

まず他部位で肛門縁から歯状線までの距離を確認する．そして，その距離よりやや短い部位で，つまり縫合線より1.5cmほど離れた皮膚に浅く弧状に切開を加える．

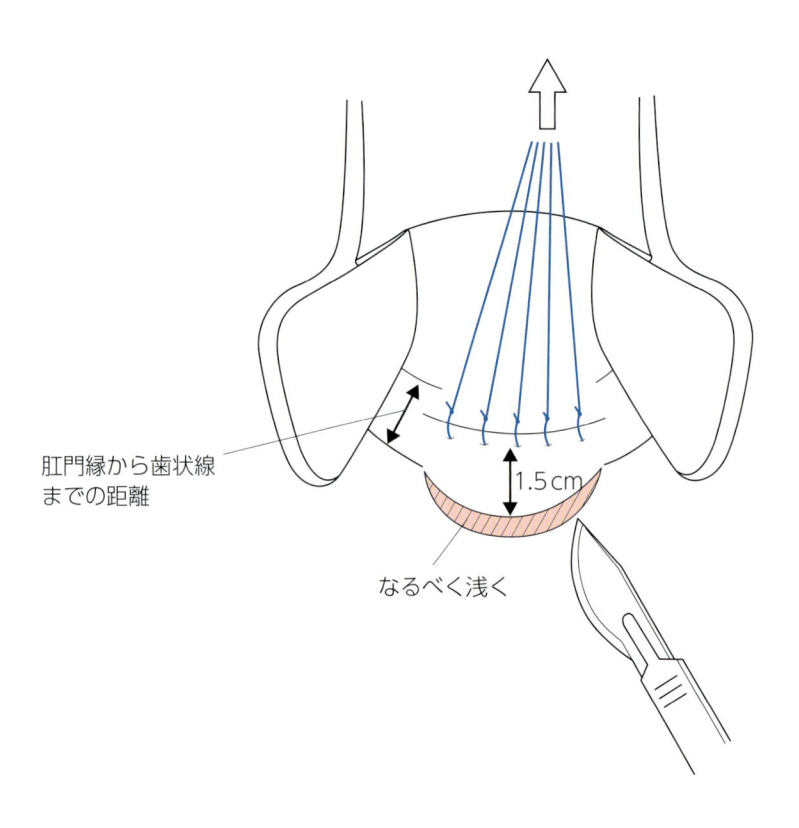

肛門縁から歯状線までの距離

1.5cm

なるべく浅く

次いで切開創左右を肛門管内縫合部まで延長して切開を加える．
そしてメス切開で形成された皮膚弁をガーゼで圧迫しつつ，肛門管内へ移動させる．
肛門管内まで切開を延長し，指で移動させることで，皮膚弁は十分に肛門管内に移動する．

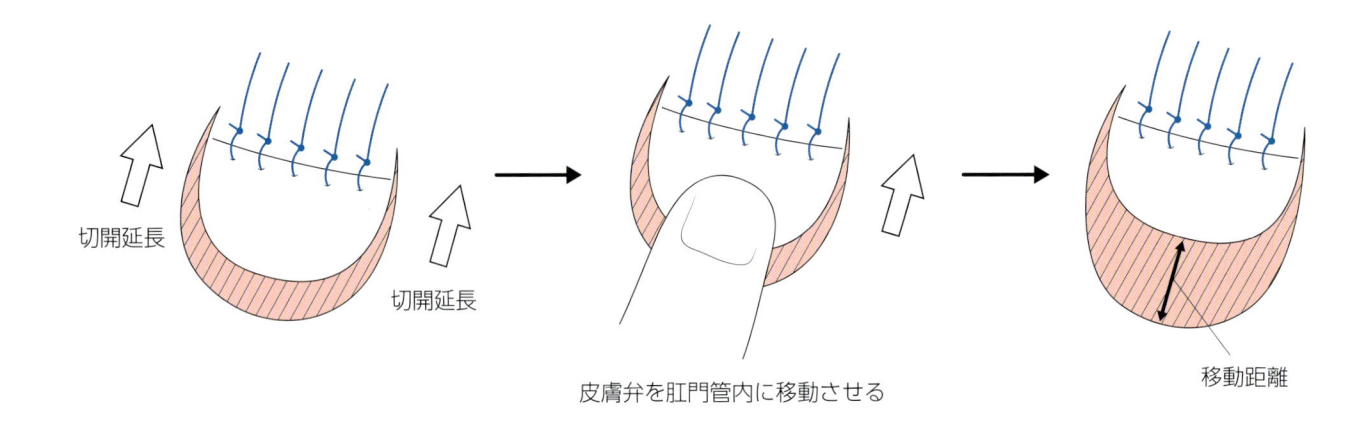

切開延長　　切開延長

皮膚弁を肛門管内に移動させる

移動距離

皮膚弁作成後の皮膚欠損創が，あたかも一つの痔核結紮切除術後の皮膚創のようになるのが理想である。

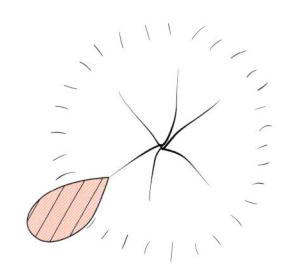

テープをゆるめると，痔核結紮切除後の皮膚創のようになるのが理想

4）皮膚弁移動後の皮膚欠損部位のドレナージが重要

　減張切開創をチェックし，創の立ち上がりが急な場合は，なだらかになるように辺縁をトリミングする。

　また，皮膚弁の両端が膨隆していたり痔核がある場合は，術後のドレナージが悪く浮腫，疼痛の原因となり治癒の遅れにつながるため，結紮切除術に準じて切除して平らにする。

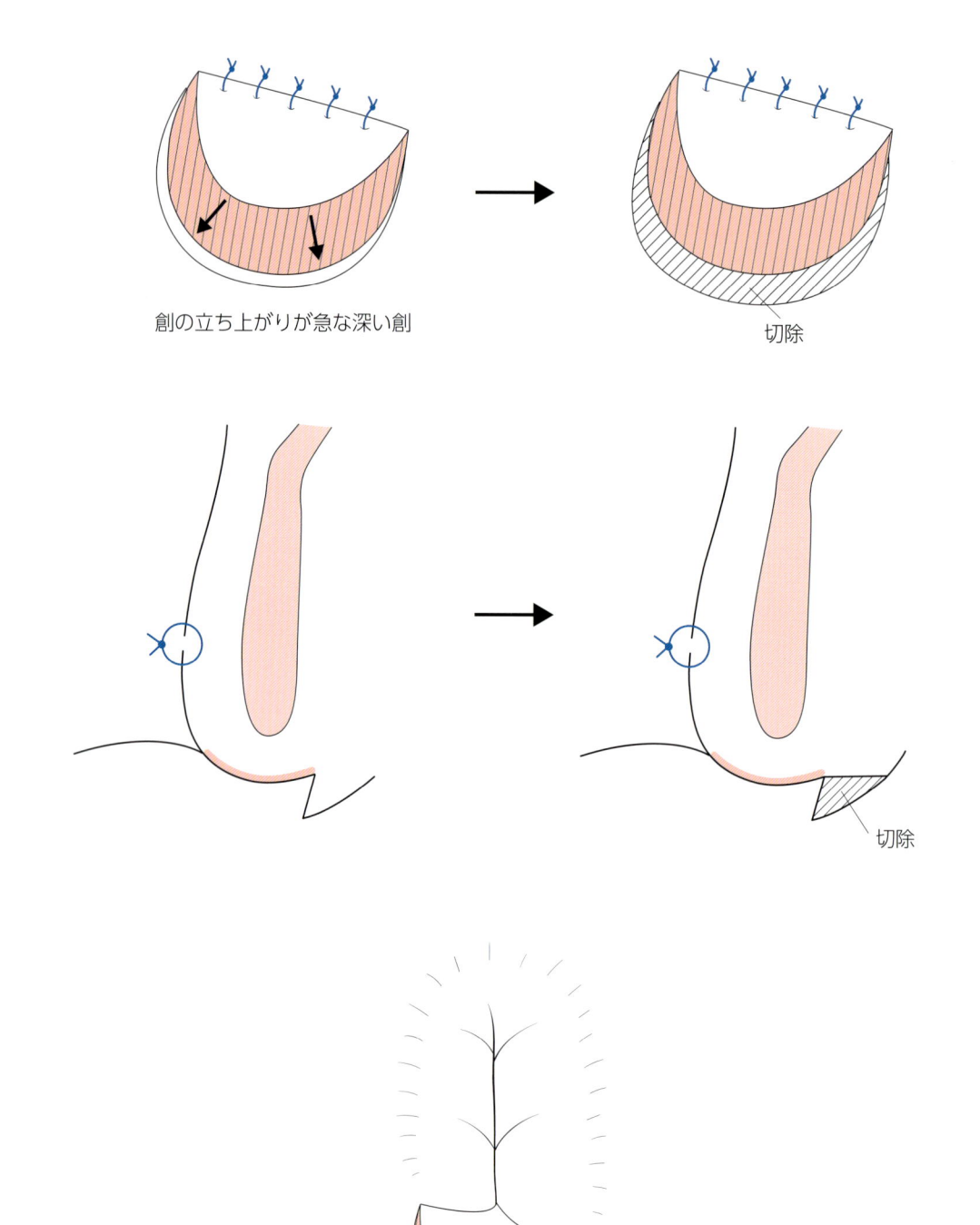

創の立ち上がりが急な深い創

切除

切除

平らにする

SSGの，もう一つの方法

通常のSSGでは粘膜皮膚縫合後に減張切開を加え，皮膚弁を作成するが，粘膜皮膚縫合前に皮膚弁を作成し，その後に粘膜皮膚縫合を行う方法がある。

つまり潰瘍や潰瘍周辺を切除し，括約筋切開を加えた後に，その創の外測にメスにて切開を加えて皮膚弁を作成し，作成された皮膚弁と粘膜とを縫合する方法である。

慣れないうちは減張切開を加えて皮膚弁を作成するより，デザインが容易であり，かつ皮膚弁の移動が縦横方向に十分（後述）で，かつ生じた創がスムースになる。

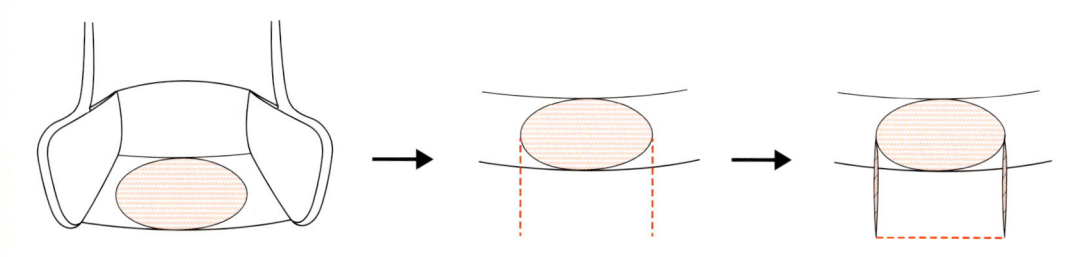

潰瘍切開創の幅に一致して創の左右に縦切開をメスにて加える。
縦切開の長さは潰瘍切除創を覆うのに必要な長さとする。

次いで，左右縦切開を結ぶように横切開を加える。

縦切開は深めに，かつ肛門の口側から肛門縁になだらかに至るようにする。

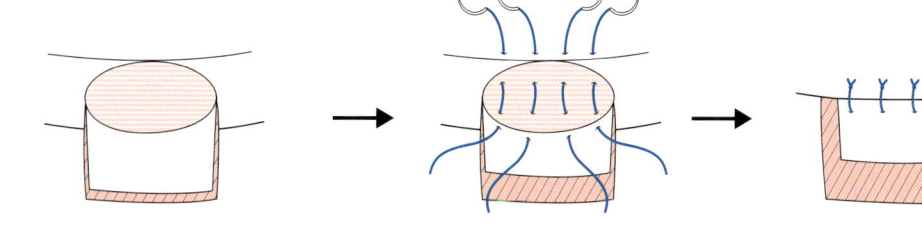

横切開は，縦切開より浅く，皮膚弁移動に必要な最小限の深さとする。

次いで粘膜皮膚縫合を行う。

以上で長方形の皮膚弁が作成され，肛門管内に移動する皮膚弁は縦方向だけでなく横方向でも十分に肛門管内に移動する結果となる。
また縦切開を深く加えることで肛門管に縦方向へのドレナージが十分となり，術後の皮膚弁の浮き，腫脹を防ぐことができる。

第3章 裂肛の手術 LSIS, SSG

6 最後の処置

　肛門後方にて皮膚弁移動術が行われた後，肛門狭窄が解除され十分に拡張しているか否か，そして皮膚弁左右SSG対側，つまり前方の痔核の存在の有無の確認を行う。

1）肛門後方のSSGで十分な拡張が得られない場合

　肛門後方における皮膚弁移動術だけで十分な拡張が得られない場合は，肛門前方で皮膚弁移動術を行っても，前方会陰部における皮膚弁の移動は困難であり，かつ無理に行うと減張切開が深くなり術後瘢痕，創治癒遷延となる。
　したがって，対側にて狭窄部の縦切開後の横縫合を行う。
　つまり肛門開創器を挿入し拡大させた後，皮膚弁移動術施行部の対側を触診する。
　索状に触れる輪状瘢痕部を確認した後，同部に縦切開を1〜2カ所加える。
　肛門開創器を抜去し指診にて縦切開により十分に肛門管の拡張が得られたことを確認した後，吸収糸にて縦切開後の創を横に縫合閉鎖する。
　口側，肛門側とも糸は括約筋まで含めてしっかりかけ，縫合不全を防ぐ。

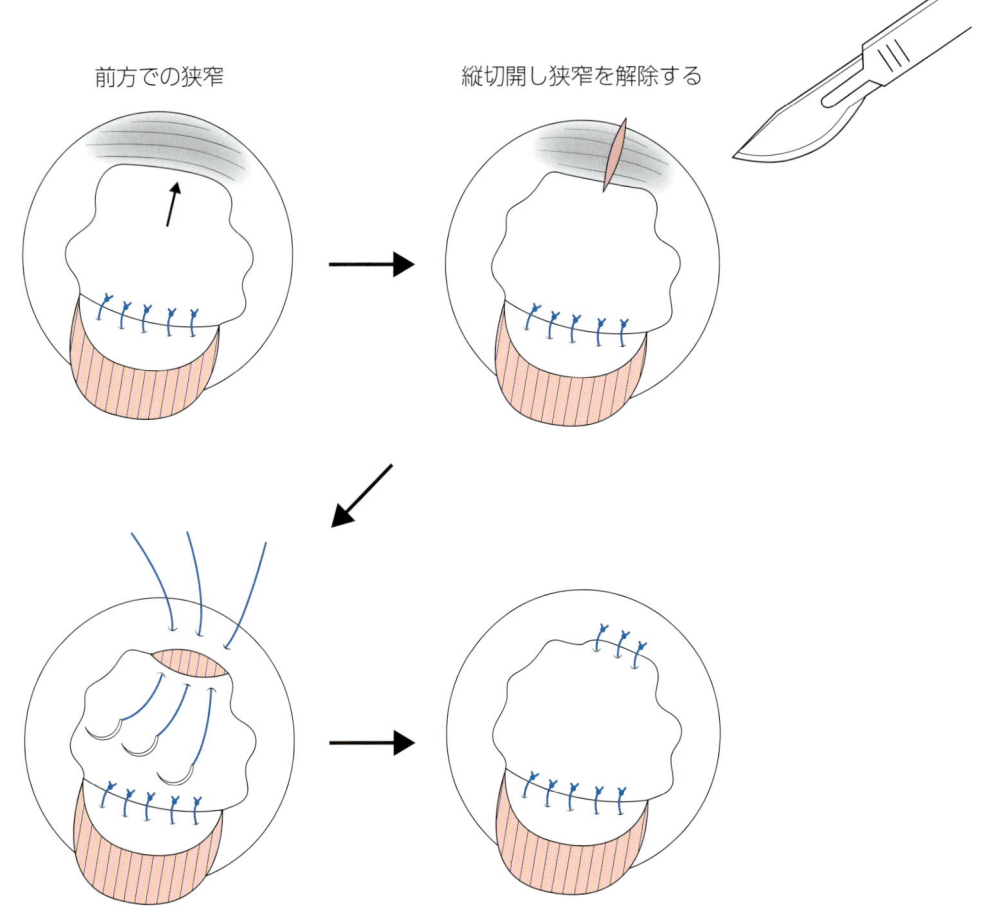

前方での狭窄　　　　　縦切開し狭窄を解除する

吸収糸にて横に縫合閉鎖する

2）皮膚弁左右の内外痔核の存在

　減張切開創の左右に痔核が存在すると，術後に腫脹をきたし，創に覆いかぶさり，治癒を阻害する。結紮切除術にて切除する。

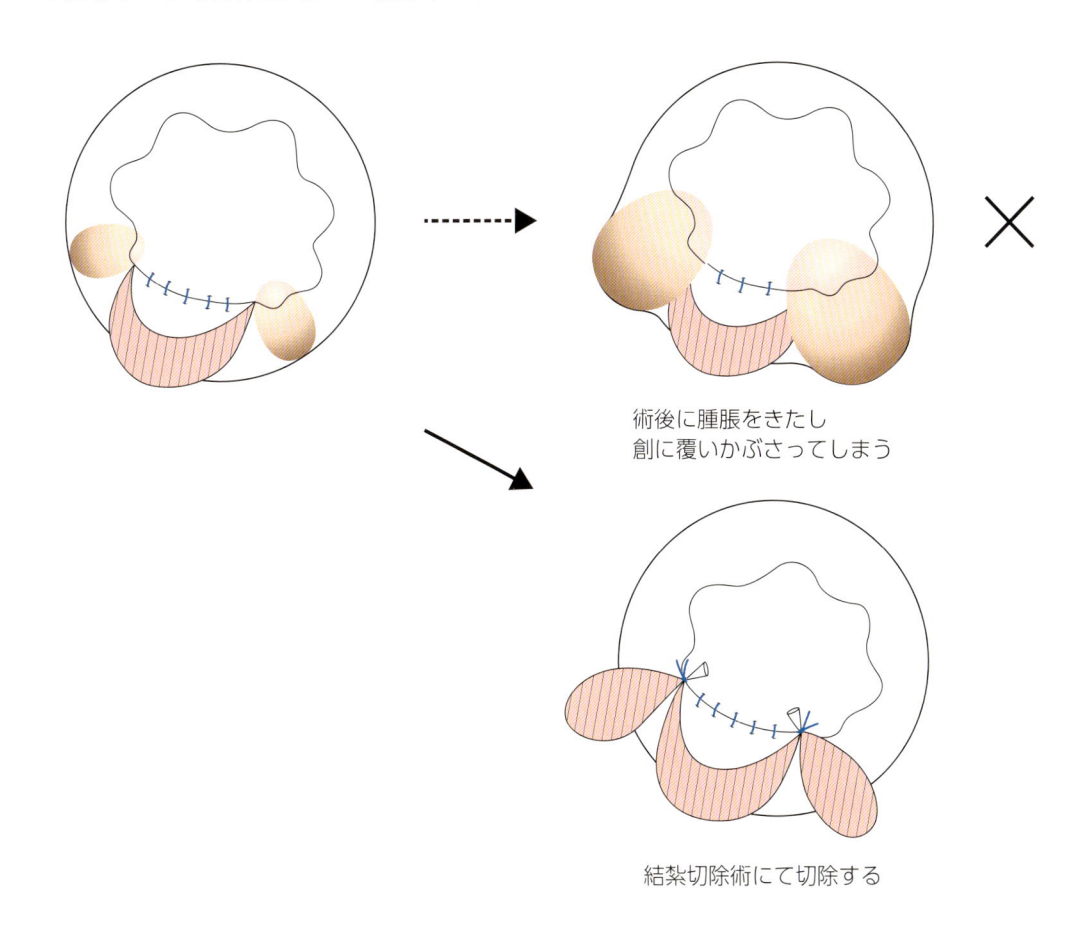

術後に腫脹をきたし
創に覆いかぶさってしまう

結紮切除術にて切除する

内痔核 …………………………… 11, 157
難治創 ………………………… 14, 24, 105

■に
二次口 ……… 78, 81, 82, 92, 110, 146
二重結紮 …………………………… 48

■ぬ
縫い代 ……………………………… 178

■ね
粘膜性痔核 ………………………… 12
粘膜切離 ……………………… 36, 38
粘膜脱様 …………………………… 40
粘膜皮膚縫合 …………………… 178
粘膜片 …………………………… 136

■は
バイクリル ………………… 179, 180
排膿 ………………………… 78, 81
排便 ………………………… 2, 158
バイポーラル …………………… 53, 75
バラガーゼ ………………………… 67
針付き5-0マクソン ……………… 66
バルーンアップ …………… 22, 23, 26
瘢痕部 ……………………………… 109
絆創膏 ……………………………… 4, 65
半閉鎖術式 ………………………… 15

■ひ
皮膚切開 …………………………… 25
皮膚弁 ……………………… 182, 184
皮膚弁移動 ………………… 182, 186

■ふ
副痔核 …………………… 12, 62, 63
不良肉芽 …… 93, 121, 122, 143, 147

■へ
ペアン鉗子 ……………… 28, 30, 40

■ほ
縫合不全 …………………………… 14
ホールゾンデ ……………… 139, 144
補助切開 …………… 106, 108, 149
ボスミン加生食水 …… 22, 134, 166

■ま
曲がりのリスター …… 133, 146, 147
マックギブニー痔核結紮器 ……… 48
慢性期 …………………………… 158
慢性裂肛 ………………………… 157

■み
見張りイボ ……………………… 158

■も
モノクリル ………………… 179, 180

■ゆ
有溝ゾンデ ………………………… 93
有柄肛門鏡 ……………… 20, 175

■よ
用手肛門拡張 ……………………… 19
余剰粘膜端 ………………………… 49

■ら
螺旋状 ………………… 83, 117, 119
乱切 ……………… 109, 125, 145, 150

■る
涙滴状 ……………………………… 25

■れ
裂肛 ……………………………… 156
連合縦走筋 ………………………… 10
連続縫合
     …………… 54, 55, 112, 113, 151, 152

■ろ
瘻管 ………………………… 78, 81
瘻管切離 ………………………… 99, 100
瘻管走行 ……………… 98, 116, 119
漏斗状 ……………………………… 98

■欧文・数字
anal crypt … 78, 103, 126, 134, 148
anal cushion ……………………… 10
Blind 法 …………………………… 161
Courtney's space ………… 84, 130
crypt…… 96, 97, 120, 134, 135, 148,
     166, 167, 176
crypt glandular infection …… 78, 153
deep crypt ……………………… 176
Hanley 変法 ……………… 129, 153
Hoffman, Goligher 法 ………… 161
laser Doppler flowmetry …… 159
lateral subcutaneous internal
     sphincterotomy ……………… 160
LSIS ……… 18, 74, 160, 161, 163
minor incontinence …… 19, 118
Notaras 法 ……………… 160, 161
open myotomy ……………… 18, 74
Open 法 …………………………… 161
skin tag …… 14, 65, 66, 158, 162,
     173, 175, 176
sliding skin graft ……………… 162
soiling …………………………… 19
SSG ………… 160, 162, 174, 187
stretching ……………… 18, 19, 170
Treiz 筋 …………………………… 10
Whitehead 手術 ………………… 15
Z 縫合 ………………… 53, 58, 75
ⅡH 型 ……………………………… 79
ⅡL 型 ……………………………… 79
Ⅲ型 ………………………………… 79
Ⅳ型 ………………………………… 79
0.5%キシロカイン E …………… 22
4-0 ポリグリコマー縫合糸
     …………………………… 48, 54, 55
5-0 マクソン ……… 72, 74, 112, 152

著者プロフィール

岩垂純一
いわだれじゅんいち

社会保険中央病院時代には年間2,000例以上の肛門手術を執刀，外来診察は1日150〜200名を数える．退職後は理想的な肛門の診察と治療の実現を目指し，自身の診療所を銀座に開設．

経歴
1973年　　　　　群馬大学医学部卒
1978年 3月　　　社会保険中央総合病院大腸肛門病センター医員
1987年 4月　　　社会保険中央総合病院大腸肛門病センター医長
1990年10月　　 社会保険中央総合病院大腸肛門病センター部長
1996年 4月　　　社会保険中央総合病院副院長
1998年 4月　　　社会保険中央総合病院大腸肛門病センター長
2006年 6月　　　岩垂純一診療所開設，現在に至る

日本大腸肛門病学会評議員・指導医・専門医
内痔核治療法研究会代表世話人
臨床肛門病研究会代表世話人
医学博士

著書に『実地医家のための肛門疾患診療プラクティス』（永井書店），『肛門疾患Day Surgeryの実際―私はこのように行っている』（真興交易（株）医書出版部）など．

肛門基本術式の実際―痔核・痔瘻・裂肛―

定価（本体9,500円＋税）

2014年4月3日　第1版第1刷発行

著　者　岩　垂　純　一

発行者　古　谷　純　朗

発行所　金原出版株式会社
〒113-8687 東京都文京区湯島2-31-14
電話　編集(03)3811-7162
　　　営業(03)3811-7184
FAX　　(03)3813-0288
振替口座　00120-4-151494
http://www.kanehara-shuppan.co.jp/

©岩垂純一 2014
検印省略
Printed in Japan

ISBN 978-4-307-20327-2　　印刷・製本／教文堂
イラスト協力・牧本和生（十慈医院）／イラスト作成・アートブレーン

JCOPY <（社）出版者著作権管理機構 委託出版物>
本書の無断複写は著作権法上での例外を除き禁じられています．複写される場合は，そのつど事前に，（社）出版者著作権管理機構（電話03-3513-6969，FAX 03-3513-6979，e-mail：info@jcopy.or.jp）の許諾を得てください．

小社は捺印または貼付紙をもって定価を変更致しません．
乱丁，落丁のものはお買上げ書店または小社にてお取り替え致します．